# *Der heilsame Garten*

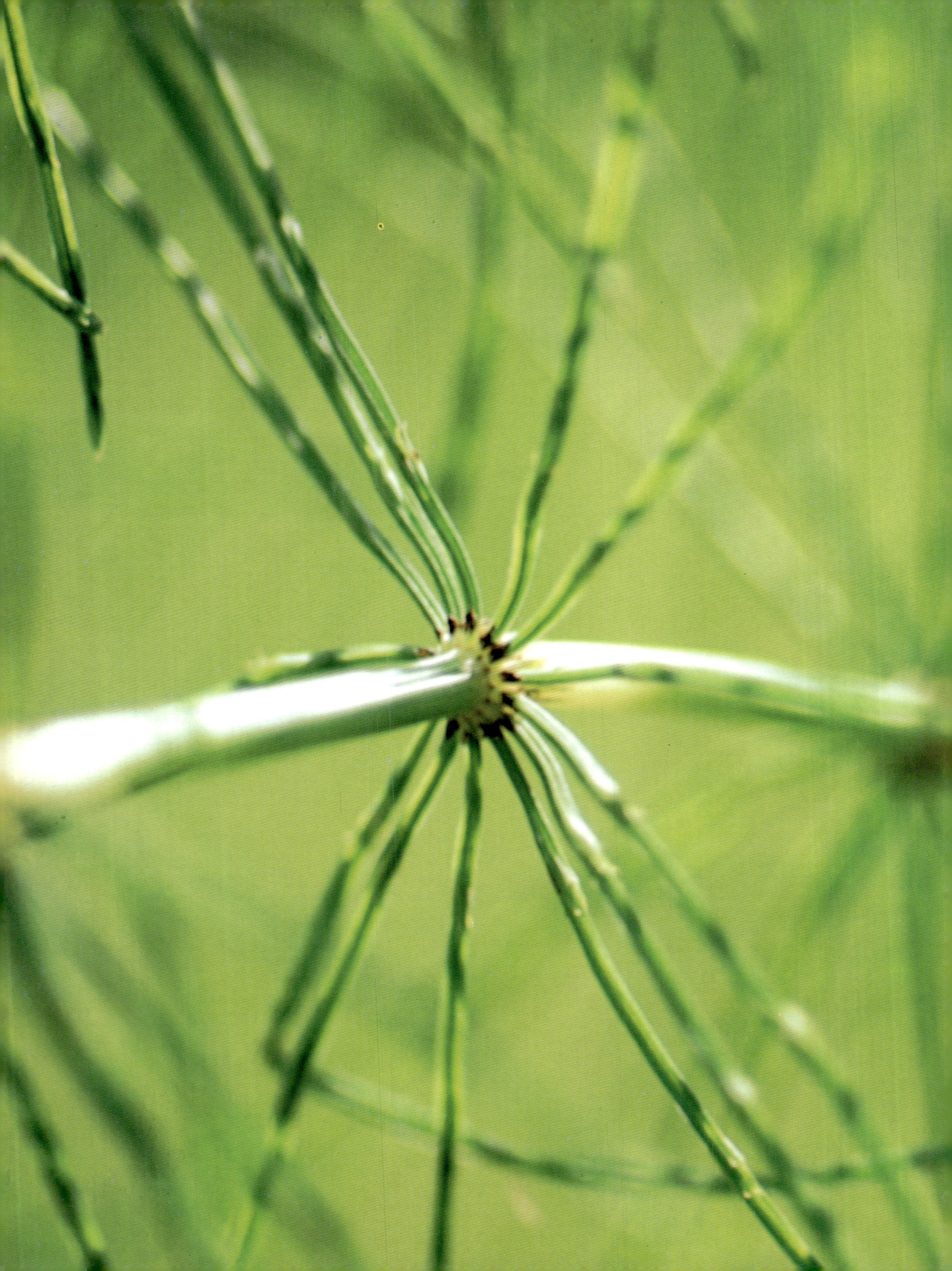

Helen Farmer-Knowles

# Der heilsame Garten

Die besten Rezepturen heilender Pflanzen
für Gesundheit und Wohlbefinden

Bechtermünz Verlag

Originaltitel:
The Garden Healer

Deutsche Erstausgabe


Übersetzung ins Deutsche:
Werner Posselt, Großpösna
Design: Matt Moate
Fotografie: Deni Bown
Produktion der deutschen Ausgabe:
Neumann & Nürnberger, Leipzig
Umschlaggestaltung: Georg Lehmacher, Friedberg
Umschlagmotiv: Holzbank an kleinem Gartenteich
(Friedhelm Thomas/Bavaria)
Druck und Bindung: LEGO S.p.A.
Printed in Italy
ISBN 3-86047-387-5

# Verehrter Leser!

Das Buch in Ihrer Hand ist kein Pflanzenlexikon, sondern ein Ratgeber, wie Sie die Heilkräfte der Pflanzen in Ihrer unmittelbaren Umgebung zu jeder Jahreszeit nutzen können.

Es enthält keine Hinweise für Verschreibungen oder zur Heilung von Krankheiten. Es ist eine Quelle für Informationen über Heilpflanzen, wie sie erfahrene Praktiker anwenden. Keinesfalls sollte bei ernsteren Krankheiten eine Selbstdiagnose oder gar Behandlung ohne Konsultation eines erfahrenen Heilpraktikers oder Arztes versucht werden. Die im Buch jeweils angegebene Dosis darf nicht überschritten werden. Bleiben die Symptome bestehen, ist in jedem Fall ein Spezialist zu konsultieren. Nehmen Sie vom Arzt verschriebene Medikamente, holen Sie fachlichen Rat ein, bevor Sie pflanzliche Mittel anwenden. Ätherische Öle dürfen nicht eingenommen werden. Die Gegenanzeigen für Anwendung bei Schwangerschaft gelten nur für medizinische Indikationen. Die Verwendung von Küchenkräutern für die normale Speisenzubereitung ist davon nicht betroffen.

An Straßenrändern und anderen umweltbelasteten Standorten wachsende Wildpflanzen und Kulturpflanzen sollten nicht gesammelt werden, da sie hohe Konzentrationen an Schadstoffen enthalten. Sammeln Sie nur Kräuter, die Sie auch tatsächlich kennen. Das Sammeln von geschützten Arten ist untersagt.

Auf manchen Seiten des Buches sind Warnsymbole angegeben. Die Bedeutung der Symbole finden Sie unten auf dieser Seite. Eine Übersicht zu Pflanzen, bei deren Gebrauch besondere Vorsicht geboten ist, befindet ich am Ende des Buches auf den Seiten 132–133. Vergewissern Sie sich vor dem Gebrauch, ob für die entsprechende Pflanze dort ein Warnhinweis gegeben ist.

---

Allgemeiner Vorsichtshinweis

Nicht bei Schwangerschaft

Nicht bei Allergie und empfindlicher Haut

Muß vom Arzt diagnostiziert/behandelt werden

Nicht bei Kindern anwenden

Gegenanzeige bei bestehenden Beschwerden oder Einnahme anderer Medikamente

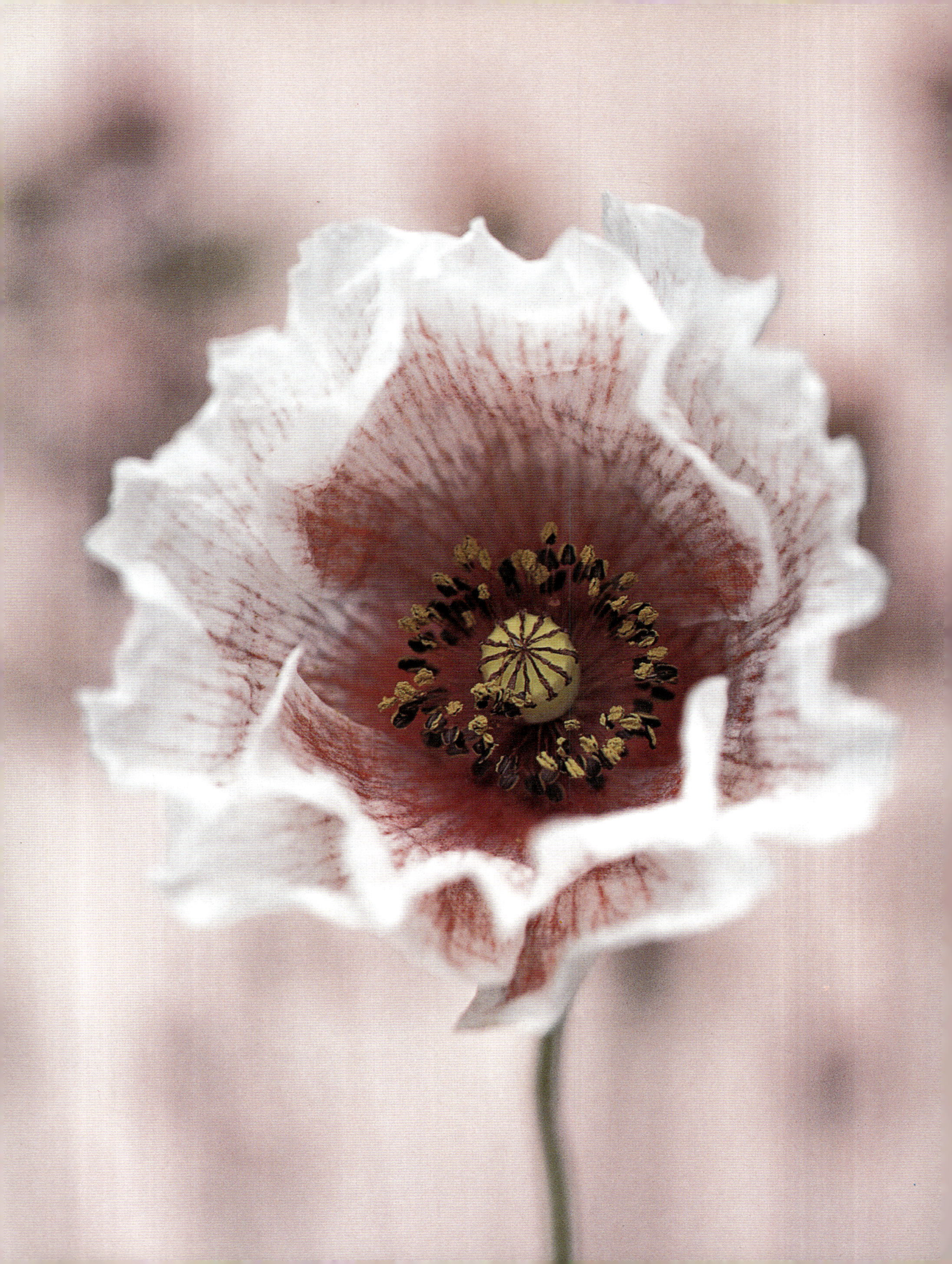

# *Inhalt*

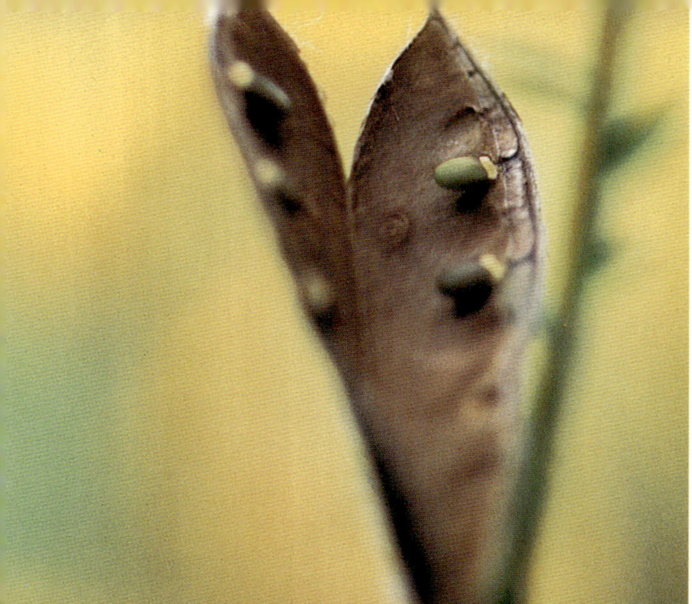
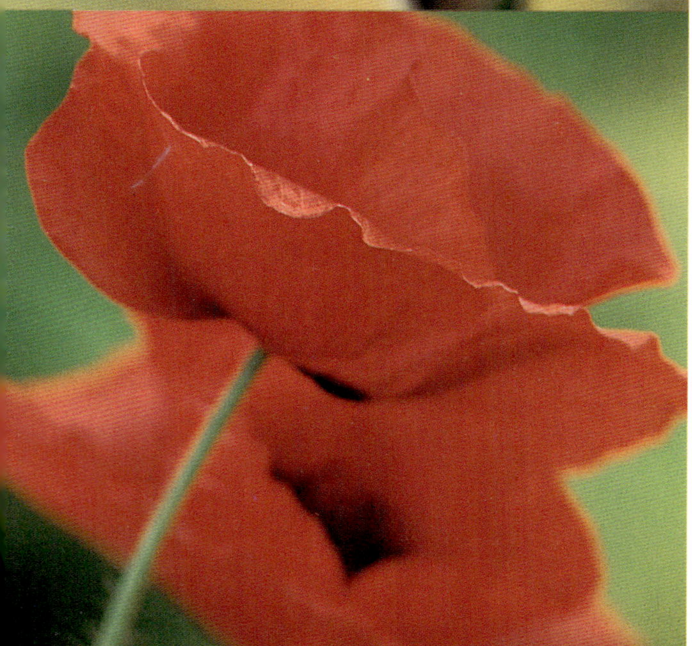
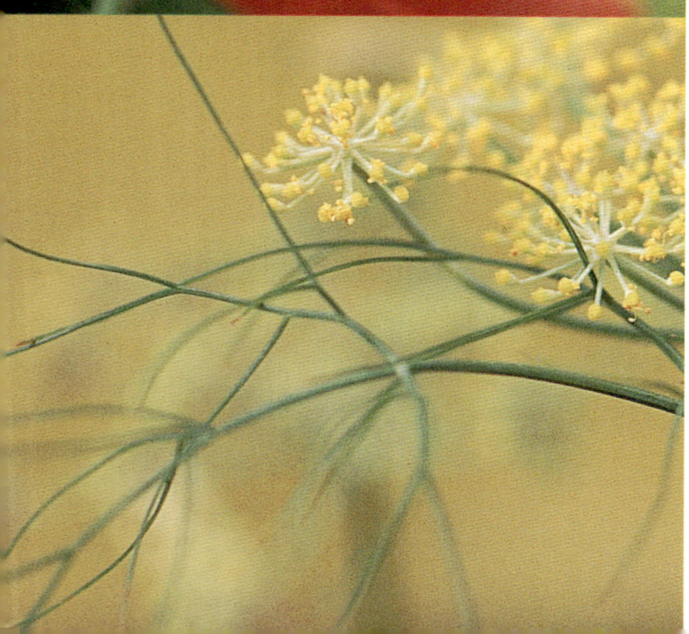

# *Vorwort*

Der Anblick von Bäumen und Blumen, Sträuchern und Kräutern, Gemüse und Gewürzen erfreut Auge und Herz. Ihr würziger Geschmack vielfach auch den Gaumen. Das ist uns bekannt. Weniger bekannt jedoch ist, daß viele dieser Pflanzen eine hervorragende Heilwirkung entwickeln können, wenn sie richtig angewendet werden. In meiner Naturheilklinik gehört die Phytotherapie, also die Pflanzenheilkunde, deshalb schon seit Jahren zum festen Therapiebestandteil.

Natürlich können Sie sich die Heilwirkung von Pflanzen auch zu Hause zu nutze machen. Das vorliegende Buch wird Ihnen dabei eine wertvolle Hilfe sein. Die Autorin versteht es hervorragend, in übersichtlicher, sachlich präziser, aber dennoch interessanter Weise die vielfältigen Wirkungen und Einsatzmöglichkeiten der unterschiedlichsten Planzen unseres „heilsamen Garten" darzustellen. Und zwar nicht nur ihre gesundheitsfördernden und heilenden Wirkungen, sondern auch die Möglichkeiten, die sie zur natürlichen Schönheitspflege bieten. Der bekannte Leitsatz „Wie innen, so außen" oder „Wie außen, so innen" bekommt hier eine ganz besondere Bedeutung.

Folgen Sie also den Empfehlungen der Autorin: Nutzen Sie die Kraft der Pflanzen aus dem „heilsamen Garten" der Natur für sich, und Sie werden eine große Portion Lebensfreude durch gesünderes Aussehen und bessere Gesundheit dazugewinnen.

Heilpraktiker Manfred Backhaus
ProVital Naturheilklinik und Ambulanz
Stromberg im Hunsrück (bei Bingen)

# Einleitung

Im ersten Buch Mose aus der Zeit um 4000 vor Christus, der Errichtung des Tempels der Sphinx und der mächtigen Cheopspyramide, erfahren wir, wie Gott, der Herr, den Garten Eden pflanzte. Die Gabe des Allmächtigen erging an die Menschen, damit sie sich die Erde untertan machen und sich ihrer erfreuen sollten. Auch nach dem Sündenfall im Paradies sind Gärten Quelle der Inspiration und Kreativität geblieben. Gleichzeitig sind sie Orte abenteuerlichen Erlebens. Von der Höhe des Baumes und der Farbenpracht der Blumen bis zur unendlichen Vielfalt wildwachsender Pflanzen, genießen wir die Früchte unserer Arbeit und erschließen die Geheimnisse der Heilkräfte, die Gott in die Natur gelegt hat.

Im Zeitalter der Kernkraft und Computer tun wir uns schwer, zu unseren Wurzeln zurückzufinden. Eine Kluft hat sich aufgetan zwischen Mensch und Erde, die der Überwindung bedarf. Die Heilkräfte der Natur zu erschließen, ist die Aufgabe, der sich jeder stellen kann. In der Tat ist der Garten der wirksamste Heiler selbst.

Lange ehe es komplizierte Laborgeräte und Forschungsmethoden gab, waren Botanik und Medizin wie zwei Seiten einer Medaille. Wohl wußten unsere Vorväter wenig von Chemie und Pharmakologie oder gar Physik, die enge Beziehung zwischen Mensch, Elementen, Tieren und Pflanzen aber war eng und entscheidend für die gesamte Entwicklung der Menschheit.

Es ist kein Zufall, daß man in den Grabstätten der Neandertaler Reste von Blüten fand. Die Neandertaler lebten vor etwa 230 000 Jahren in Europa und starben vor 30 000 Jahren aus. Benannt wurden sie nach dem Fundort im Neandertal 1856 in der Nähe von Düsseldorf. Selbst diese primitiven Menschen ritualisierten den Tod, indem die hinterbliebenen Mitglieder der sozialen Gruppe Blumen um die Grabstät-

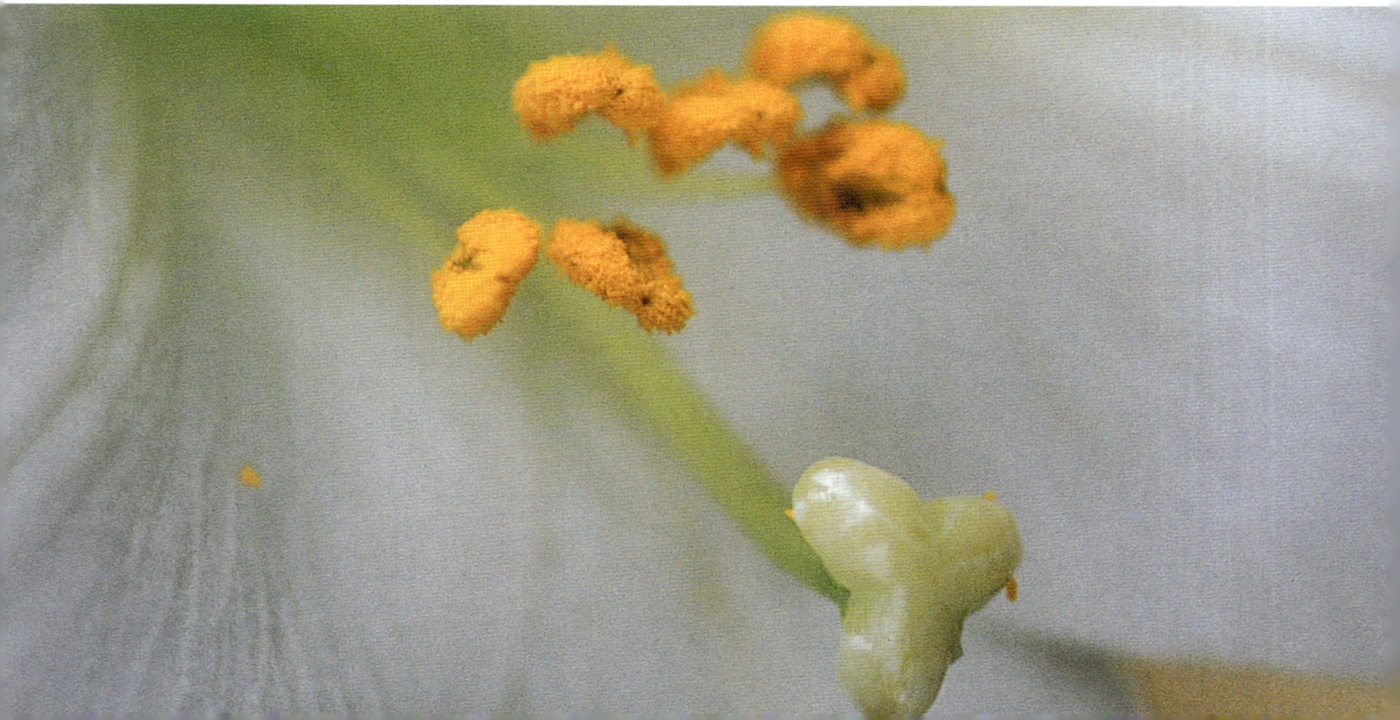

ten legten. Das Leben war hart für unsere frühen Vorfahren, die so unstet lebten wie die Tiere der Berge und Wälder, die Vögel des Himmels und die Fische der Flüsse und Seen. Bedingt durch totale Abhängigkeit von ihrer Umwelt, sammelten sie ihre Erfahrungen durch praktisches Erleben und Probieren nach gründlicher Beobachtung.

### TIERE KENNEN WIRKSAME HILFSMITTEL

In allen Kulturen der Welt hat der Mensch einen großen Teil seines Wissens über die heilende Wirkung von Pflanzen den Tieren abgelauscht. So beobachtete er, daß Katzen Vögel fressen und die Flaumbälle mit Hilfe der Federkiele wieder auswürgen, Katzen und Hunde bei Magenbeschwerden Gras fressen, kranke Schafe automatisch nach Schafgarbe suchen, wilde Bären, die sich mit Bilsenkraut vergiftet haben, die Wurzeln von Eberwurz als Gegenmittel suchen, Pferde zur Reinigung des Blutes Löwenzahn fressen.

Die Tiere wußten intuitiv, was ihnen bekam, der Mensch mußte seine Erfahrungen selbst machen, konnte sich aber auf seine Beobachtungen der Tierwelt stützen. Allmählich lernte er, die Heilkräfte der Natur zu nutzen. Farbe, Form und Duft spielten bei der Wahl der geeigneten Pflanzen eine wichtige Rolle.

Beispiele dafür sind das menschenähnliche Aussehen der Alraune, die herzförmigen Blätter des Veilchens oder die typische Form, die dem Lungenkraut den Namen gab. Noch heute werden zahlreiche Blüten, Blätter, Wurzeln und Samen zur Linderung einer Vielzahl von Beschwerden unverarbeitet angewendet.

### SCHATZTRUHE NATUR

Pflanzen können nicht nur Leiden lindern, sie enthalten Eiweiße und einige Fette, besonders

aber die für unsere Ernährung lebenswichtigen Vitamine und Mineralsalze. Der Mensch aber ging mit diesen Quellen wenig sorgsam um und verursachte die weitgehende Zerstörung und Verschmutzung der Natur. Ursache dafür ist zum einen das ungehemmte Wachstum der Weltbevölkerung, zum anderen fehlende Achtung gegenüber der Natur sowie unnatürliche Entwicklungen in der Land- und Forstwirtschaft.

Organische Ernährung allein ist bereits ein wirksames Mittel zum Schutz des Immunsystems. Zahlreiche Kräuter beugen Krankheiten vor oder haben heilende Wirkung. Je nach klimatischen Bedingungen und geographischer Lage fügen sie sich in den Reigen der Heilgewächse in unseren Gärten ein.

## DIE ENTWICKLUNG DER MEDIZIN

Beginnend mit dem alten China und Ägypten, belegen Ausgrabungen und Schriftzeugnisse, daß Ärzten und Chirurgen der frühen Zeit nur sehr grobe Mittel zur Behandlung Kranker zur Verfügung standen. Das Zeitalter der „Naturmedizin" endete mit der Entwicklung des ersten Impfstoffes durch Jenner 1796. Es folgten die Entdeckung der Mikroorganismen durch Pasteur und die nach ihm benannte Keimfreimachung. Als dem bekannten deutschen Chemiker J.C. Tiemann 1893 die Darstellung von Ionen gelang, begann das Zeitalter der synthetischen Riechstoffe. Parallel dazu nahm die Produktion synthetischer Drogen einen raschen Aufschwung. Über deren Nebenwirkungen machte man sich damals keine Gedanken.
In der Medizin vollzog sich ein grundlegender Wandel hin zur Wissenschaftlichkeit.

Pflanzen hat der Mensch in seiner gesamten Entwicklungsgeschichte als Heilmittel angewendet. Schon die Ägypter und Babylonier betrieben Gartenbau. Die Griechen beherrschten die Kunst des Heilens durch Pflanzen. Später ging das Wissen um die Gesundheitshelfer des Menschen auf die keltischen Druiden über. Im Mittelalter wandten sich die Menschen bei Krankheit an die weisen Frauen, in christlichen Regionen fanden sie Linderung ihrer Leiden in den Klöstern und Abteien mit ihren Gärten.

## DER HAUSGARTEN

Zur Zeit der Industriellen Revolution war es in England in den Städten, wo die Menschen sich ihrer Armut wegen keinen Arzt leisten konnten, üblich, quälenden Schmerz mit Gin, auch „Mutters Ruin" genannt, zu lindern. Schließlich fand man mit dem Hausgarten, in dem die benötigten Heilkräuter gediehen, einen Ausweg.

Oft genug werden Menschen aus ihrer gewohnten Umgebung gerissen. Sie laufen Gefahr, ihre Bodenständigkeit zu verlieren. Die Beziehung zur Erde, die sie erhält und nach ihrem Tode aufnimmt, geht verloren. Die stürmische industrielle Entwicklung im viktorianischen England zwang die Landbevölkerung zur Abwanderung in die Städte. Das Wissen um die Heilkräfte der Natur ging nicht verloren. Aus ihren Gärten brachten sie die Pflanzen in die Stadt und pflegten sie fortan in Töpfen. Die Menschen in den Städten von heute schulden diesen Pionieren Dank. Ihre „heiligen" sieben Pflanzen – Anemone, Aurikel, Garten- und Edelnelke, Hyazinthe, Schlüsselblume und Ranunkel – waren frühe Vertreter in unseren „Zimmergärten". Im Laufe der Zeit eroberten sie sich Fensterbänke, Fensterkästen und Terrassen, von wo sie heute nicht mehr wegzudenken sind.

Im Streß der modernen Zeit sucht der Mensch, wo immer möglich, Entspannung und Erholung in den grünen Lungen der Natur. Pflanzen liefern uns weitaus mehr als den Sauerstoff zum Atmen. Das Buch in Ihren Händen bietet Gelegenheit zur Erfahrung aller Sinne. Während der Blinde des Anblicks der Schön-

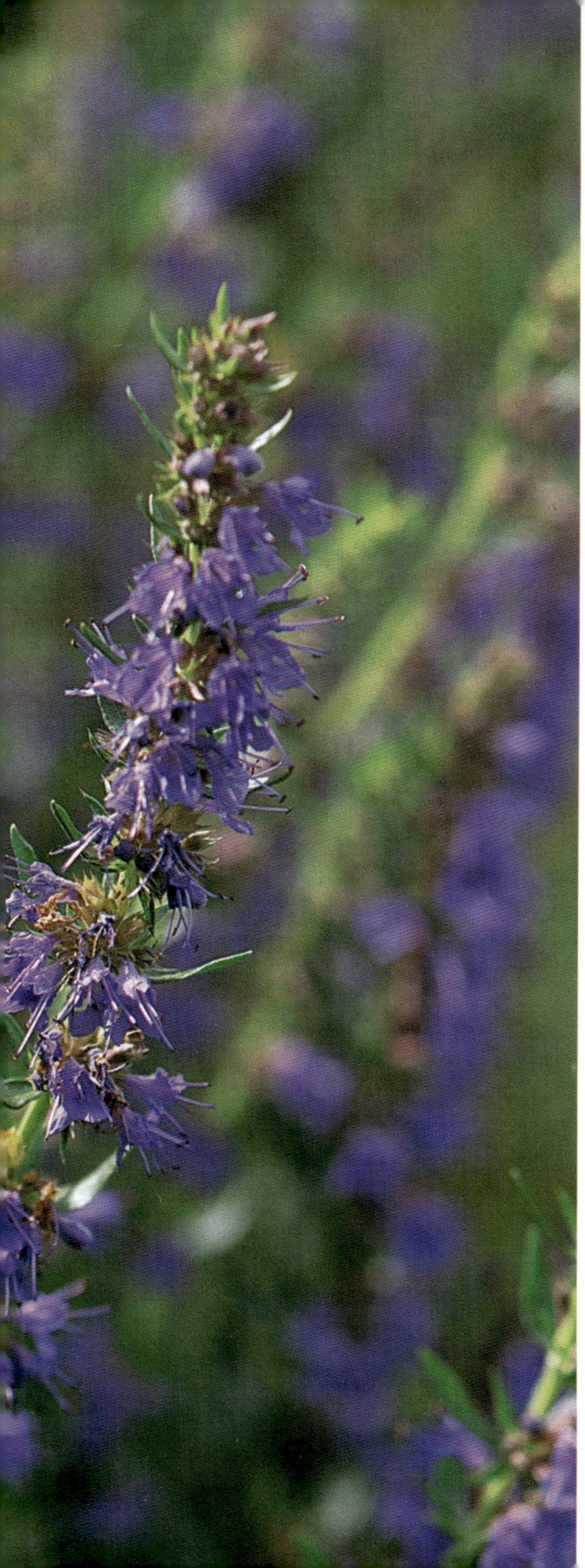

*„Der Herr bringt aus der Erde die Heilmittel hervor, und ein verständiger Mensch verschmäht sie nicht. Einsicht gab er den Menschen, damit sie sich seiner gewaltigen Werke rühmen. Damit sein Wirken nicht aufhöre und nicht die Hilfe entschwinde von der Erde."*
**Jesus Sirach 38: 4-8**

heit der Blumen beraubt ist, kann er sie doch fühlen und ihren Duft atmen. Der Garten ist ihm Quelle des Trostes, das Geräusch fließenden Wassers Balsam für die Seele. Der Blinde erlebt im Garten die Symphonie der Farben und Düfte. Für den Städter ist es daher wichtig, neben den Heilpflanzen auch solche zu hegen und zu pflegen, die mit Farben und Düften die Sinne betören und einen Ausgleich zur täglichen Erfahrung der Welt aus Stahl und Beton bieten.

UNSER GERUCHSSINN

Medizinische Mittel und Rezepturen sind sehr wertvoll, können aber unseren wichtigsten Sinn – die Fähigkeit, Düfte und Gerüche aufzunehmen – nicht ersetzen. Seit der Zeit der Jäger und Sammler haben wir einen Teil unseres Geruchssinnes verloren. Noch immer aber bildet sich im Gehirn des Ungeborenen das für den Geruchssinn verantwortliche limbische System als erstes heraus. Duftpflanzen und Blumen in unserem Garten beruhigen die Nerven, bauen Streß ab, entspannen den Körper und besänftigen die Seele.

Düfte sprechen unsere Psyche an. Kranke und leidende Menschen erfreuen sich nicht nur am Anblick der Blumen, sondern auch an ihrem Duft. Jenen, die nicht auf der Höhe ihrer Kräfte sind, bringt der Garten Freude und richtet sie auf.

Niemand kann die großen Verdienste der Medizin leugnen, besonders in der Anästhesie, antiseptischen Chirurgie, Geburtshilfe und Gynäkologie. Leider bedeutete die totale Hinwendung zum wissenschaftlichen Fortschritt gleichzeitig den Verlust der „Naturmedizin". Ihre Leistungen gerieten in Vergessenheit, hinterließen gelegentlich nicht einmal Spuren. Erst heute besinnt man sich ihrer erneut.

Ein Gefühl der Instabilität löst nostalgische Sehnsucht nach Tradition und Ausgewogenheit aus. Erst die Unsicherheit unseres Planeten, der Druck des ständigen Wachstums der Weltbevölkerung und der wachsende Grad der Verschmutzung haben die Wissenschaftler veranlaßt, erneut die Frage nach der Integrität der traditionellen Medizin zu stellen. Die Seele des Menschen dürstet nach Poesie, Musik und Romantik. All das läßt sich in einem schönen, die Sinne ansprechenden und funktionalen Garten finden. Am Beginn des dritten Jahrtausends stehen wir auch am Anfang einer neuen Renaissance. Weltweit beginnt die Suche von Anworten auf drängende Fragen nach den Werten der Tradition, mit der wir leben und die wir mit uns in die Zukunft nehmen.

# Kapitel 1

# Bäume

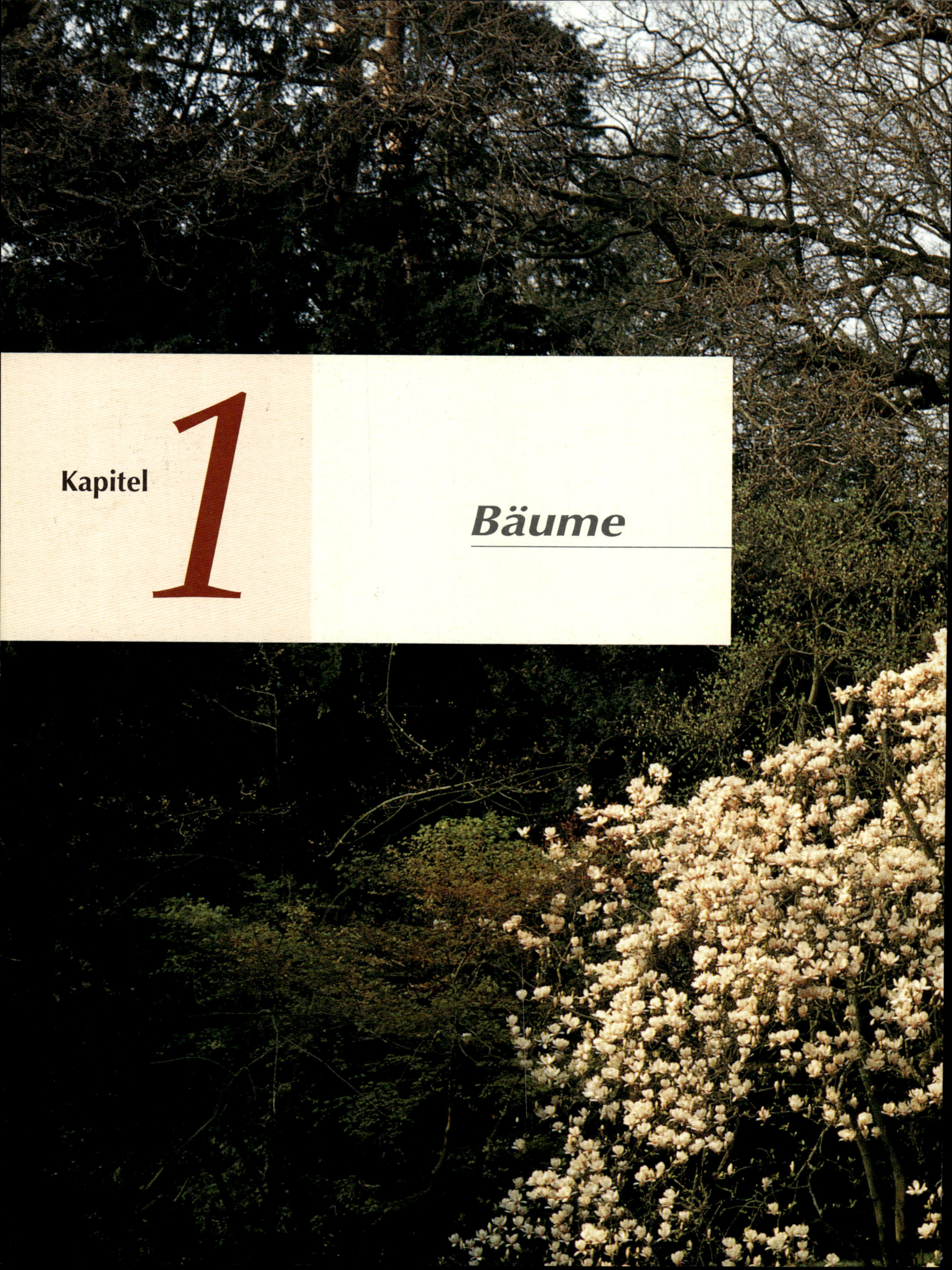

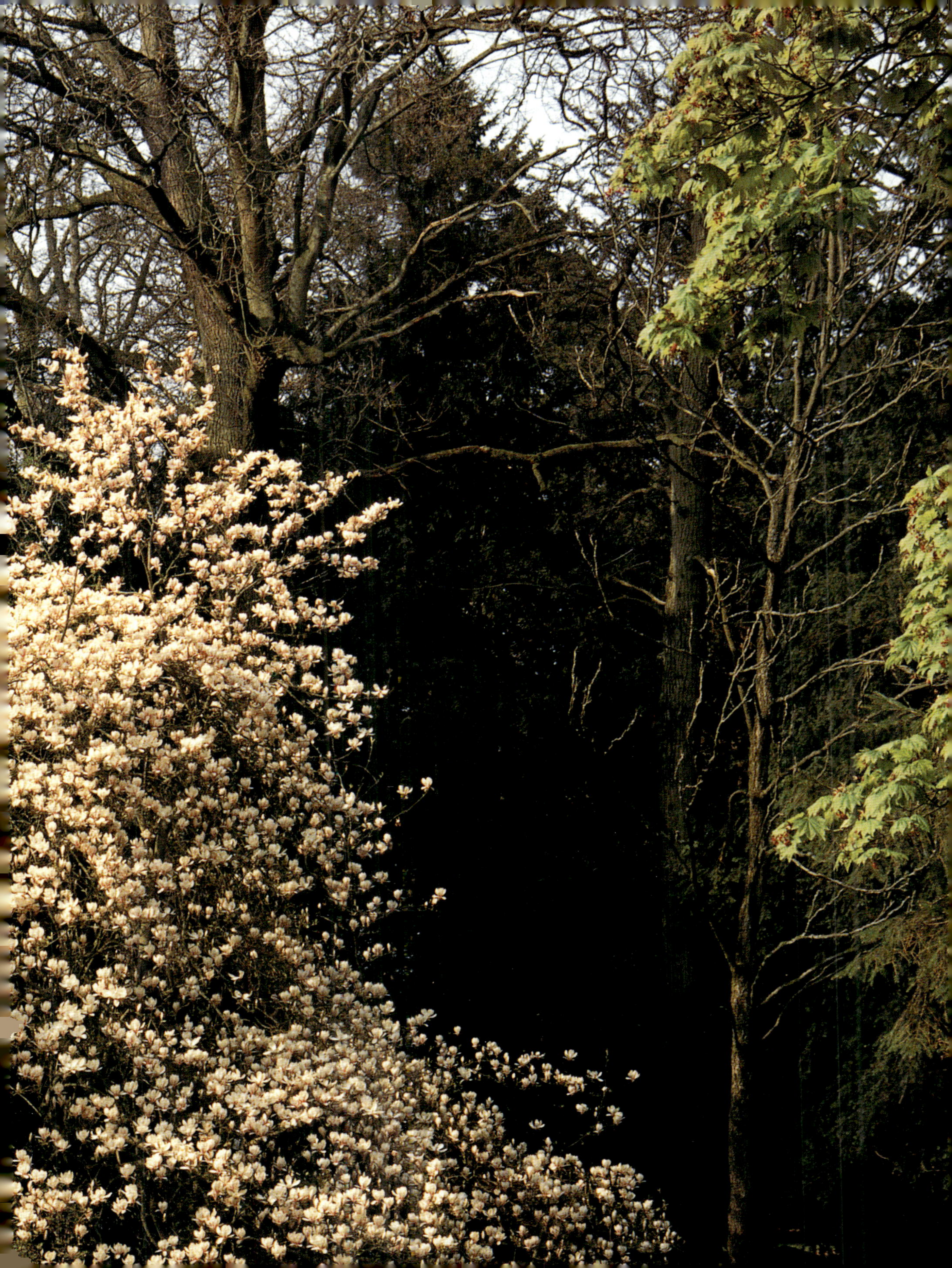

# Bäume

Zum Glück haben wir auf unserem Planeten Bäume als Großflora. Die Baumkronen bilden einen natürlichen Schutz der Erde, sind Regen- und Sonnenschirm zugleich, sind Nistmöglichkeit für Vögel und Schutz für Tiere und Schutz für einst primitive Menschen, sind Quelle für Nahrung und Kleidung. Im Bericht der Bibel über die Erschaffung der Welt werden weder Blumen noch Düfte erwähnt. Aus den Einzellern und Algen der Meere entwickelten sich als erste Pflanzen Farne und Bäume.

Durch tektonische Veränderungen bildeten sich aus der Landmasse die Kontinente und Länder, entwickelten sich entsprechend den Klimaten unterschiedliche Lebenswelten. Es entstand die grundlegende Verteilung der Pflanzen auf der Erde. Weitere Veränderungen wurden durch Vögel und andere Tiere, das Strandgut der Meere und Flüsse sowie durch die Wanderung des Menschen, später durch Reisen von Kontinent zu Kontinent, hervorgerufen.

Bäume haben seit frühester Zeit zur Erhaltung des Lebens auf der Erde beigetragen. Sie spendeten als Brennstoff die Wärme des Feuers. Um 3500 v. Chr. wurde in Mesopotamien das Holzrad erfunden. Die Vorlage lieferte die runde Form der Wachstumsringe der Bäume. Noch heute geben die Regenwälder der Tropen den Eingeborenen Schutz, sind Quelle für Nahrung und Medizin zugleich. Anderswo diente Holz als Grundlage für die Entwicklung von Werkzeugen, den Bau von Möbeln, Transportmitteln und Häusern, der Herstellung von Heilmitteln und der Befriedigung zahlreicher weiterer Bedürfnisse des Menschen.

In Nordamerika sind die Menschen stolz auf das hohe Alter der riesigen Redwood-Bäume, die Engländer verehren ihre patriarchalische Eiche, die Völker des Mittelmeerraumes stehen mit Ehrfurcht vor uralten Eiben. Den ältesten Baum der Erde aber findet man auf der anderen Seite der Welt, bei den Ureinwohnern Tasmaniens. Es ist

Roßkastanie

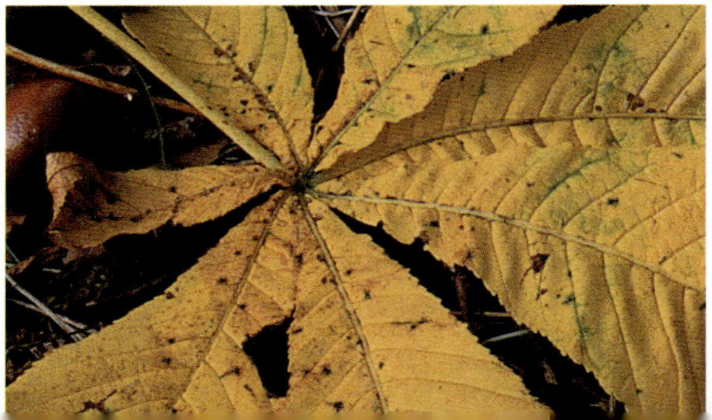

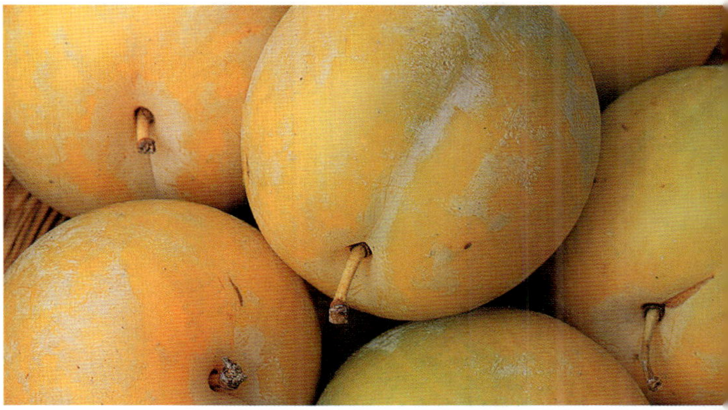

Pflaumen

wissenschaftlich erwiesen, daß die Art King's Holly bereits das stolze Alter von 7000 Jahren aufwies, als die ersten Menschen vor 36 000 Jahren das Land besiedelten. Man kann sich vorstellen, daß gerade dieser Baum für Zauber und Medizin eine besondere Rolle spielte. Diese Erkenntnis aus Tasmanien legt nahe, daß die Beziehung des Menschen zu Bäumen und ihrer Heilkraft sehr viel älter ist als bisher angenommen.

## HEILIGE BÄUME

Es ist hinreichend belegt, daß zu Beginn der geschichtlichen Zeit Europa von ausgedehnten Urwäldern bedeckt wurde, in denen sich Lichtungen wie Oasen als kleine, grüne Tempel auftaten. Der Drang des Menschen nach Verehrung wandte sich natürlich den Bäumen zu. Von den arkadischen Eichen und Pinien Griechenlands bis zur Anbetung der Eiche bei den keltischen Druiden, wurde Bäumen als religiösen Objekten besondere Verehrung entgegengebracht. Aus dem Orient kam der kabbalistische „Lebensbaum". Jeder Kulturkreis kennt einen anderen heiligen Baum. Im bewaldeten Heiligtum des Heilenden Tempels des Äskulap auf Kos mußte derjenige 1000 Drachmen Strafe entrichten, der eine Zypresse schlug. Im Forum Romanum verehrte man den heiligen Feigenbaum des Romulus. Auch Deutsche, Slawen, Litauer und Finnen hatten ihre heiligen Bäume. In Uppsala, der alten Hauptstadt Schwedens, stand ein heiliger Hain, dessen Bäumen göttliche Verehrung entgegengebracht wurde.

Bäume sind weit mehr als praktische Notwendigkeit. Sie erhellen unser Leben mit Liebe. Auch wenn die in ihre Rinde geschnitzten Herzen, Pfeile und Initialen eher eine Form von Vandalismus sind, tragen sie die Botschaft junger Liebe. Die Schönheit des Baumes berührt unsere Sinne, vom exotischen Duft des tropischen Roten Jasminbaumes *(Plumeria rubra)* bis zur Sprengeri-Magnolie *(Magnolia sprengeri)* mit ihrem unwirklichen Aprilduft in den Arboretren gemäßigter

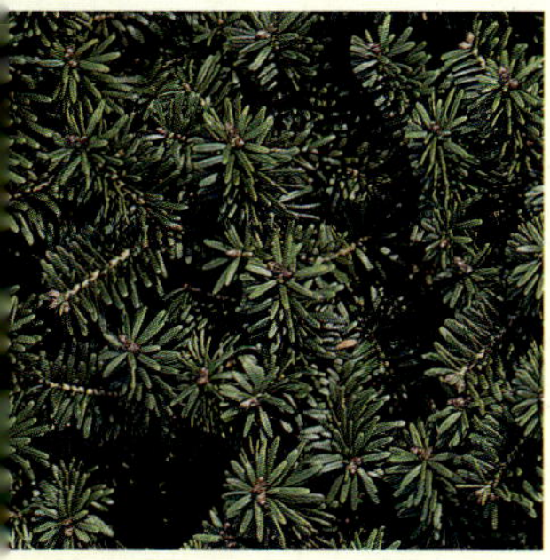

Balsamtanne
*(Abies balsamea)*

***„Mit Ausnahme der neun Monate vor seinem ersten Atemzug, bewältigt kein Mensch seine Sache so gut wie der Baum."***
**nach George Bernard Shaw (1856 – 1950)**

Zonen. Wir erfreuen uns am Anblick des weißblütigen Schlehdorns *(Prunus spinosa)*, der am Ende eines langen Winters den Frühling einläutet. Der Weißdorn *(Crataegus monogyna)* wiederum gilt als Bote der geheimnisumwobenen Fruchtbarkeitsriten des Mai. Die leuchtenden „Kerzen" der Roßkastanie *(Aesculus hippocastanum)* und der Bergahorn *(Acer pseudoplatanus)* haben von jeher für Kinderspiele eine besondere Bedeutung. Die Schönheit der Bäume, die unendliche Vielfalt ihrer Farben und Blüten, ihre Erscheinung, ihr Duft und die von ihnen erzeugten Geräusche sprechen unsere Sinne an. Sie erheben uns und heilen uns durch ihr Dasein – emotional, geistig und körperlich.

## HEILENDE BÄUME

Die Weißtanne *(Abies alba)* kuriert Erkältungen. Die aus Nadeln und Harz gewonnenen ätherischen Öle lindern Rheumatismus und Neuralgie. Die besonders in den Indianergebieten Nordamerikas anzutreffende kanadische Balsamtanne *(Abies balsamea)* diente zur Behandlung von Geschlechtskrankheiten, aus ihr gewonnene antiseptische Salben und Cremes wurden auf Wunden und Verbrennungen aufgelegt. Den ob ihrer Küche bekannten Völkern des Mittelmeerraumes liefert die Pinie Kerne, aus denen in Italien Pesto und andere kulinarische Genüsse hergestellt werden. Im Schatten des Baumes gedeihen in Spanien die schmackhaften *Setas/ceps* (Pilze). In Südfrankreich und dem ganzen übrigen Europa wird die Eßkastanie *(Castanea sativa)* als Adstringens mit lindernder Wirkung gegen Rheuma geschätzt. Der Aufguß der Blätter hilft gegen Husten, besonders Keuchhusten. Die Kastanie wird zur Haartönung verwendet und als *marron glacés* von Kennern hochgeschätzt.

Unter den Völkern Mittel- und Südeuropas steht der Lorbeerbaum *(Laurus nobilis)* nicht nur bei den Griechen in hohem Ansehen. Auf den Kanaren und den Azoren wird er wegen seiner Armoastoffe und der verdauungsfördernden Wirkung gern in der Küche verwendet. Zudem wirkt er örtlich antiseptisch. Der Schwarze Holunder *(Sambucus nigra)* wird vielseitig für die Zubereitung von Speisen, in der kosmetischen Industrie und als Heilmittel verwendet. Außer in Europa, findet man ihn in Westasien und Nordafrika. Er liefert uns Blüten und Früchte, Aufgüsse und Cremes zum Kühlen, gegen Fieber, Entzündungen und Reizungen. Seine Blätter töten Insekten und haben antiseptische und heilende Wirkung. Aus den Beeren werden schmackhafte Weine und Gelees hergestellt. Außerdem lindern sie rheumatische Beschwerden.

Auch Obstbäume tragen zu unserem allgemeinen Wohlbefinden bei, z.B. die Pflaume *(Prunus x domestica)*, die Vitamin E und Kalium enthält, Magenverstimmungen bereinigt und gegen Übelkeit und Verstopfung hilft. Oft findet man in unseren Breiten auch Zierpflanzen aus Japan, China und Hawaii. Japanischer Pfeffer *(Zanthoxylum piperitum)*, z.B. dient zur geschmacklichen Verbesserung von Suppen und

Japanischer Pfeffer

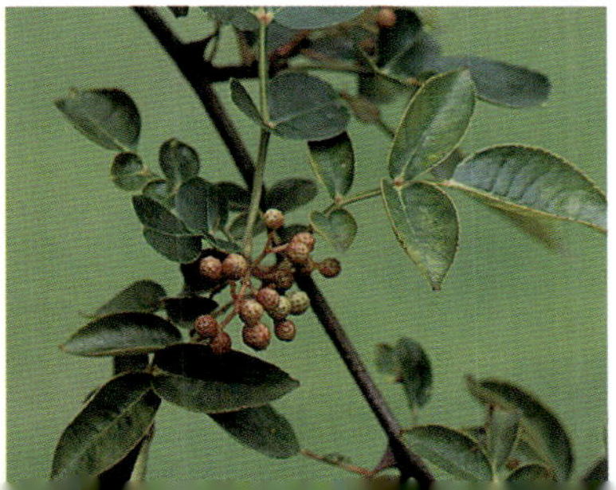

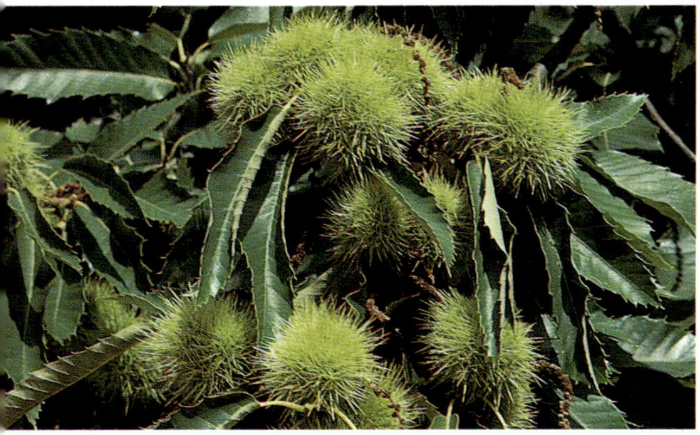

Eßkastanie

Fleischgerichten, tut aber auch Milz und Magen gut, senkt den Blutdruck und wirkt gegen Bakterien und Pilze. Die duftenden, gelben Blüten der amerikanischen Mahonie *(Mahonia aquifolium)* sind ein Genuß, ihre Wurzeln regen den Gallenfluß an, scheiden Giftstoffe aus und werden als Aufguß zur Behandlung von Trockenekzemen, Beschwerden der Gallenblase, sogar bei Hepatitis B, angewendet. Die Heilkraft der Bäume in unseren Gärten und die Vielfalt ihrer lindernden Wirkung ist schier unbegrenzt.

Auch im kleinsten Garten sollte Platz für wenigstens einen Baum sein, wenn auch nur als Schattenspender oder als Bereicherung der Farb- und Duftpalette, zum Erholen, Entspannen und Träumen. Bäume sind Mahnzeichen des Fortbestandes menschlichen Lebens auf der Erde. Mag sein, daß sich erst die Enkel an den Bäumen erfreuen können, die wir heute setzen, aber sie sind wertvolles Erbe und ein Geschenk an unsere Welt.

# Linde

Im Schatten duftender Lindenbäume *(Tilia spp.)* haben Menschen schon im alten Ägypten Erholung gefunden. Als heiliger Baum galt die Linde den alten Griechen, den Deutschen und den Slawen. Man schrieb ihm die Kraft zu, bei Gewitter vor Blitz zu schützen. Die Berührung seines Stammes nahm Krankheiten weg. In Frankreich reicht man den Nachmittagstee im Schatten der Silberlinde *(T. tomentosum)*, die hyperaktive und streitende Kinder beruhigte.

Winterlinde *(Tilia cordata)*

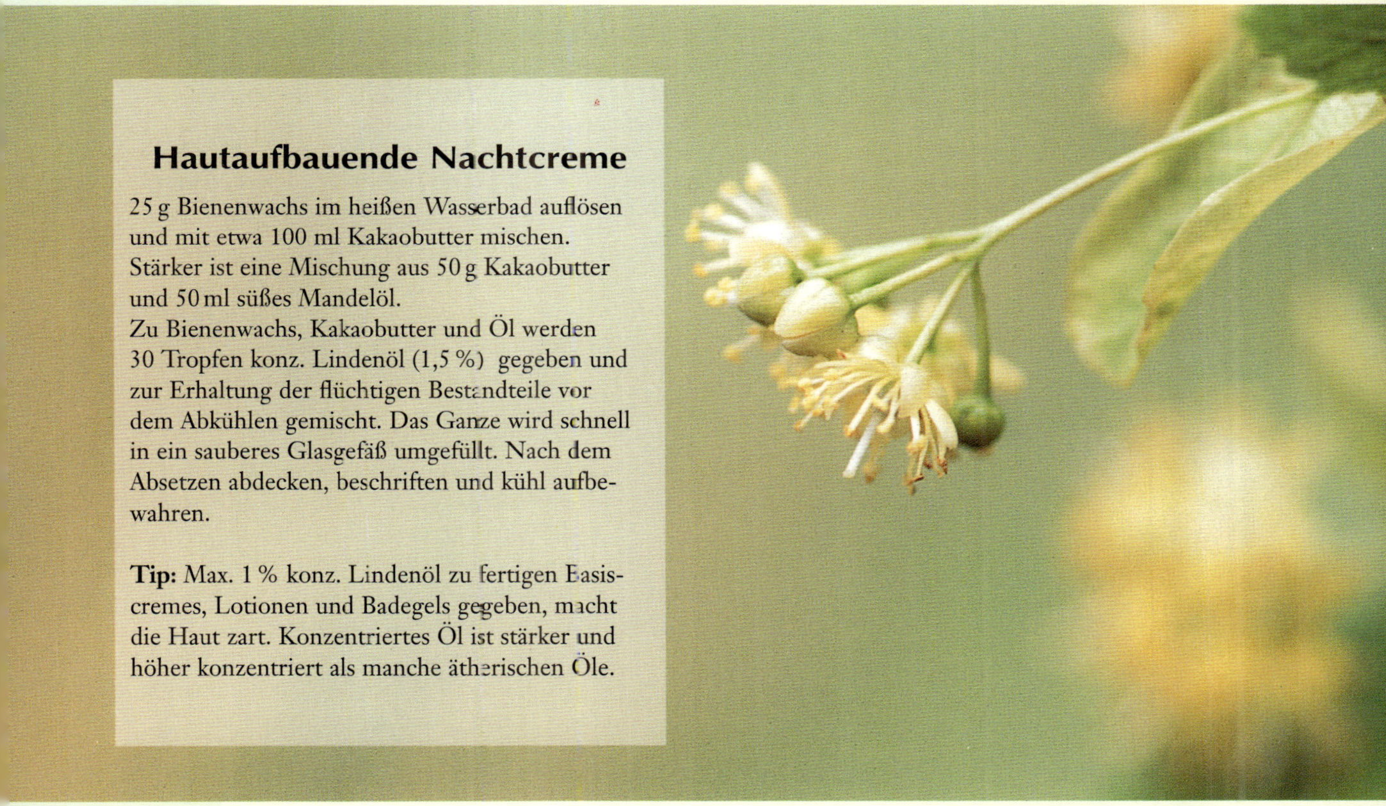

## Hautaufbauende Nachtcreme

25 g Bienenwachs im heißen Wasserbad auflösen und mit etwa 100 ml Kakaobutter mischen. Stärker ist eine Mischung aus 50 g Kakaobutter und 50 ml süßes Mandelöl.
Zu Bienenwachs, Kakaobutter und Öl werden 30 Tropfen konz. Lindenöl (1,5 %) gegeben und zur Erhaltung der flüchtigen Bestandteile vor dem Abkühlen gemischt. Das Ganze wird schnell in ein sauberes Glasgefäß umgefüllt. Nach dem Absetzen abdecken, beschriften und kühl aufbewahren.

**Tip:** Max. 1 % konz. Lindenöl zu fertigen Basiscremes, Lotionen und Badegels gegeben, macht die Haut zart. Konzentriertes Öl ist stärker und höher konzentriert als manche ätherischen Öle.

**Heilwirkung:** Aufgüsse (s. S. 122) von *Tilia spp.* werden zur Behandlung von Störungen des Nervensystems, z. B. bei Kopfschmerzen, bei Katarrh, Verdauungsstörungen und hohem Blutdruck verwendet. Die Anwendung der Blüten ist einfach und sicher. Lindenblütenabsud (s. S. 123) als Zusatz zu einer Basiscreme reinigt die Haut. Lindenblüten als Badezusatz wirken beruhigend. Heißer Aufguß (s. S. 122) und Tee aus Lindenblüten kurieren Erkältungen, wirken beruhigend bei Kindern und lindern nervlichen Streß bei Erwachsenen. Sie helfen auch bei prämenstruellem Spannungssyndrom (PMS). Lindenöl mit leicht adstringierender Wirkung aus getrockneten Blüten hat bei der Massage (1,5 %, 1 Tropfen auf 3 ml Trägeröl) ähnliche Wirkung: krampflösend, schweißtreibend, macht den Kopf frei, beruhigt und stärkt die Nerven.

# Eukalyptus

Der Eukalyptus stammt aus Australien, wo ihn bereits die Ureinwohner als wirksames Antiseptikum sowie zur Behandlung von Infektionen und bei Fieber verwendeten. Dazu wird er noch heute benutzt.
Obwohl manche Eukalyptusarten nicht winterhart sind, gedeiht er in geschützten Mikroklimabereichen in England. Gelegentlich findet man Eukalyptusbüsche auch in Städten.

**Heilwirkung:** Das ätherische Öl wirkt schmerzlindernd, antineuralgisch, bei Rheuma, ist krampflösend und wirkt gegen Viren und Bakterien. *E. dives* tötet bestimmte Bakterien auf der Haut. Die breiten Blätter und das Öl der australischen Pfefferminzarten *E. dives* werden äußerlich als Antiseptikum bei Entzündungen, ferner bei Bronchitis, Infektionen des Mund- und Rachenraumes, grippalem Infekt und Erkältungen, Ischias, Verzerrungen und Verstauchungen angewendet. Es ist ein ausgezeichnetes, aromatisches Anregungsmittel und wirkt bei Inhalation abschwellend, lindert Hustenanfälle und fördert das Abhusten. Ferner senkt es Fieber bei Grippe und Erkältungen.
**Anwendung:** Bei Verstauchungs- und Zerrungsschmerzen wirkt das verdünnte ätherische Öl in Basisöl oder Salbe (s. S. 125) wärmend und leicht anästhetisch. Die Herstellung aus Pflanzenmaterial ist möglich.

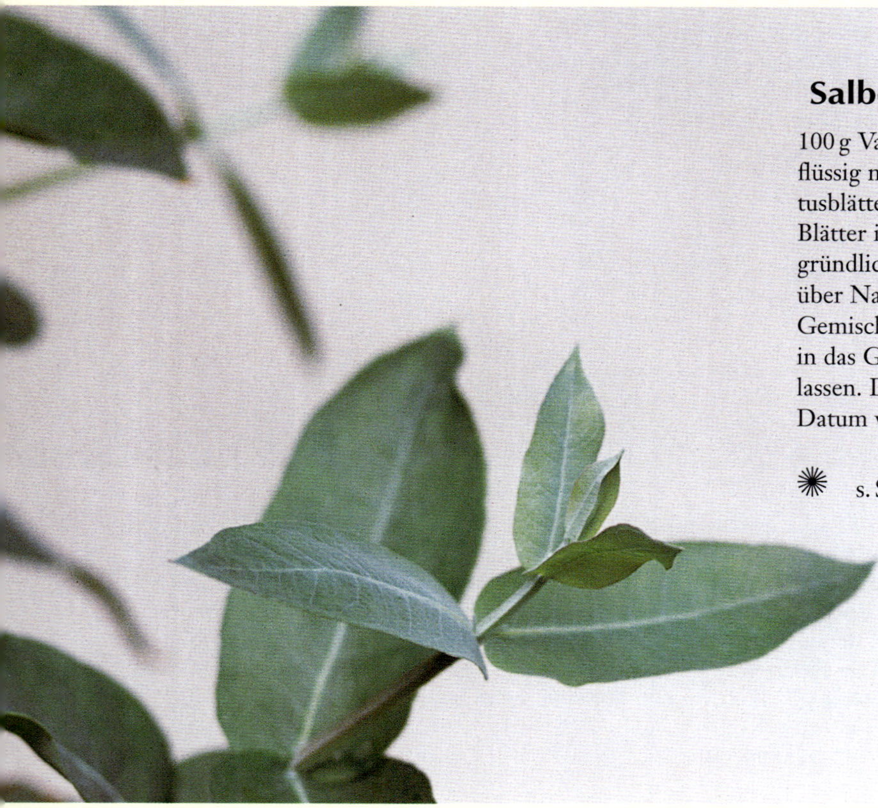

## Salbe bei Sportverletzungen

100 g Vaseline in einer Dose im Wasserbad flüssig machen und umgießen. 25 g Eukalyptusblätter zu Pulver mahlen. Die gemahlenen Blätter in die flüssige Vaseline geben und gründlich mischen. Das Gefäß abdecken und über Nacht stehenlassen. Danach das Gemisch im Wasserbad erwärmen und wieder in das Glasgefäß füllen. Abkühlen und setzen lassen. Dann abdecken, beschriften und mit Datum versehen.

✳ s. S. 132

Blaugummibaum *(Eucalyptus globulus)*

# Stechpalme

Die Stechpalme, der vermutlich älteste Baum überhaupt, hat weltweit Verbreitung gefunden. In vielen Kulturen und Religionen spielt er eine Rolle. Er war Gegenstand der Verehrung durch die Anhänger Zarathustras in Persien und Indien ebenso wie der Griechen und Römer der Antike. *Ilex paraguensis* wird als Maté-Tee in Paraguay, Brasilien und Argentinien genossen. Den Indianern in Nordamerika gilt Maté als Allheilmittel.

Gemeine Stechpalme *(Ilex aquifolium)*

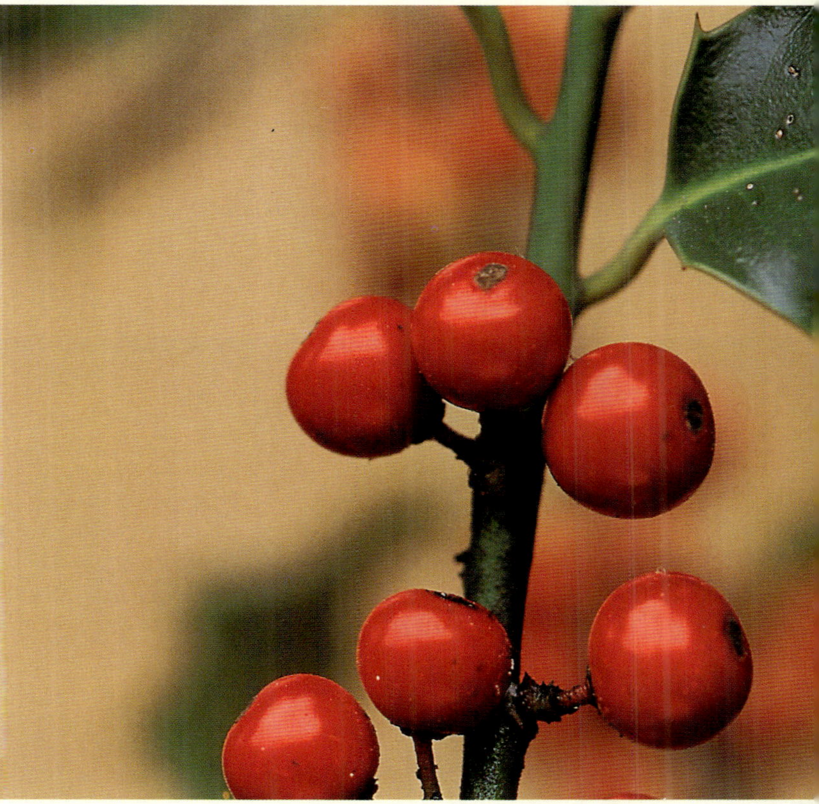

## Vitalisierungsgetränk

Man nehme 1 TL getrocknete, junge Blätter von *I. paraguensis* auf 1 Tasse Brunnenwasser. Die Blätter mit dem kochendem Wasser übergießen, abdecken und 10 min ziehen lassen.
Diesen Maté-Tee bei Bedarf als Energiespender zu sich nehmen. Nur junge Blätter verwenden. Maté-Tee nicht zu den Mahlzeiten trinken, da Tannine die Aufnahme anderer Nährstoffe behindern. Die Beeren sind bei Verzehr für den Menschen giftig. Nicht in übermäßigen Mengen verzehren, da Koffein zu Herzrasen führt und durch die überschnelle Abgabe von Giftstoffen in den Blutkreislauf zu Beeinträchtigungen der Leberfunktion führen kann.

**Heilwirkung:** Trotz des bitteren Geschmacks ist *I. opaca* ein Heilmittel bei Erkrankungen der Atemwege. *I. paraguensis* ist auch in Spanien und Portugal beheimatet, wo aus den Blättern der „Yerba-Maté" hergestellt wird. Wegen des hohen Koffeingehaltes ist er ein schneller Energiespender. Er ist harntreibend, regt das Nervensystem an und steigert vorübergehend die geistige Potenz. Dazu hat er eine leicht schmerzlindernde Wirkung. Er wirkt gegen Müdigkeit, Kopfschmerz, Migräne, neuralgische und rheumatische Schmerzen und mildert damit einhergehende Niedergeschlagenheit. Er wirkt krampflösend und baut Giftstoffe ab. Auch zur Behandlung der Zuckerkrankheit wurde er eingesetzt. „Mao-tung-ching" *(I. rotunda syn. I. pubescens)* ist eine chinesische Behandlung bei Erkrankungen der Herzkranzgefäße. Versuche zeigten, daß bei mind. 90 % der Patienten der quälende Schmerz in der Brust beseitigt oder zumindest stark gelindert wurde.

# Mimose

Ursprünglich in Ägypten beheimatet, gehört die Mimose zu jener Gattung Akazien, die weltweite Verbreitung gefunden haben. In Australien ist die gärtnerische Mimose *Acacia dealbata* das Wahrzeichen für das Land. Das goldene Krönchen des Blütenstandes mit dem Duft des Veilchens ist im Frühling besonders in Südfrankreich häufig zu sehen. Im Mittelmeerraum, wo die Gattung in isolierten Standorten heimisch geworden ist, dient die Farnesische Akazie der Gewinnung von Cassiaöl.

**Heilwirkung:** Die Blüten bieten einen erwärmenden Anblick, der Duft des Baumes beruhigt die Nerven. *A. farnesiana* ist ein aromatisches Mittel zum Abbau von Streß. Die Blätter enthalten insektentötende Stoffe. Die Blüten werden in Duftkissen und Dufttöpfen verwendet, das konzentrierte Öl zur Herstellung von Parfümen.

**Anwendung:** Die ersten Blüten pflücken und trocknen. Mimose ist heilend und verwöhnt die Haut. Als Nervenberuhigung und zum Zartmachen der Haut ist Mimose ebenso wirksam wie zur Linderung von Juckreiz und zur Besserung des psychologischen Zustandes bei Schuppenflechte (einer oft ererbten Hautstörung, die u. a. durch Angst ausgelöst werden kann). Im Beutel können Mimosenblüten dem Badewasser zugesetzt werden.

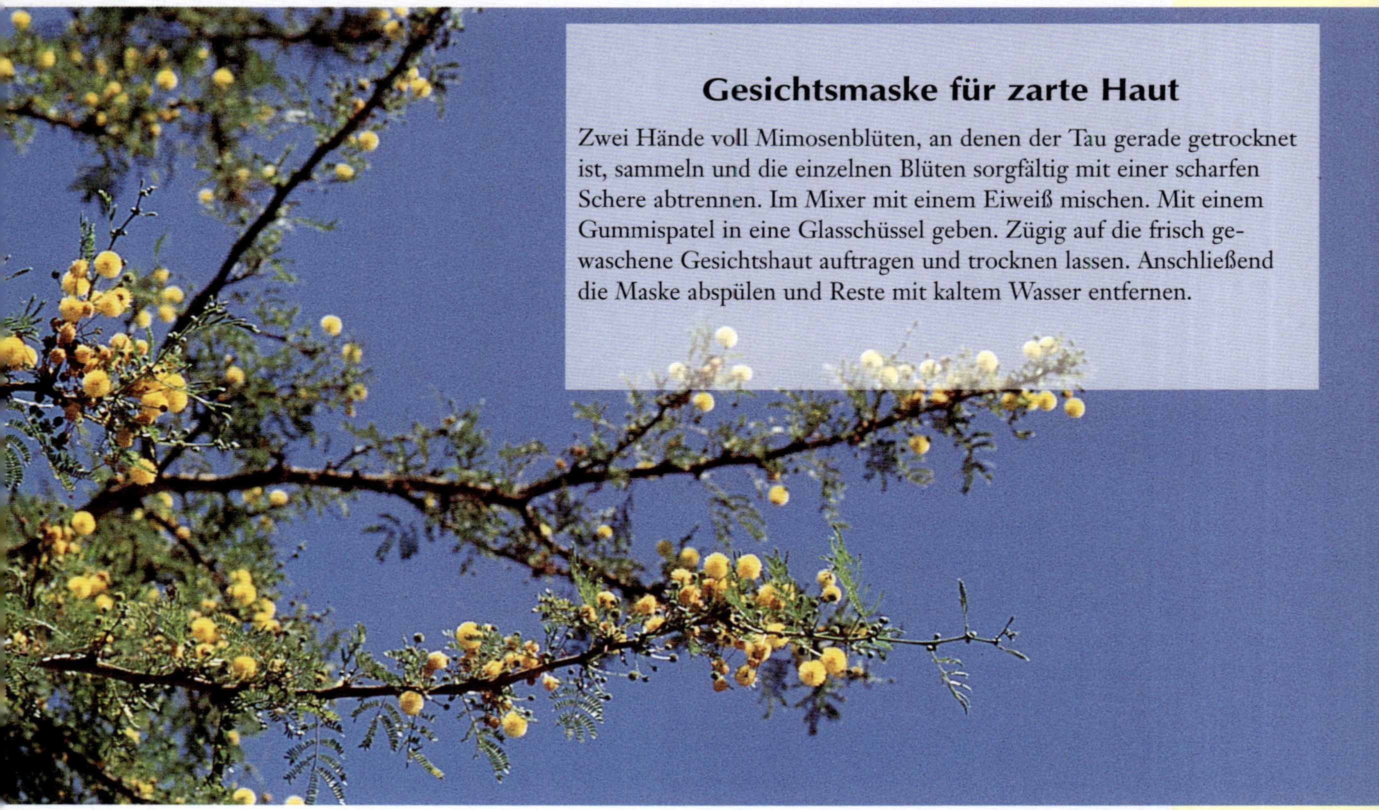

## Gesichtsmaske für zarte Haut

Zwei Hände voll Mimosenblüten, an denen der Tau gerade getrocknet ist, sammeln und die einzelnen Blüten sorgfältig mit einer scharfen Schere abtrennen. Im Mixer mit einem Eiweiß mischen. Mit einem Gummispatel in eine Glasschüssel geben. Zügig auf die frisch gewaschene Gesichtshaut auftragen und trocknen lassen. Anschließend die Maske abspülen und Reste mit kaltem Wasser entfernen.

Farnesische Akazie *(Acacia farnesiana)*

# Apfel

Äpfel spielen in den Märchen und Sagen aller europäischen Länder eine besondere Rolle. Wie runde Früchte generell, symbolisiert der Apfel den Erdball. Der biblische Apfel *tappuah*, der *hashuru* des assyrischen Pflanzenbuches, wurde zur Behandlung von Geschlechtskrankheiten, später in Amerika gegen Gonorrhöe verwendet. In der ajurvedischen Medizin wurden saure Äpfel, *tuffah*, und ihre Kerne zur Stärkung des Herzens verzehrt.

Holzapfel *(Malus floribunda)*

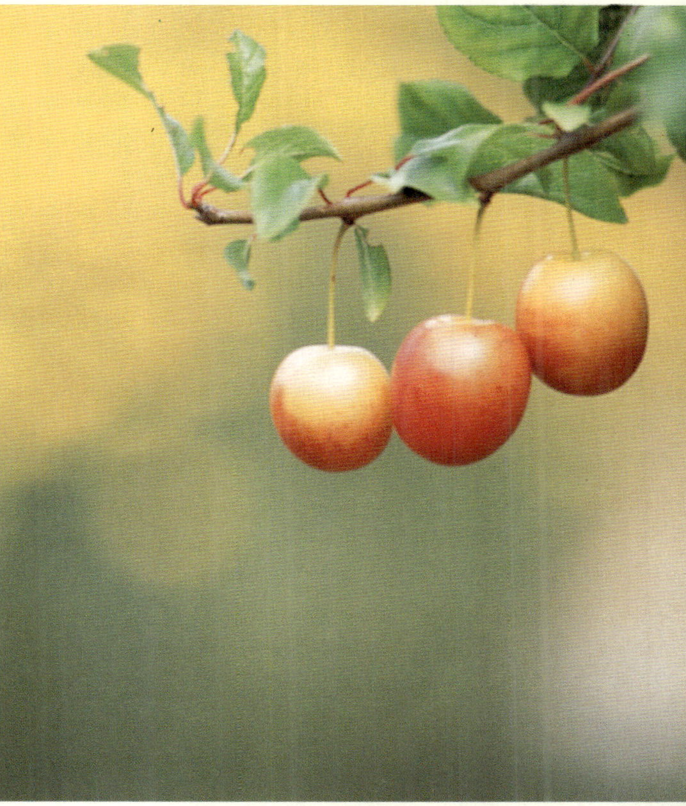

## Zur Entgiftung bei Gelenkentzündung

1 EL natürlichen Apfelessig
150 ml heißes, abgekochtes Wasser
Den Essig in ein Glas füllen und mit Wasser übergießen. Eine Woche lang morgens und abends nehmen. Ab der zweiten Woche für mindestens sechs Wochen nur noch morgens oder abends nehmen.
**Tips:** Bei bestehender Gelenkentzündung ist der Arzt zu konsultieren, da es mit Einsetzen der Wirkung auf die Harnkristalle in den Gelenken zu verstärkten Entzündungen und Schmerzen kommen kann. Das kann 2 – 3 Tage nach der ersten Anwendung einsetzen. Wird die Anwendung über lange Zeit konsequent eingehalten, erzielen viele Patienten eine dauerhafte Linderung und Abschwächung der Symptome.

**Heilwirkung:** Äpfel enthalten viel Vitamin C, wirken als Oxidationshemmer, bauen Gifte ab und stärken das Immunsystem. Sie sind kalorienarm, ausgezeichnet geeignet gegen Fettsucht und enthalten hohe Konzentrationen an Fructose, ein einfacher Zucker mit höherer Süßkraft als Sucrose, der im Körper langsam umgesetzt wird und regulierend auf den Blutzuckerspiegel wirkt. Reife, rohe Äpfel stopfen, als Mus wirken sie bei Durchfall und Entzündung der Schleimhäute von Magen und Darm. Der Verzehr von Äpfeln verbessert die Haut, lindert Akne, wirkt bei Katarrh, baut emotionellen Streß ab und stärkt die Widerstandskräfte des Körpers.

**Anwendung:** Für das allgemeine Wohlbefinden einen Apfel oder den reinen Saft täglich verzehren. Äpfel roh Salaten beigeben, Apfelgelee zu kaltem Braten und Nachspeisen, natürlichen Apfelessig als Salatdressing und Marinaden verwenden. Roher Apfel gerieben ist ein wirksames Entgiftungsmittel und fördert die Gesundung nach Magenvergiftung.

# Eberesche

Zur Familie der Rosengewächse zählend, ranken sich um die Eberesche, vielerorts besser als Vogelbeerbaum bekannt, zahlreiche Legenden, in denen dem Baum magische Kräfte gegen Hexenkünste zugeschrieben werden. Der blühende Vogelbeerbaum ist eine Augenweide. Im Herbst stehen seine Blätter in goldenen und roten Flammen. Die Früchte sind orangefarbene bis rubinrote Beeren.

**Heilwirkung:** Die Bewohner des Berglandes schätzen die Eberesche als natürlichen Träger von Vitamin C. Als Aufguß (s. S. 122) und Absud (s. S. 123) werden die Beeren zum Gurgeln bei Rachen- und Mandelentzündung verwendet. Die Inhalation der Dämpfe brennender Ebereschenblätter lindert Asthma.

**Anwendung:** Nach einem einfachen Rezept aus Schottland werden die Beeren des Baumes zu Gelee verarbeitet, der im Winter als Spender für Vitamin C dient, Erkältungen vorbeugt und sich als Zugabe zu verschiedenen Speisen eignet.

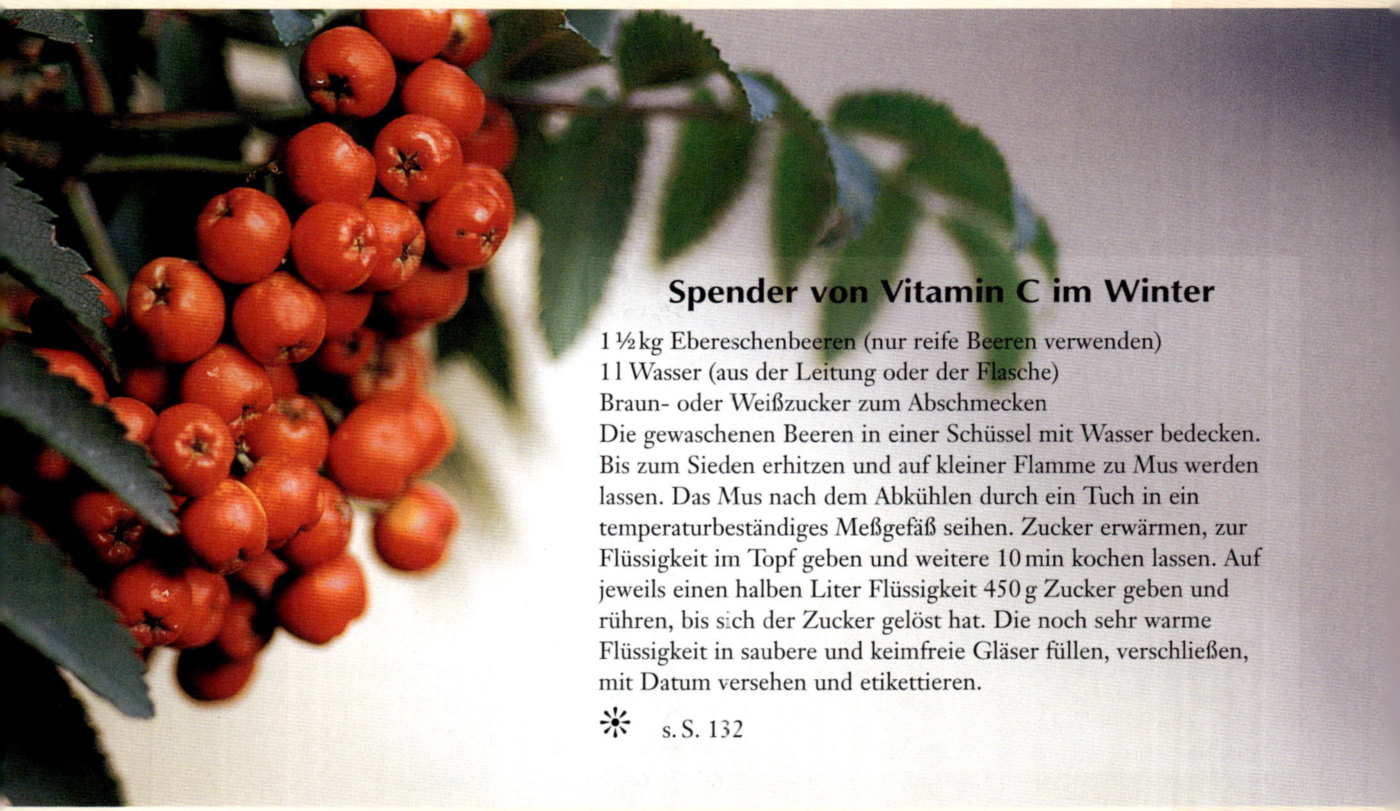

## Spender von Vitamin C im Winter

1 ½ kg Ebereschenbeeren (nur reife Beeren verwenden)
1 l Wasser (aus der Leitung oder der Flasche)
Braun- oder Weißzucker zum Abschmecken
Die gewaschenen Beeren in einer Schüssel mit Wasser bedecken. Bis zum Sieden erhitzen und auf kleiner Flamme zu Mus werden lassen. Das Mus nach dem Abkühlen durch ein Tuch in ein temperaturbeständiges Meßgefäß seihen. Zucker erwärmen, zur Flüssigkeit im Topf geben und weitere 10 min kochen lassen. Auf jeweils einen halben Liter Flüssigkeit 450 g Zucker geben und rühren, bis sich der Zucker gelöst hat. Die noch sehr warme Flüssigkeit in saubere und keimfreie Gläser füllen, verschließen, mit Datum versehen und etikettieren.

❋ s. S. 132

Eberesche *(Sorbus aucuparia)*

# Sandbirke

Die Sandbirke findet man weltweit, von Nordamerika bis zum Himalaja, in Westasien und Nordafrika. Ihre Blätter färben sich im Herbst golden, bevor sie im bunten Reigen zur Erde fallen. Die Birke dient seit frühester Zeit Heilzwecken. Grazil von Wuchs, entfaltet sie ihre ganze Blätterpracht im Frühjahr. Besonders nach belebendem Regen verströmt sie einen süßen Duft.

Sandbirke *(Betula pendula)*

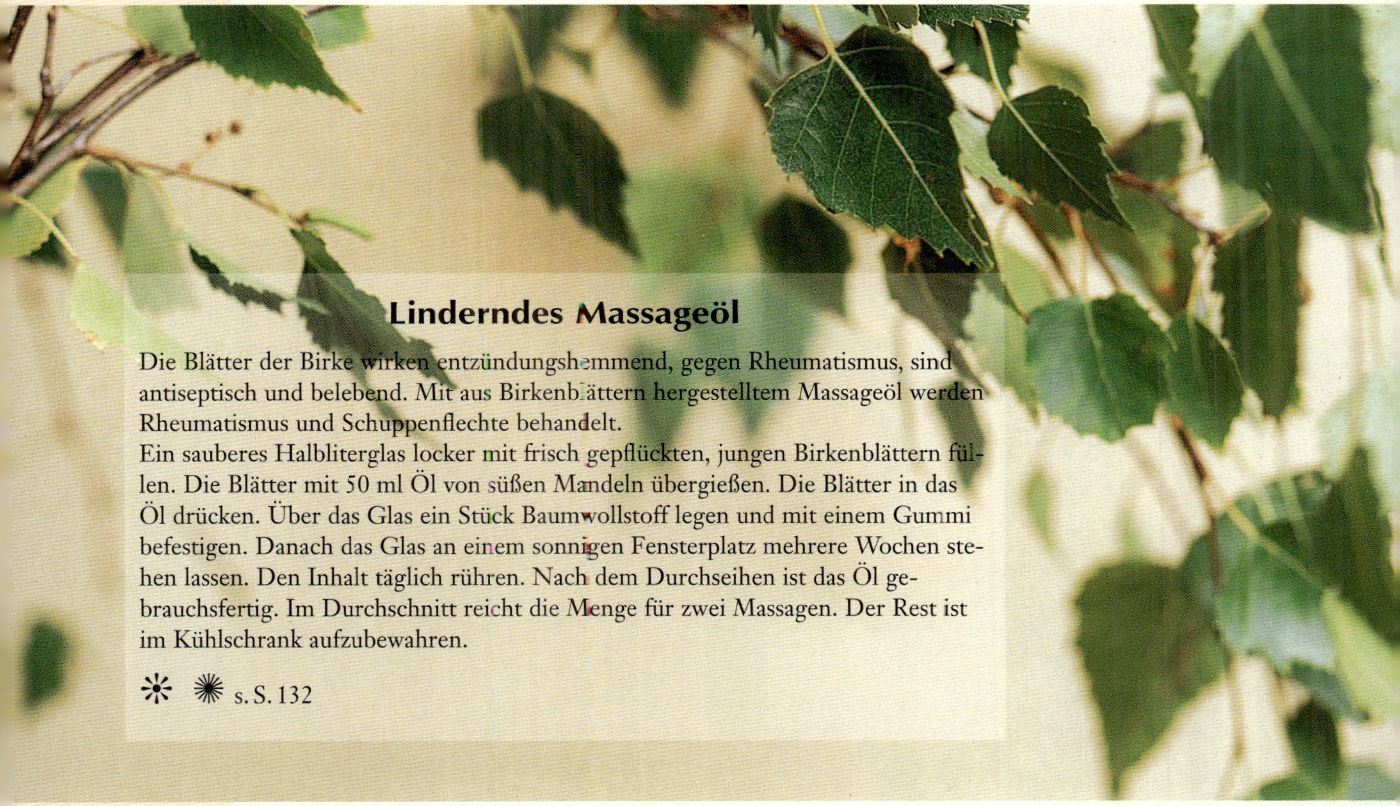

## Linderndes Massageöl

Die Blätter der Birke wirken entzündungshemmend, gegen Rheumatismus, sind antiseptisch und belebend. Mit aus Birkenblättern hergestelltem Massageöl werden Rheumatismus und Schuppenflechte behandelt.
Ein sauberes Halbliterglas locker mit frisch gepflückten, jungen Birkenblättern füllen. Die Blätter mit 50 ml Öl von süßen Mandeln übergießen. Die Blätter in das Öl drücken. Über das Glas ein Stück Baumwollstoff legen und mit einem Gummi befestigen. Danach das Glas an einem sonnigen Fensterplatz mehrere Wochen stehen lassen. Den Inhalt täglich rühren. Nach dem Durchseihen ist das Öl gebrauchsfertig. Im Durchschnitt reicht die Menge für zwei Massagen. Der Rest ist im Kühlschrank aufzubewahren.

✲ ✺ s. S. 132

**Heilwirkung:** In Schottland wird noch heute im Frühling Birkensaft gezapft. Getrunken dient er der Behandlung von Blase und Nieren, reinigt die Harnwege und löst allmählich Steine auf. Der Saft hilft bei Rheuma und Gicht. Ähnliche Wirkung hat der Aufguß (2 TL pro Tasse), 20 min ziehen lassen. Die Tagesdosis beträgt 1 – 1 ½ Tassen. Zur Linderung von Muskelschmerzen Rinde mit der noch frischen, feuchten Innenseite äußerlich auflegen.

**Anwendung:** Zur Linderung von Gelenkschmerz, Birkenblätter in das angewärmte Bett legen und schwitzen. Ein Absud aus Birkenblättern hilft bei Blutstau unter der Haut und bei Hautreizung. Auch als Badezusatz kann er verwendet werden.

# Wacholder

In Europa kennt man Wacholderbeeren zumeist als Gewürz und im Zusammenhang mit Gin. Wacholder findet man in der gesamten nördlichen Halbkugel – Kanada, Skandinavien und dem übrigen Europa – im Mittelmeer- und im Ostseeraum sowie in Asien.
Der stechende Geruch, der reinigt, anregt und belebt, kommt von den silbrig-roten Beeren. Diese bilden sich nur an weiblichen Pflanzen. Sie brauchen drei Jahre bis zur Reife.

**Heilwirkung:** Wacholderbeeren und das ätherische Öl haben eine stark reinigende Wirkung auf Körper und Seele. Die Pflanze hilft bei Durchfall, Schüttelkrämpfen, Halluzinationen und Persönlichkeitsveränderungen. Aufgüsse (s. S. 122) der Beeren wirken harntreibend und werden zur Behandlung von Entzündungen der Harnblase angewendet. Hat die Entzündung aber bereits auf die Nieren übergegriffen, darf Wacholder nicht genommen werden.
**Anwendung:** Das Öl wirkt lindernd bei Ödemen und Cellulit. 3 – 6 Tropfen können dem Badewasser zugesetzt oder in einem Trägeröl (max. 1 – 2 %) zur Massage verwendet werden. Öle als Bestandteil von Cremes und Salben (s. S. 125) helfen bei Akne und Hautentzündung, fettiger Haut und ergeben ein wirksames Hauttonikum. Massage und Inhalierung stärken das Immunsystem gegen Begleitinfektionen bei Erkältungen und Grippe. Als Massagemittel sind Wacholderbeeren besonders wirksam zur Linderung von PMS.

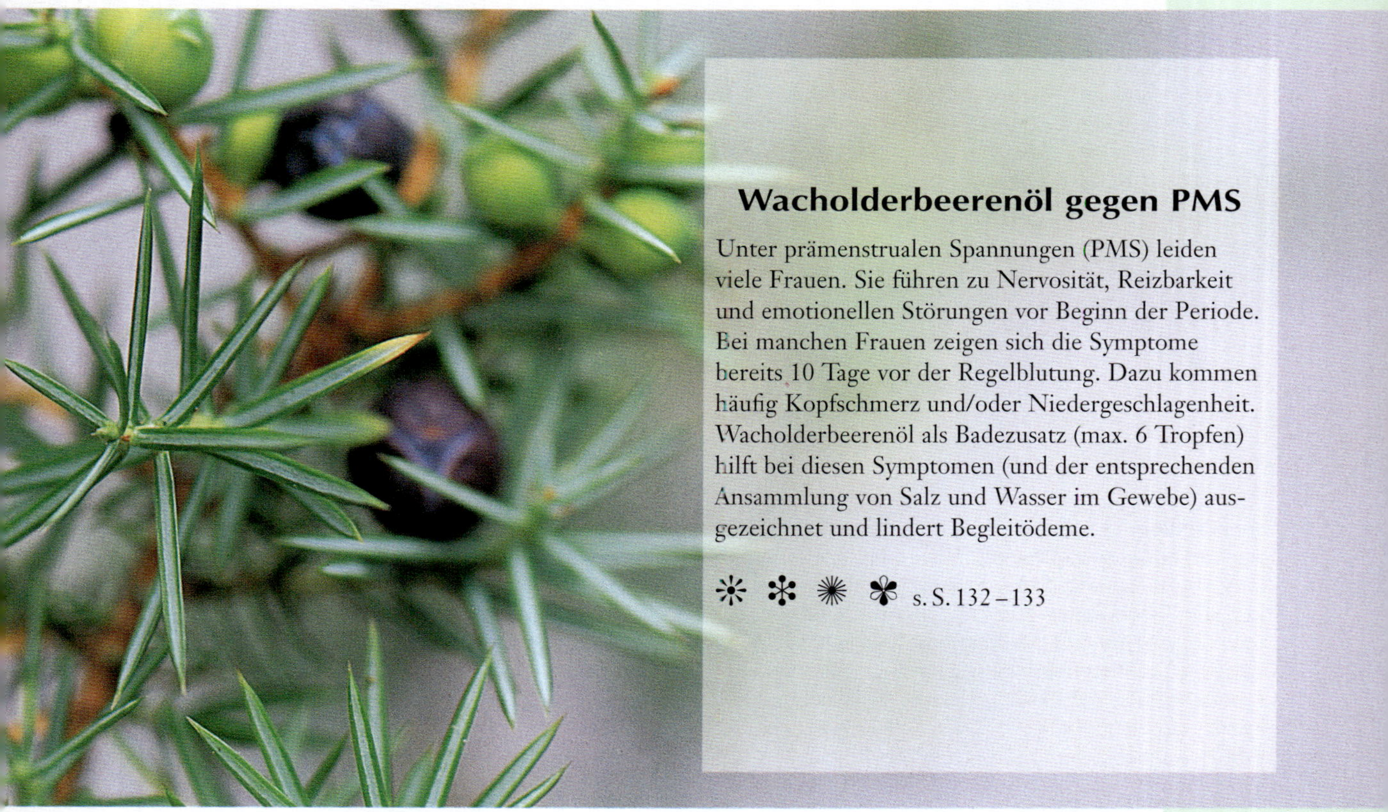

## Wacholderbeerenöl gegen PMS

Unter prämenstrualen Spannungen (PMS) leiden viele Frauen. Sie führen zu Nervosität, Reizbarkeit und emotionellen Störungen vor Beginn der Periode. Bei manchen Frauen zeigen sich die Symptome bereits 10 Tage vor der Regelblutung. Dazu kommen häufig Kopfschmerz und/oder Niedergeschlagenheit. Wacholderbeerenöl als Badezusatz (max. 6 Tropfen) hilft bei diesen Symptomen (und der entsprechenden Ansammlung von Salz und Wasser im Gewebe) ausgezeichnet und lindert Begleitödeme.

✲ ✲ ✲ ✲ s. S. 132 – 133

Gemeiner Wacholder *(Juniperus communis)*

# Magnolie

Von der Magnolie stammen zahlreiche Baumarten ab. Häufig als erste im Frühjahr der Kälte trotzend, ist die zutiefst feminin-verschwenderische Form und der die Sinne ansprechende Duft der Blüte eine Augenweide und ein Fest für die Seele. Von Amerika bis Asien findet man sie. Sie ist heimisch in den Gärten Europas wie in den Bergen Nepals und Japans. Die in China beheimatete *M. liliiflora* verströmt einen betörenden Duft.

Lilienblättrige Magnolie (*Magnolia liliiflora nigra*)

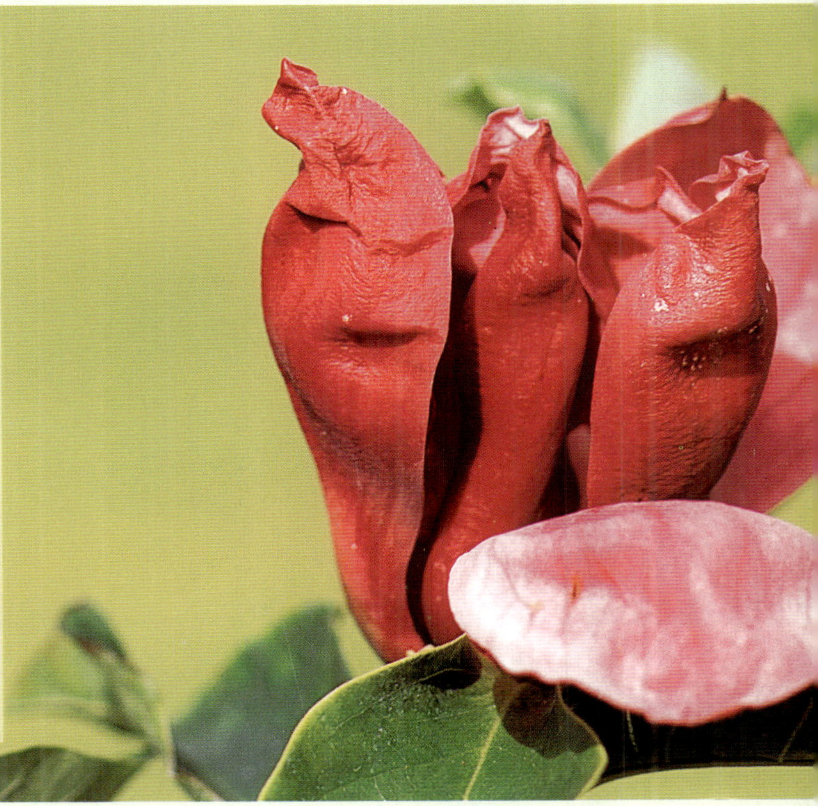

## Magnoliencreme

Zerkleinerte Magnolienblütenblätter in ein Gefäß geben und mit dem Öl süßer Mandeln oder Kokosöl bedecken (für sehr trockene Haut Avocado verwenden). Das Gefäß dicht verschließen und 10–14 Tage in einem warmen, dunklen Schrank stehenlassen. Täglich schütteln. Danach durchseihen und die Flüssigkeit in ein sauberes Gefäß geben. Durch Zugabe weiterer geseihter Flüssigkeit den gewünschten Duft einstellen. Diesen erreicht man bei leichtem Duft meist nach drei Zugaben. Mehrmals in eine saubere Flasche seihen (erst durch einfaches, dann durch ein doppeltes Tuch). Mit einem Tropfen Weizenkeimöl versetzen. Die Aufschließung sollte einer Feuchtigkeits-Basiscreme zugegeben werden. Dicht verschließen, mit Datum versehen und etikettieren. Dunkel aufbewahren.

✪ s. S. 133

**Heilwirkung:** Houma und Cajun stellen aus Magnolienblättern einen krampflösenden „Tee" her. In China wird die windtreibende Rinde seit dem 1. Jh. nach Chr. bei Bauchschmerzen, Blähungen und Verdauungsstörungen genutzt. Als Aperitif, gegen Brechen und Durchfall und als Injektion zur Entspannung von Muskeln.

**Anwendung:** Am bedeutendsten ist die Magnolie wegen der Schönheit ihres Aussehens und ihres Duftes als Balsam für die Seele. Probieren sollte man die Wirkung bei Allergien: Ein frisch gefallenes Blütenblatt mit der feuchten Innenseite auf die Wangen legen und warten, bis die Haut die Feuchtigkeit des Blattes aufgenommen hat und das Blatt trocken ist. Die Haut ist zart, duftend und kühl. Ein wirksamer Ölaufschluß (s. S. 124) kann als Massageöl oder als Zusatz für Hautcremes verwendet werden.

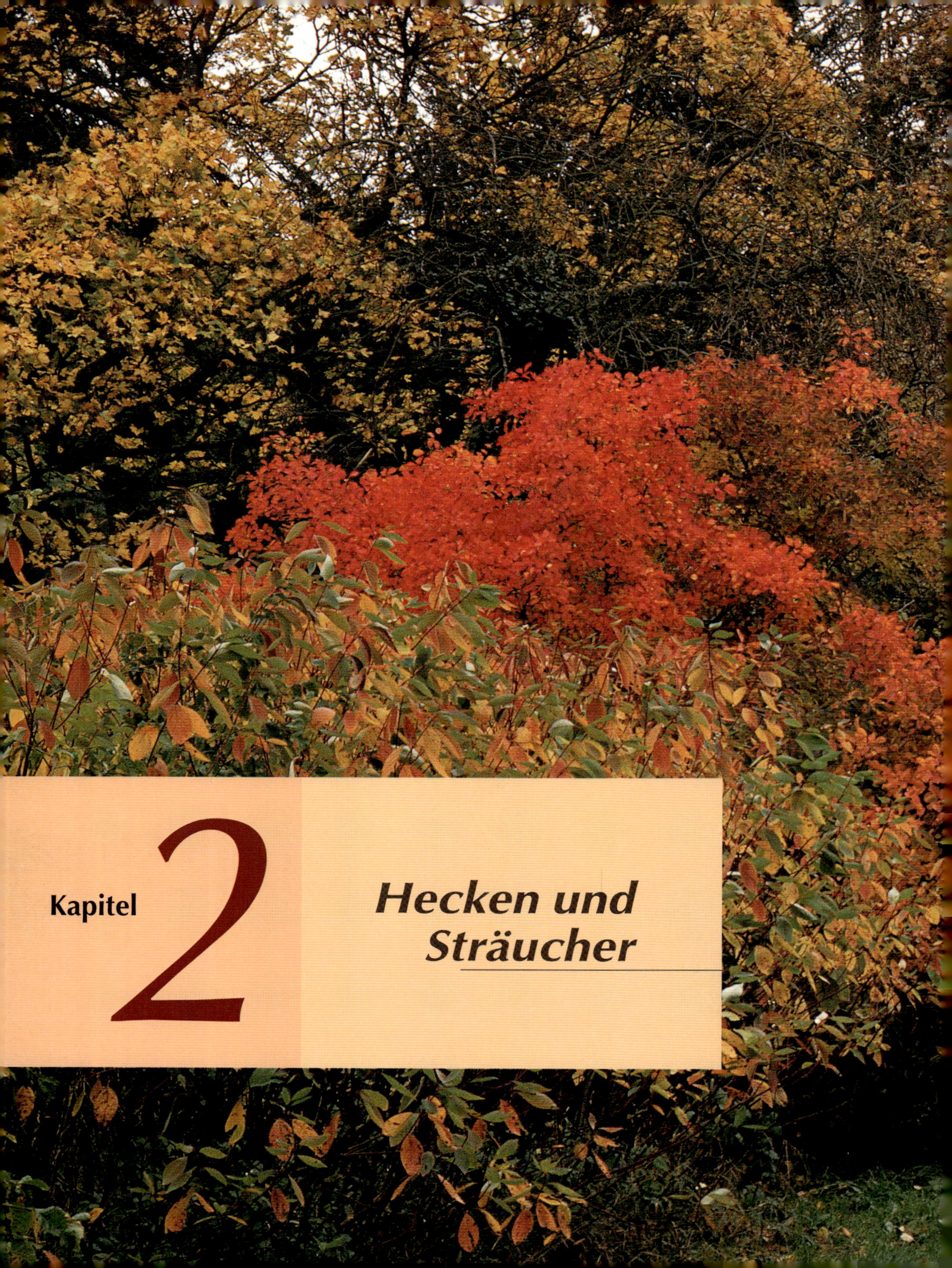

Kapitel 2

# Hecken und Sträucher

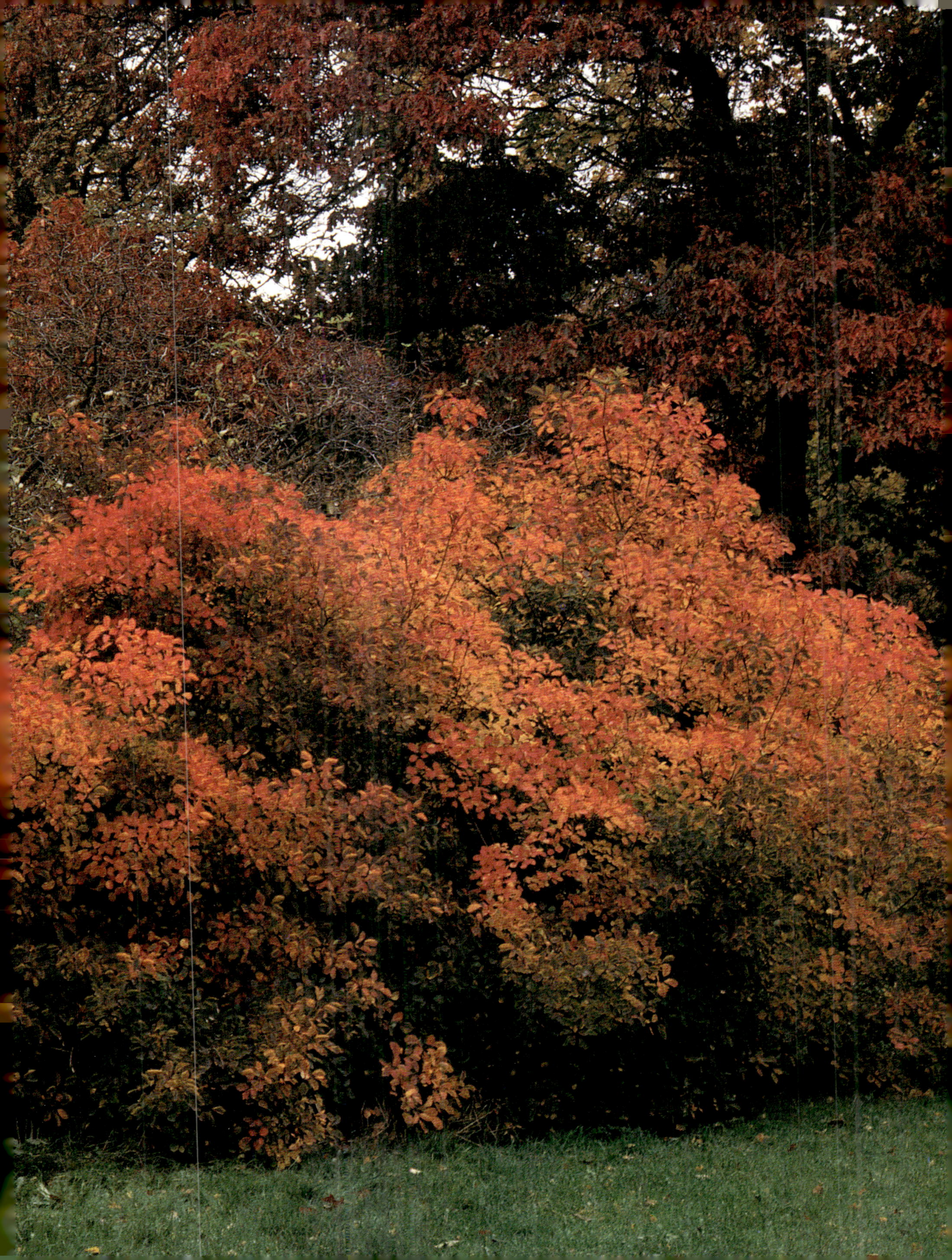

# *Hecken und Sträucher*

Seit altersher bergen Hecken Geheimnisse. Hexen und Zauberinnen kannten sich stets in der Wirkung von Kräutern und allerlei Pflanzen aus. Ihr Wissen hielten sie hinter den Hecken geheimnisvoller Gärten verborgen. Hecken bilden lebende Zäune. Die Kräutlein darinnen wurden in aller Stille gepflückt. „Hecke“ soll ja von „hocken“ kommen, und wer hockt, hat etwas zu verbergen, ein Geheimnis zu hüten. So glaubte man, daß Hexen und Zauberinnen in Hecken, besonders Weißdorn, Zuflucht fänden.

Bekannt sind gerade in England seit der „Einfriedung“ die um die Felder angelegten Hekken, die das Land aus der Luft wie mit einer Flickendecke bedeckt erscheinen lassen. Die Hecke war damit Zeichen für Besitz und Verantwortung. Als lebende Zäune sind Hecken jedoch weit mehr als Einfriedungen. Hier leben Insekten und Wirbellose, und sie bieten Vögeln und anderen Tieren Schutz und Wohnung. Mit der Einführung industriemäßiger Produktionsmethoden in der Landwirtschaft kam es zur Zerstörung der Hecken. Für zahlreiche Arten bedeutete das die Zerstörung ihres Lebensraumes. Was als Fortschritt gefeiert wurde, erwies sich als zerstörerische Handlung mit weitreichenden Folgen. Den melodischen Gesang manch eines Vogels kennen unsere Kinder heute nicht mehr. Dabei erfüllen Hecken eine einzigartige Schutzfunktion und dienen der Aufrechterhaltung des natürlichen Gleichgewichtes.

Die Geschichte kennt zahlreiche Darstellungen von Hecken als Labyrinth oder Irrgarten, z.B. auf Münzen des kretischen Minotaurus aus dem Jahre 1500 v.Chr., irrgartenähnliche Darstellungen auf den Mosaikfußböden im antiken Rom, auch Schnitzereien aus Amerika, Indien und Afrika, zeigen solche Formen. Bekannt ist die Labyrinth-Hecke auf dem Gelände des Hampton Court Palace, die 1690 zur Unterhaltung der Höflinge angelegt wurde.

Schneeball

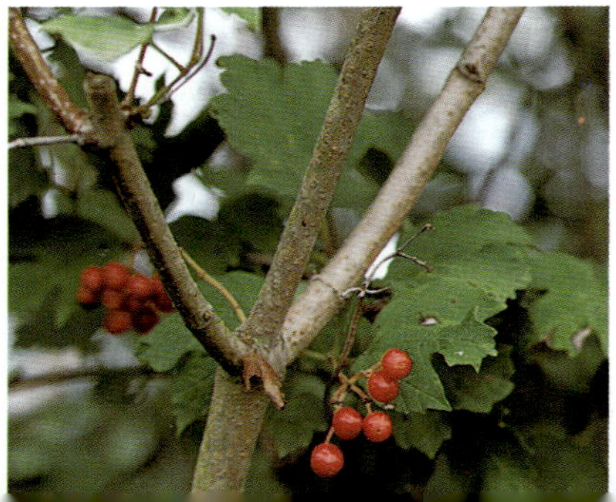

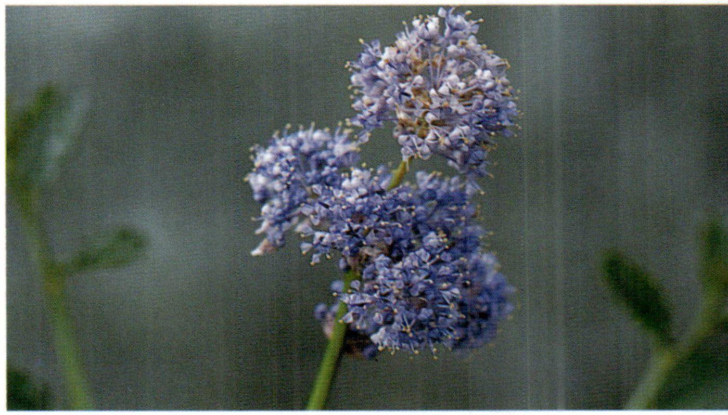

*Ceanothus repens*

## WACHSENDE HECKEN

Als höchste, geschnittene Hecke in Großbritannien gilt mit über 30 m Höhe die Buchenhecke von Meikleour in Schottland. Nur große Anwesen pflegen gelegentlich noch den traditionellen Heckenschnitt mit dem kahlen Stamm unten, die sog. Stelzhecke. Büsche, selbst kleinere Bäume, brauchen aber nicht ein für allemal auf ihren Standort festgelegt zu sein, besonders in kleinen Gärten. Hecken müssen nicht immer nur aus schnellwüchsigem Liguster, aus Weißdorn, Lorbeer, Mirabelle oder Pfaffenhütchen bestehen, die auf dem Land im Herbst, in den Städten im Frühjahr gepflanzt werden. Auch nicht allein aus massigeren Arten, wie Buchsbaum, Stechpalme oder Eibe. Hecken gewinnen durch klimmende Blüher, z. B. Clematis oder den Anblick und Duft des japanischen Geißblattes *(Lonicera japonica)*.

In einer Zeit häufiger Verbrechen, besonders Einbruchdiebstählen, bietet sich die Anlage einer pflegeleichten, dichten, stacheligen Hecke zur Abwehr potentieller Missetäter an. Hecken aus Weißdorn (*Crataegus laevigata* syn. *C. oxyancantha*) und Schlehdorn *(Prunus spinosa)* bieten sich dazu an. Dazwischen können dichtwachsende, dornige Buschrosen, wie *Rosa* ‚Lanei', oder duftende Weinrosen *(R. eglanteria* syn. *R. rubiginosa)*, gemischt mit Wildrosen *(R. canina)*, gesetzt werden. Zusammen bildet das eine abwehrende, dennoch aber attraktiv aussehende Mauer, die ungebetene Gäste vertreibt und für die Pflanzen einen günstigen Standort bietet.

Hecken aller Art und Größe werden aber nicht nur anstelle von Zäunen oder als Gartenteiler gesetzt, sie sind auch von Bedeutung für die Medizin. Dazu sind sie bunt und duftend. Unterschiedlichste Arten von Lavendel (neben *L. angustifolia*) mischen ihr reines Blau mit dem Duft von Rosmarin *(Rosmarinus officinalis)* entlang des Gartenweges.

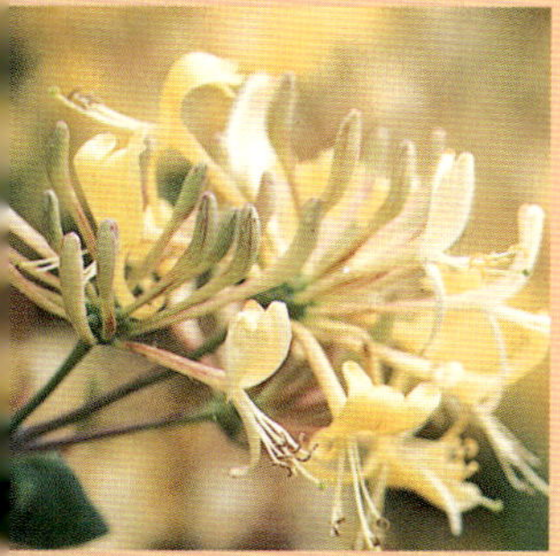

Geißblatt

*„Büsche sind es, die auf den Ruf des Frühlings ihre duftenden Blüten entfalten; Flieder in schneeweißer Unschuld und purpurnem Stolz."*
**nach *Frühling aus Jahreszeiten* von James Thomson (1700 – 1748)**

MEDIZIN, FARBE UND DUFT

Die Kalifornische Säckelblume *(Ceanothus spp.)*, die uns in verschwimmend blassem Blau oder auch wieder in tiefem Himmelblau entgegentritt, liefert den bekannten Tee von New Jersey. Ihre Wurzeln finden vielerlei Verwendung bei Atembeschwerden und regen das Lymphsystem an. Schneeball *(Viburnum opulus)*, als adstringierende Krampfrinde von nordamerikanischen Siedlern genutzt, hilft bei Krämpfen und Leibschmerzen.

Die heilende Wirkung von Viburnum-Arten bei Drüsenschwellung und Mumps war auch den einheimischen Stämmen in Nordamerika bekannt. Die Pflanze entwickelt schöne, weiße Blüten und rotglänzende Früchte.

Die Kulturvarietät *V. opulus* ‚Aureum' ist wie in Gold getaucht, die Pomponart *V. opulus* ‚Roseum' bildet cremig-weiße Blütenbälle, *V. opulus* ‚Xanthocarpum' schließlich trägt durchscheinend goldgelbe Beeren. Alle Arten werden bis 4 m hoch. Der in Nordamerika beheimatete Schwarzdorn *(Viburnum prunifolium)* hat blauschwarze Beeren und wird noch etwas höher. Die Eingeborenen kennen seine krampflösende Wirkung und die Frauen wenden ihn bei Problemen mit der Gebärmutter und bei Menstruationsschmerz an.

Vergessen sollte man auch nicht die stark antiseptische und adstringierende Wirkung der duftenden Blüten der Myrte *(Myrtus communis)*, die wächserne Schönheit der chinesischen Kamelie *(Camellia sinensis)*, deren zahlreiche Oxidationshemmer Schutz bei Herzkrankheiten, Schlaganfall und Krebs bieten, und schließlich die Rosen *Rosa canina, R. eglanteria, R. laevigata, R. rugosa* und ihre vielseitige Verwendung zur Heilung von Krankheiten und Linderung von Leiden.

Was bewog den bekannten englischen Botaniker John Gerarde wohl, vom Flieder *(Syringa vulgaris)*, einem vom medizinischen Standpunkt scheinbar unbedeutenden Strauch, zu sagen: „Ich habe viele davon in meinem Garten"? Seiner Farbenpracht und des süßen, nachhaltigen Duftes der Blüten wegen. Flieder ist, wie Goethe es ausdrückte, „eine Blume des Herzens". Seine zarte Farbe und sein erfrischender Duft erhebt den Bedrückten und tröstet den Verzweifelten. Der durchdringende Duft des Flieders haftet im Gedächtnis. Das Blau und Lila der Blüten iridisiert. Betört von den bis in das Rosa gehenden Tönen, sprach der englische Dichter Cowper im 18. Jahrhundert mit Begeisterung von der ‚sanguinischen' Qualität des Flieders, einer Pflanze voller Blut und Leben.

In Amerika als wurmtötendes, tonisches und fiebersenkendes Mittel sowie anstelle von Aloe bei der Behandlung von Malaria verwendet, ermutigt Flieder mit seinem Duft den Niedergeschlagenen und Entmutigten nach den langen Monaten des Winters. Wohl dem, der jede Gelegenheit nutzt, den Duft des Flieders zu trinken. In der wärmenden Sonne auf einem Stuhl in der Nähe des Fliederbusches zu sitzen und sich von seinem Duft betören zu lassen, ist ein besonderes Erlebnis.

*Syringa vulgaris* ‚Sensation'

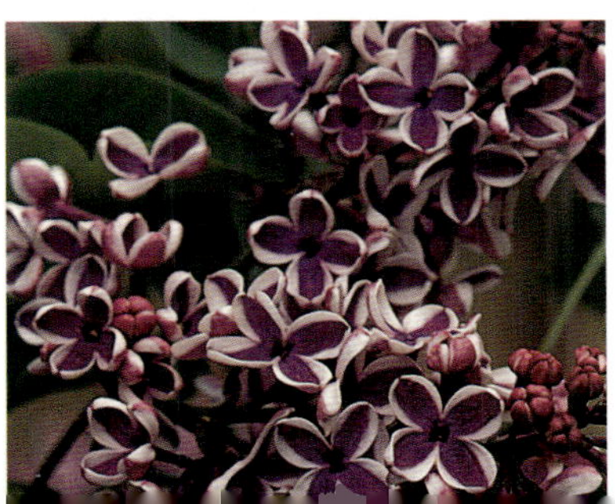

# Schlehe

**Die Schlehe ist der brennende Busch aus weißem Licht, der in der Tristheit des Winters das Nahen des Frühlings kündet. Der moschusartige Duft ihrer Blüten läßt Bienen und Menschen wissen: Die Zeit der Freude und des Lebens kommt zurück. Früher glaubte man, die Schlehe blühe als Zeichen der Hoffnung am Weihnachtsabend um Mitternacht. Als Brennholz spendete sie den Menschen Licht und Wärme, die Asche verbesserte die Fruchtbarkeit der Felder.**

**Heilwirkung und Zubereitung:** Stärker als alle Blumen, übt die Blüte der Schlehe eine psychologische Wirkung aus. Weiß ist die Farbe mit der stärksten Heilwirkung. Der Anblick der Schlehenblüte weckt Gefühle und stärkt den müden Körper. Aufs neue spürt man Tatendrang. Als „irischer Tee" mag der Blattaufguß für manche eine zu radikale Abführwirkung entfalten, doch der schwache Aufguß (s. S. 122) der Blüten (1 TL auf 1 Tasse Wasser 3–5 min ziehen lassen) wirkt zuverlässig und schonend beim allgemeinen „Frühjahrsputz". Aus den herbstreifen Früchten der Schlehe werden starke alkoholische Getränke gewonnen, die den Blutkreislauf anregen, den Blutdruck erhöhen und den inneren Menschen wohlig erwärmen.

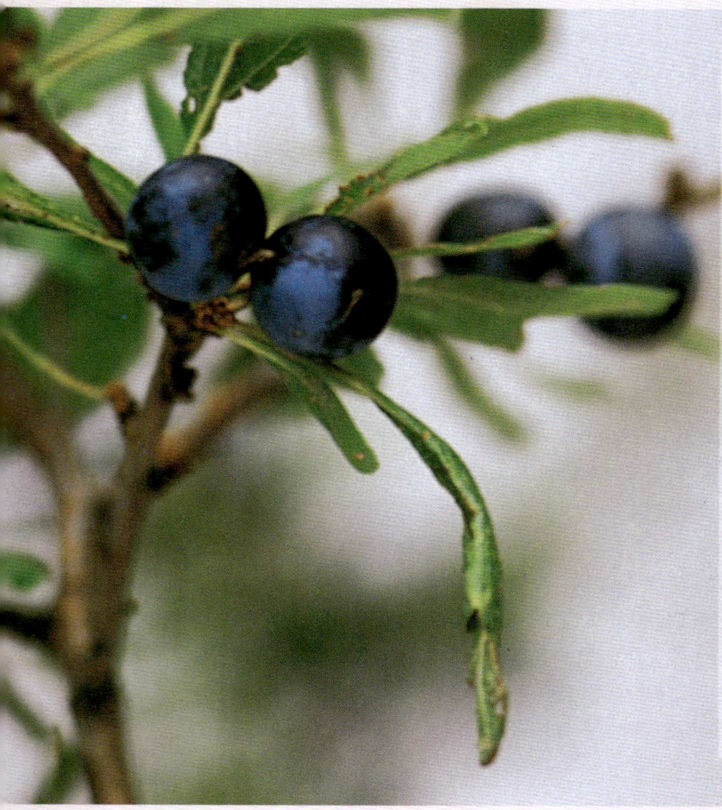

## Zigeunerlikör

Ca. 100 g frisch gepflückte Schlehenbeeren
500 ml Gin
170 ml roter Weinbeerensaft
1 EL Zitronensaft und 4 volle EL Honig
¼ TL gemahlene Zimtrinde und ½ TL Muskatnuß

Die Schlehenbeeren auslesen, abstielen und waschen. Weinbeerensaft in Topf erwärmen, unter Rühren Honig, Muskat und Zitronensaft zugeben. Nach Auflösen abdecken und auskühlen lassen. Die Beeren mit der Gabel herausnehmen, mit der Zimtrinde in ein großes Glasgefäß geben und mit Gin bedecken. Honig zugeben und abdecken. 10 Tage warm stehen lassen. Danach seihen und Beeren gut ausdrücken. Den festen Rückstand nicht weiter verwenden. Flüssigkeit in eine Weinflasche gießen und dicht verschließen. 9 Wochen kühl lagern. Danach vorsichtig abgießen, so daß der Niederschlag in der Flasche bleibt. Dicht verschließen und weitere 3 Monate stehenlassen.

✲ ✾ s. S. 133

Schlehe *(Prunus spinosa)*

# Weißdorn

Als Strauch oder kleiner Baum ist Weißdorn eine Zierde für jeden Garten. Der häufige Bezug auf die Dornenkrone Christi macht Weißdorn zu einem Zeichen der Hoffnung. Im alten Griechenland erleuchtete man Jungvermählten mit brennenden Weißdornästen den Weg in das Hochzeitsgemach. In der Türkei erwartet der Überbringer eines Weißdornzweiges, von der Beschenkten mit einem Kuß belohnt zu werden.

Weißdorn *(Crataegus monogyna)*

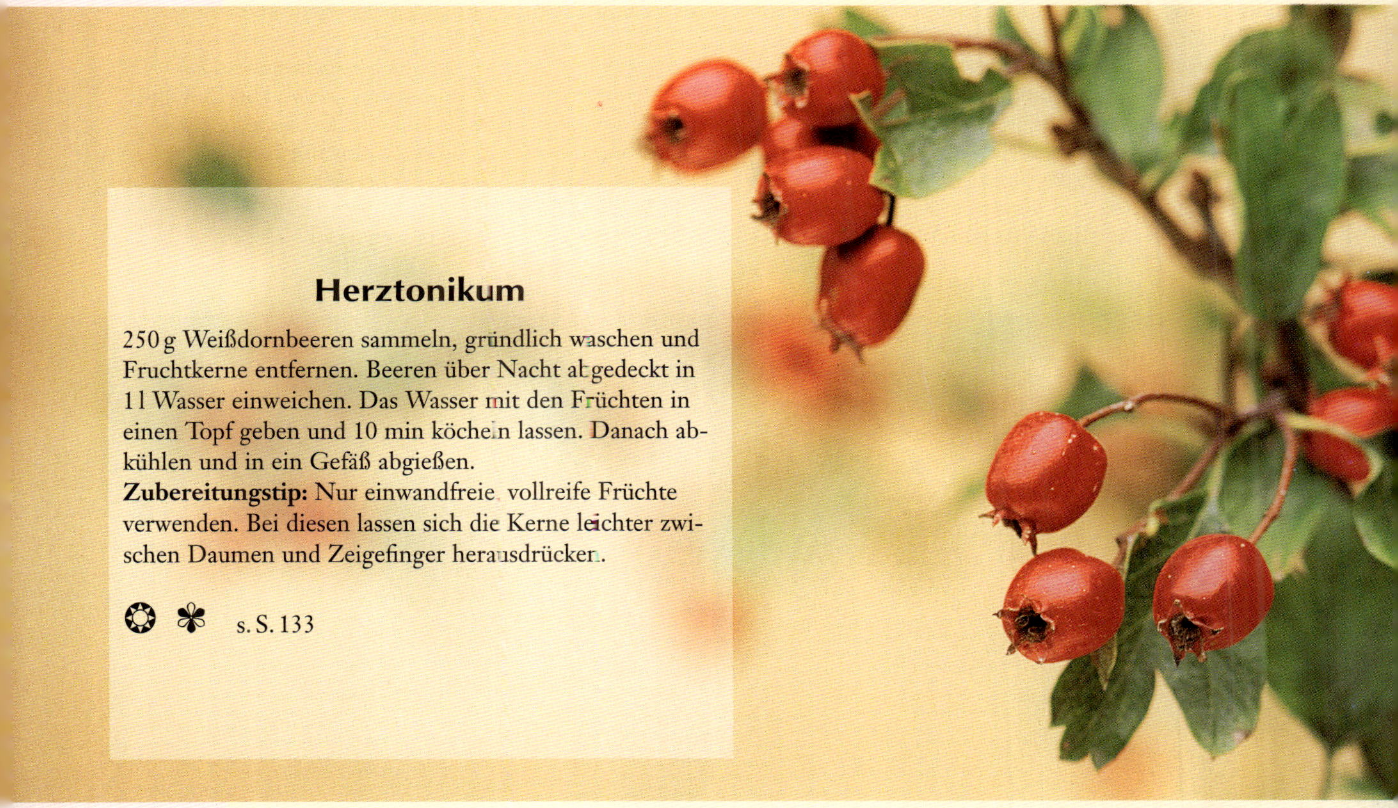

## Herztonikum

250 g Weißdornbeeren sammeln, gründlich waschen und Fruchtkerne entfernen. Beeren über Nacht abgedeckt in 1 l Wasser einweichen. Das Wasser mit den Früchten in einen Topf geben und 10 min köcheln lassen. Danach abkühlen und in ein Gefäß abgießen.
**Zubereitungstip:** Nur einwandfreie, vollreife Früchte verwenden. Bei diesen lassen sich die Kerne leichter zwischen Daumen und Zeigefinger herausdrücken.

s. S. 133

**Heilwirkung:** Seit jeher als „Herzgewächs“ bekannt, ist Weißdorn heute Gegenstand intensiver internationaler Forschungsarbeit. Im Unterschied zu den meisten anderen Pflanzen mit Wirkung auf das Herz ist Weißdorn relativ ungiftig und wirkt ausgleichend auf den Kreislauf. Die Beeren wirken als guter Oxidationshemmer und regen die Herzkranzgefäße an. Dadurch werden die Herzarterien entlastet und erweitert und die Blutzirkulation verbessert, was Angina pectoris entgegenwirkt. Weißdorn wird in der vorbeugenden Medizin geschätzt und stärkt das alternde Herz. Er lindert Schlaflosigkeit nervösen Ursprungs, ist gut für die Leber, die Galle und das Verdauungssystem.
**Anwendung:** Als Belag auf dem Butterbrot verzehrt, haben Weißdornblätter eine blutreinigende und anregende Wirkung.

# Buschrosen und Hagebutten

Die blaßrosa Wildrose *(R. canina)* ist eine Heckenrose, deren zarter Duft im Sommer und die leuchtend roten Früchte im Herbst, das Herz des Betrachters erfreuen. Das Scharlachrot der Hagebutten der Buschrosen und der dornenreichen Wildrosen ist eine ausgezeichnete Vitaminquelle zur Stärkung der Gesundheit in dunklen Wintermonaten.

**Heilwirkung:** Das Öl der Hagebuttensamen *(R. eglanteria)* dient zur Behandlung der Haut, der Geweberegenerierung und Verjüngung. Als jahreszeitlich bedingter Ausgleich zur Stärkung des Körpers enthalten Hagebutten im Gewichtsvergleich achtmal mehr Vitamin C als Apfelsinen. Mit Wasser verdünnt, sind sie auch im Sommer ein durstlöschendes, nahrhaftes Getränk für Babies und Kleinstkinder. Hagebuttentee wirkt sanft bei Durchfall, Magenschleimhautentzündung und Hautproblemen infolge Vitamin C-Mangels; ferner ist er leicht harntreibend.
**Anwendung:** Vitamin C-reicher Hagebuttentee aus zerkleinerten frischen oder getrockneten Hagebuttenschalen hält Erkältungen und Infektionen fern. Hagebuttensirup ist eine gesunde Ergänzung zum Süßen und zur geschmacklichen Verfeinerung von Speisen, bei der Herstellung von Konserven, Essig, Wein, Speiseeis sowie von Hustensäften.

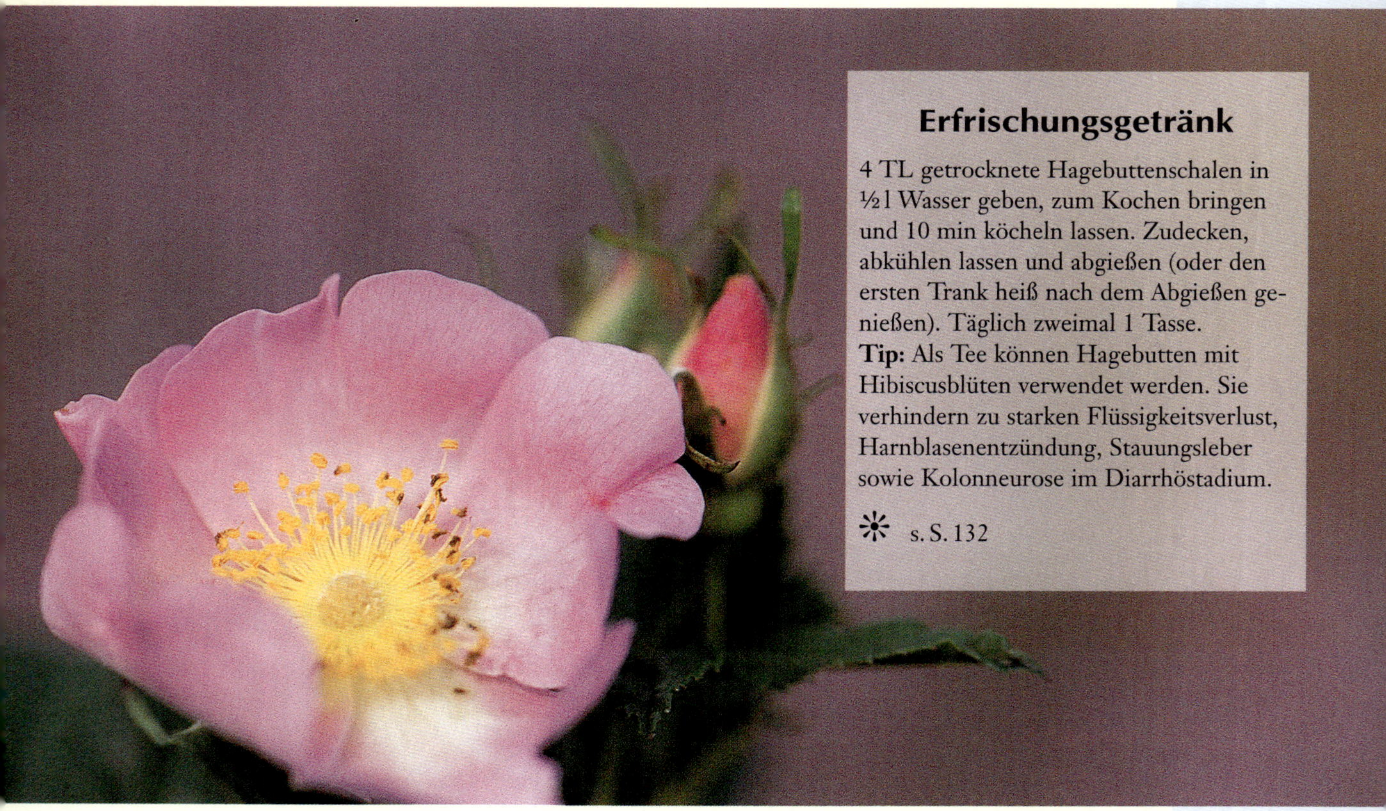

## Erfrischungsgetränk

4 TL getrocknete Hagebuttenschalen in ½ l Wasser geben, zum Kochen bringen und 10 min köcheln lassen. Zudecken, abkühlen lassen und abgießen (oder den ersten Trank heiß nach dem Abgießen genießen). Täglich zweimal 1 Tasse.
**Tip:** Als Tee können Hagebutten mit Hibiscusblüten verwendet werden. Sie verhindern zu starken Flüssigkeitsverlust, Harnblasenentzündung, Stauungsleber sowie Kolonneurose im Diarrhöstadium.

s. S. 132

Wildrose *(Rosa canina)*

# Rosmarin

Rosmarin hat Heilwirkung für Geist, Seele und Körper und gilt als Symbol für Treue und Andenken. In Griechenland trugen die Gelehrten bei Prüfungen Girlanden aus Rosmarin zur Erhöhung ihres Konzentrationsvermögens. In England verstreute man Rosmarin im 16. Jahrhundert in den Gerichten, um das „Kerkerfieber“ fernzuhalten. Bis 1930 wurde es in den Krankenhäusern Frankreichs zur Desinfektion benutzt.

Rosmarin *(Rosmarinus officinalis)*

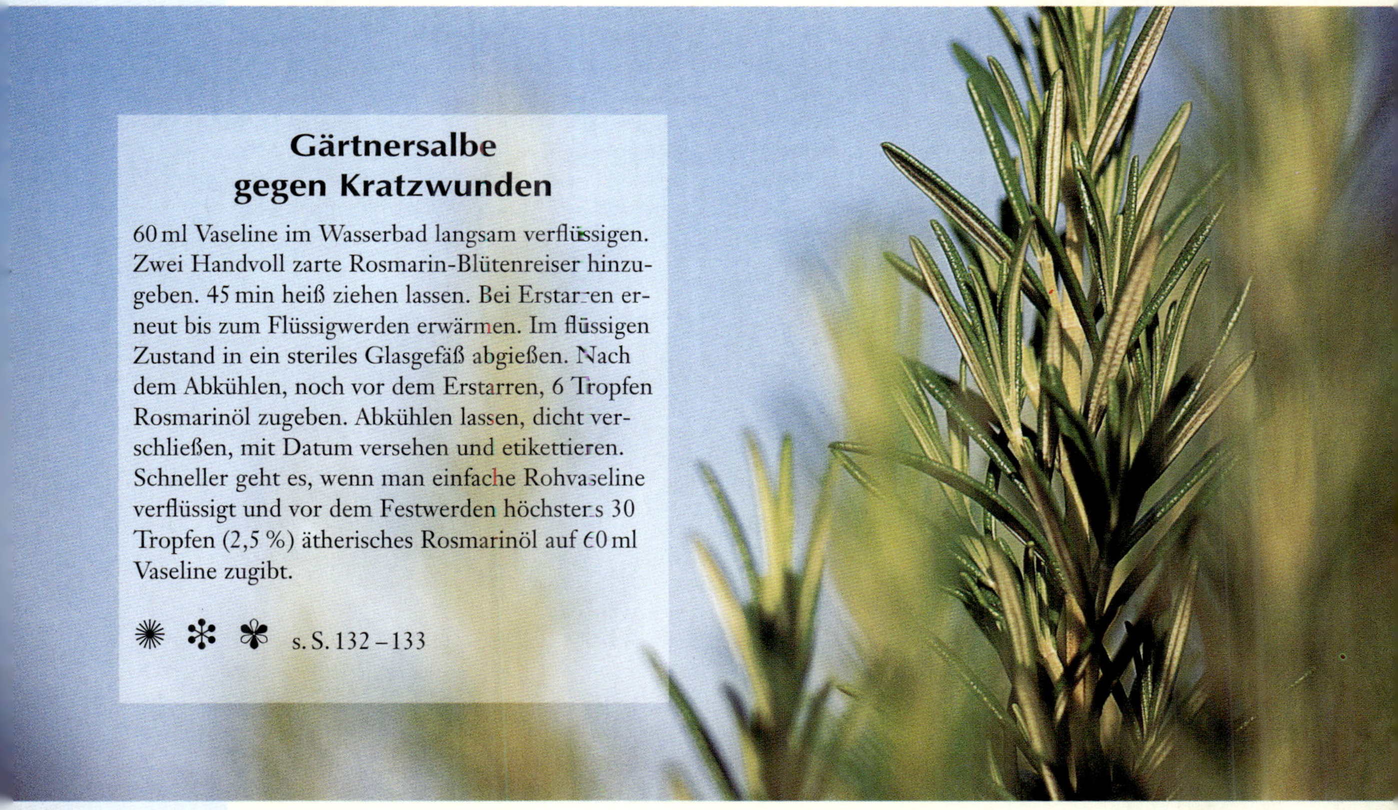

## Gärtnersalbe gegen Kratzwunden

60 ml Vaseline im Wasserbad langsam verflüssigen. Zwei Handvoll zarte Rosmarin-Blütenreiser hinzugeben. 45 min heiß ziehen lassen. Bei Erstarren erneut bis zum Flüssigwerden erwärmen. Im flüssigen Zustand in ein steriles Glasgefäß abgießen. Nach dem Abkühlen, noch vor dem Erstarren, 6 Tropfen Rosmarinöl zugeben. Abkühlen lassen, dicht verschließen, mit Datum versehen und etikettieren. Schneller geht es, wenn man einfache Rohvaseline verflüssigt und vor dem Festwerden höchstens 30 Tropfen (2,5 %) ätherisches Rosmarinöl auf 60 ml Vaseline zugibt.

✻ ❃ ✾ s. S. 132 – 133

**Heilwirkung:** Mit Inhalationen und Kompressen (s. S. 123) des ätherischen Öls erreicht man eine Verbesserung des Konzentrationsvermögens, vertreibt Müdigkeit, und nervöse Erschöpfung, Kopfschmerzen und durch Streß hervorgerufene Störungszustände. Aufgüsse (s.S. 122) und Öl (nur zur äußerlichen Anwendung) helfen bei zu niedrigem Blutdruck, Muskelschmerzen und schlechter Durchblutung bei Arteriosklerose. Aromatisch und aufbauend, hilft Rosmarin als Gewächs und Öl bei Störungen der Leber und der Verdauung. Massageöl vertreibt Depressionen.

**Anwendung:** Mit einem Badebeutel Rosmarin lassen sich Muskelschmerzen und Müdigkeit vertreiben. Zur Verbesserung der Haut mehrere Reiser (oder 1 – 3 Tropfen Öl) in Wasser für ein Gesichtsdampfbad geben. Rosmarin zusammen mit Zitronenkraut bei Niedergeschlagenheit oder als Aufguß mit Lavendel im Verhältnis 2 Teile Rosmarin und 1 Teil Lavendel verwenden.

# Myrte

Als biblische Pflanze ist Myrte wegen ihres Veilchenduftes und als orientalisches Duftwasser *eau d'ange* bekannt. Beheimatet ist die Myrte im Mittelmeerraum, Südwesteuropa und Nordafrika sowie weltweit in den wärmeren und tropischen Klimazonen. Bereits bei den Römern galt Myrte als Zeichen der Liebe. Einem arabischen Märchen zufolge bot Adam Eva einen Myrtenzweig, als er ihr seine Liebe erklärte.

**Heilwirkung:** Das Öl wird bei Bronchitis und generell gegen Atmungsbeschwerden angewendet. Blätter, Früchte und das Öl der Pflanze sind adstringierend und antiseptisch-erfrischend. Innerlich erfolgt die Anwendung der Pflanze bei trockenem Husten, Verstopfung der Atemwege, Nebenhöhlenentzündung, Entzündungen der Harnwege und Vaginalausfluß. Äußerlich hilft das Öl bei periodontalen Entzündungen, Akne, fettiger Haut, Asthma, Bronchitis, Katarrhzuständen und chronischem Husten sowie bei Hämorrhoiden.

**Anwendung:** Das Öl ist so mild, daß es auch äußerlich als Massagemittel bei Kindern gegen Husten und Brustbeschwerden angewendet werden kann. Vorbeugend wirken zu Pulver zermahlene, getrocknete Knospen als Aufguß (½ TL auf 1 Tasse Wasser) gegen Entzündungen der Harnwege. Als Fleischgewürz hilft es gegen häufige Infektionen. Zermahlene Blätter und Blüten in Salbe (s. S. 125) sind gut gegen Hautmängel.

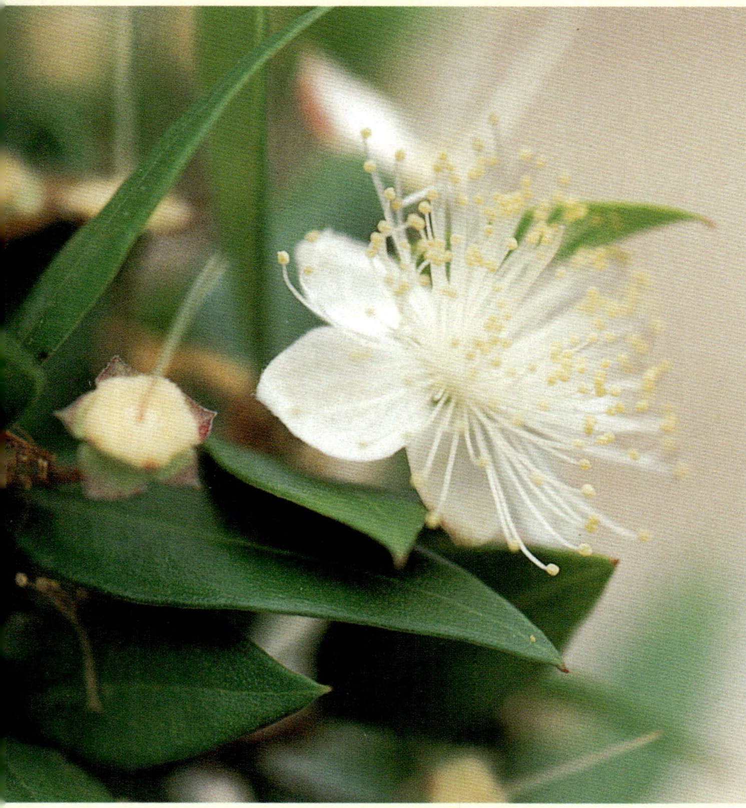

## Reinigungsmaske

1 TL Bienenwachs
1 EL Lanolin oder süßes Mandelöl
50 ml Orangenblüten- oder Rosenwasser
1 EL Walkerde oder zermahlener Hafergrieß
1 TL zermahlene, getrocknete Myrteblüten und Blätter
9 Tropfen ätherisches Öl von *M. communis*

Bienenwachs und Lanolin bzw. Mandelöl im Wasserbad unter ständigem Rühren bei kleiner Flamme flüssig machen. Vom Ofen nehmen, Orangen- oder Rosenwasser zugeben, bis das Gemisch abgekühlt ist. Mit Walkerde bzw. Hafermehl zu einer sämigen Paste verrühren. Vor dem Auflegen auf das Gesicht Myrtenöl zugeben. Gesicht reinigen. Augen mit Gurkenscheiben oder Wattebauschen, die vorher 20–30 min lang in Aufguß oder kaltem Wasser getränkt wurden, abdecken. Mit warmem Wasser entfernen, Gesicht mit kaltem Wasser oder Holunderblütenaufguß behandeln.

Myrte (*Myrtus communis*)

# Lavendel

Lavendel beansprucht im Reigen der Heilpflanzen einen trockenen Standort. Ob in kleinen Hecken oder als Raumteiler, bevorzugt Lavendel warme, trockene Bereiche. Somit eignet es sich zum gemeinsamen Pflanzen mit Alliumarten, Zistrose, Thymian und anderen Heilpflanzen.

Lavendel *(Lavendula angustifolia)*

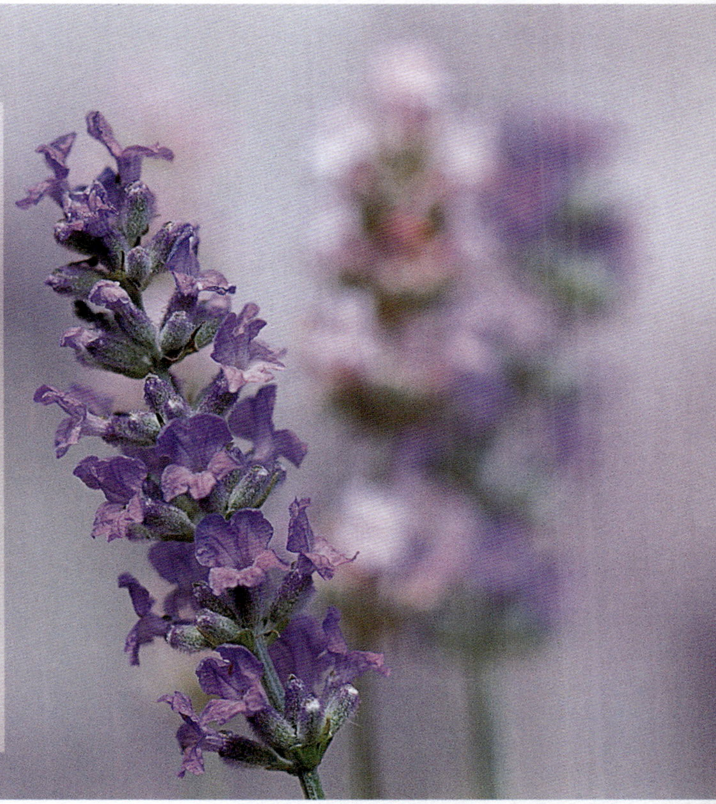

## Menopause

Ätherisches Lavendelöl ist ein natürliches Hilfsmittel, wenn sich die Menopause ankündigt. Besonders die verjüngende Wirkung von Lavendel ist für die Menopause wie maßgeschneidert. Das Ausbleiben der Regelblutung ist an kein Alter gebunden. In der Regel liegt die Menopause zwischen der Mitte des vierten und des sechsten Lebensjahrzehnts. Sie wird begleitet von Veränderungen im Gleichgewicht der Geschlechtshormone, führt häufig zu Hitzewallungen, Herzklopfen und Trockenheit der Gebärmutterschleimhäute.
Gefühlsstörungen, Depression und Schlaflosigkeit infolge starken Schwitzens können durch die Zuführung von Östrogenen im Rahmen der Hormon-Ersatztherapie gelindert werden.
Frauen, für die eine solche Ersatztherapie nicht geeignet ist, sollten versuchen, mit Hilfe von Lavendelöl ihre Gefühlswelt wieder zu ordnen.

**Heilwirkung und Anwendung:** Lavendel ist wegen der ausgleichenden Wirkung des Öls vielseitig anwendbar. Die Wirkung der Farbe und des Duftes von Lavendel sollte nicht unterschätzt werden. Das ätherische Öl bei der Massage hilft bei Hexenschuß, Zerrungen, Rheumatismus und Muskelschmerz. Bei nervös bedingtem Asthma und Bronchitis das Öl durch Massage einarbeiten und/oder verdunsten lassen. Lavendel regt den Kreislauf an und wirkt schmerzlindernd und gegen starke Depressionen. Das macht es geeignet zur Anwendung bei Schlaflosigkeit, Reizbarkeit, Kopfschmerz und mancher Migräne. Lavendeltee hilft bei Krämpfen, Koliken, Verdauungsstörung, Blähungen und in manchen Fällen von Übelkeit: 1 TL auf 1 Tasse Wasser. Waschen mit Lavendel hilft bei Harnblasenentzündung. Im gynäkologischen Bereich hilft Lavendel bei schmerzhafter Regelblutung, Weißfluß, Bluthochdruck, nervöser Anspannung, PMS und Streßzuständen.

# Kamelie

Nach George Joseph Kamel, Apotheker und Jesuit, benannt, kam die Kamelie im Jahre 1639 von China nach Europa. Dort kannte man den schwarzen Tee *Camellia sinensis* bereits seit mehr als 3000 Jahren. In den meisten Gärten der gemäßigten Klimate findet sich ein warmes Eckchen für die „japanischen Rosen". Gepflanzt werden sie entweder in die Erde oder in einen Topf vor einer warmen Wand.

**Heilwirkung und Verwendung:** Für den Tee werden die Spitzen der Triebe von *Camellia sinensis* verwendet. In der ajurvedischen Medizin dient *C. sinensis* als Adstringens, zur Stimulierung des Nervensystems und der Herztätigkeit, als Verdauungshilfe und gegen Müdigkeit. Äußerlich angewendet, hilft Kamelie gegen Insektenbisse und Entzündungen. Die Forschung hat nachgewiesen, daß sie Bildung und Wachstum von Tumoren behindert, was günstig bei manchen Arten von Krebs sein könnte. Die aromatischen Knospen und Blätter enthalten Flavonoide und Vitamin C, töten Bakterien, helfen bei Mageninfektionen, z. B. ruhrartigem Durchfall und Entzündungen der Schleimhäute des Magen-Darmkanals. Die Anwendung erfolgt in geringen Dosen und nur für kurze Zeit. Zu hohe Dosen führen zu nervösen und dyspeptischen Symptomen, wie Schwindel, Herzklopfen, Verstopfung und Schlaflosigkeit. Ein Aufguß (s. S. 122) senkt Fieber nach einem zu ausgiebigen Sonnenbad. Als Waschung bei Sonnenbrand und kalte Kompresse bei Kopfschmerzen anwenden.

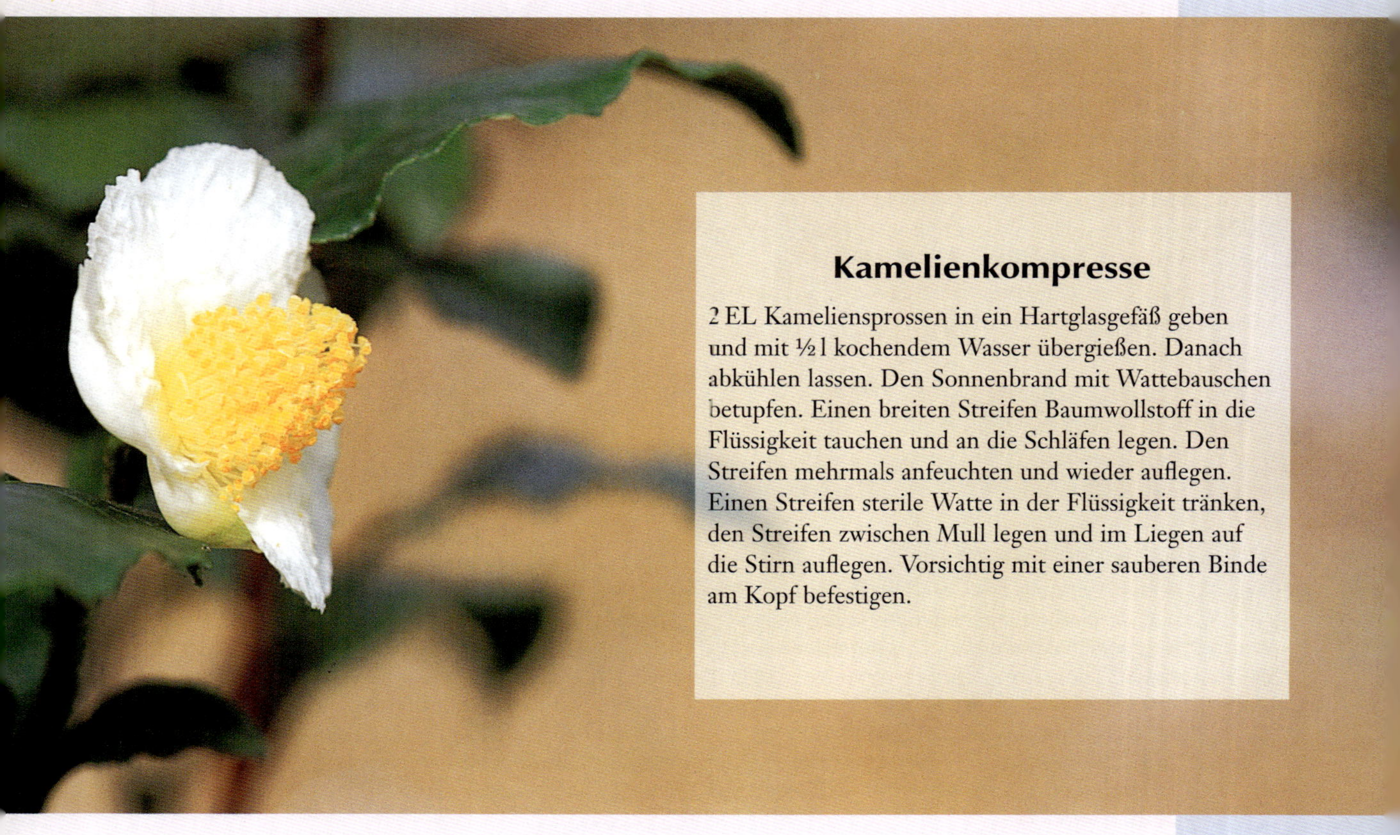

## Kamelienkompresse

2 EL Kameliensprossen in ein Hartglasgefäß geben und mit ½ l kochendem Wasser übergießen. Danach abkühlen lassen. Den Sonnenbrand mit Wattebauschen betupfen. Einen breiten Streifen Baumwollstoff in die Flüssigkeit tauchen und an die Schläfen legen. Den Streifen mehrmals anfeuchten und wieder auflegen. Einen Streifen sterile Watte in der Flüssigkeit tränken, den Streifen zwischen Mull legen und im Liegen auf die Stirn auflegen. Vorsichtig mit einer sauberen Binde am Kopf befestigen.

Tee *(Camellia sinensis)*

# Besenginster

Die Griechen gaben dem Ginster den Gattungsnamen *kytisos* zur Beschreibung des Habitats dieses Zierstrauches. Besenginster *(Cytisus scoparius)* wächst wild in natürlicher Heidelandschaft, in Wäldern und auf Unlandflächen in Europa. Er gedeiht auch in den wärmeren Gebieten Nordafrikas und Westasiens. Die im Mai/Juni erscheinenden Blüten sind goldgelb und duften nach Vanille.

Ginster *(Cytisus scoparius)*

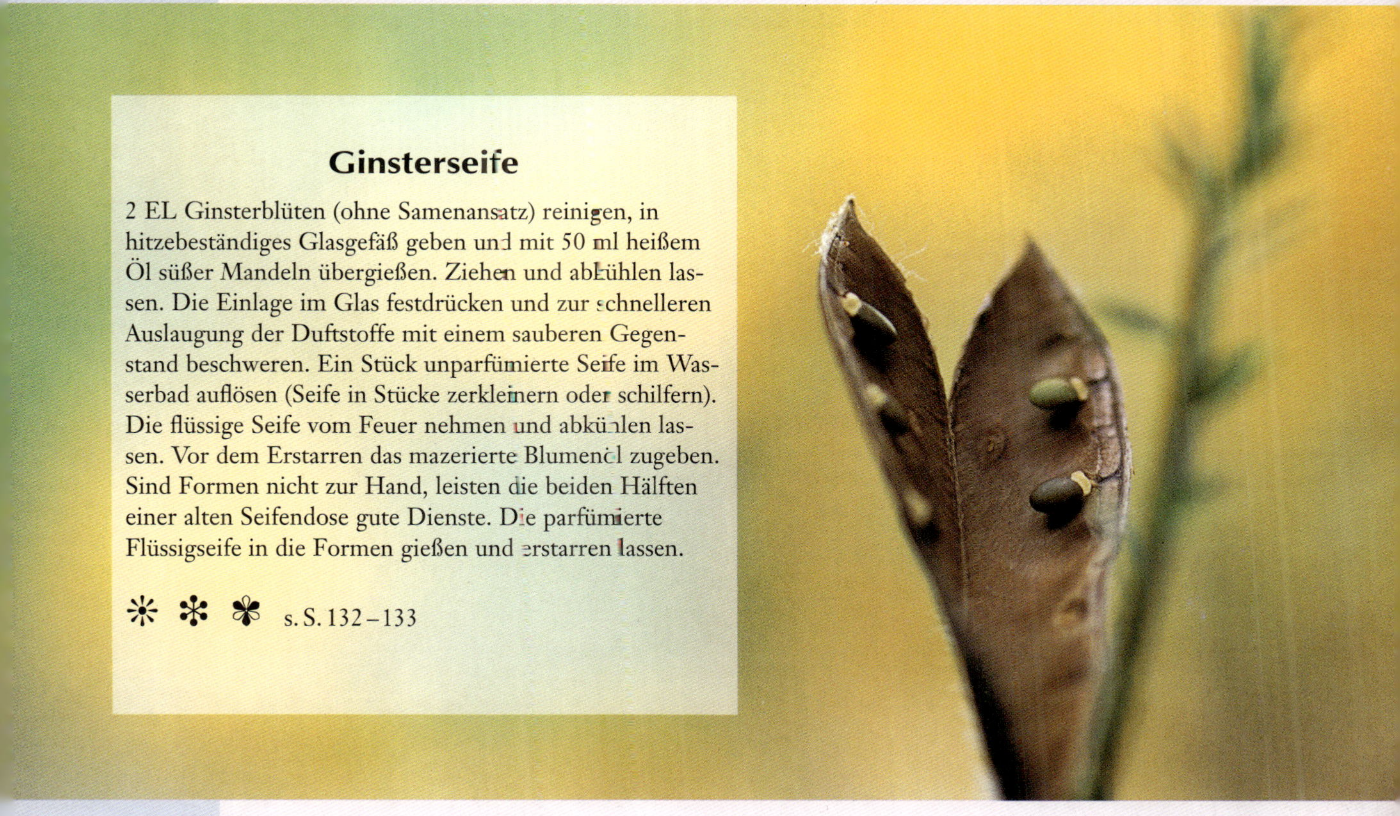

## Ginsterseife

2 EL Ginsterblüten (ohne Samenansatz) reinigen, in hitzebeständiges Glasgefäß geben und mit 50 ml heißem Öl süßer Mandeln übergießen. Ziehen und abkühlen lassen. Die Einlage im Glas festdrücken und zur schnelleren Auslaugung der Duftstoffe mit einem sauberen Gegenstand beschweren. Ein Stück unparfümierte Seife im Wasserbad auflösen (Seife in Stücke zerkleinern oder schilfern). Die flüssige Seife vom Feuer nehmen und abkühlen lassen. Vor dem Erstarren das mazerierte Blumenöl zugeben. Sind Formen nicht zur Hand, leisten die beiden Hälften einer alten Seifendose gute Dienste. Die parfümierte Flüssigseife in die Formen gießen und erstarren lassen.

s. S. 132–133

**Heilwirkung:** Besenginster ist zwar ein bitteres, narkotisch wirkendes Gewächs, der Anblick des blühenden Busches aber ist allein schon heilsam. Ein Spaziergang durch Ginsterbestände oder das Sitzen neben einem Ginsterbusch läßt die Kopfschmerzen schnell verschwinden.

**Anwendung:** Außer Besenginster gibt es den marokkanischen Ginster *(C. battandieri)* mit seinem Ananasduft. Der Ginster auf Teneriffa *(C. supranubius* syn. *C. fragrans)* ist weniger winterhart als andere Arten, dafür trägt er sein smaragdgrünes Blattwerk ganzjährig und zeigt rosa-weiße, duftende Blüten. Der in Seife eingearbeitete Absud (s. S. 123) der Blüten (nur *C. scoparius*) erinnert an die Rezepturen für parfümiertes Ochsenfett aus dem alten Ägypten. Dort wurden Fettkegel auf dem Kopf getragen, die sich allmählich auflösten und dabei ihren Duft bei Festgelagen auf dem ganzen Körper ausbreiteten.

Kapitel 3

# Blumenrabatten

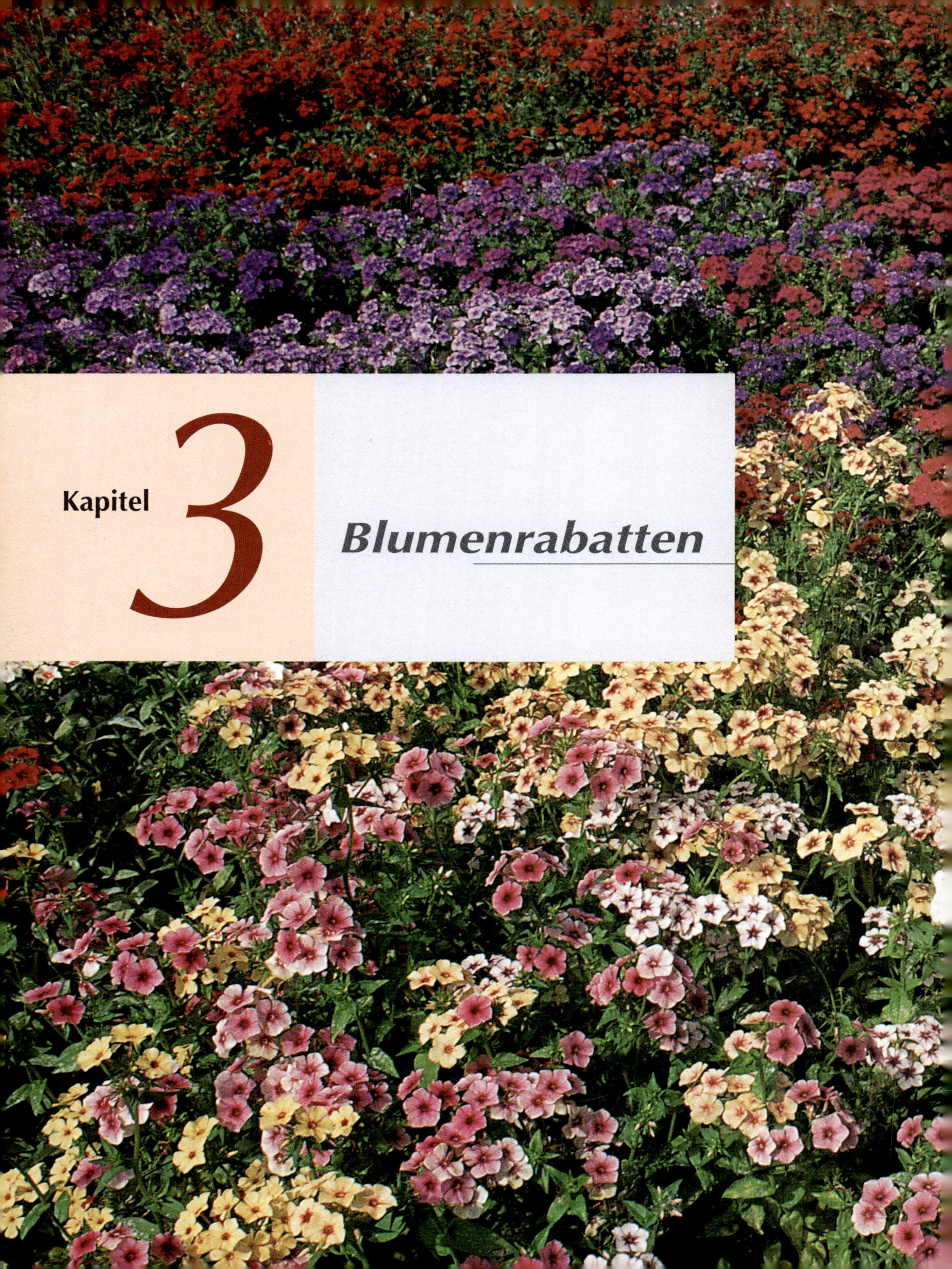

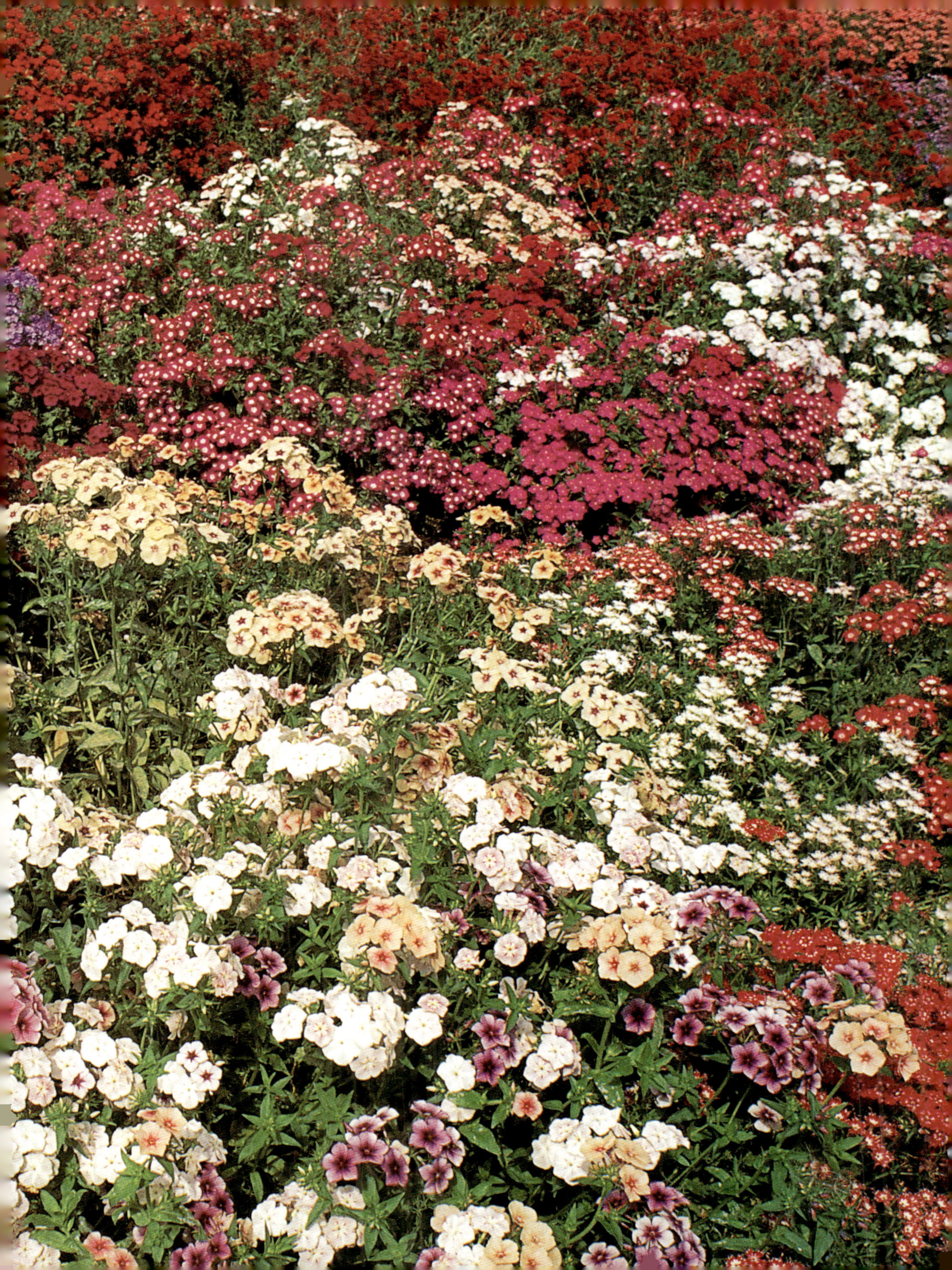

# Blumenrabatten

Eigentlich ist die Vielfalt bestimmter Arten oder die Tatsache, daß so viele unterschiedliche Pflanzen zu einer Gattung gehören, nicht verwunderlich, wenn man bedenkt, daß doch alle ursprünglich auf einer zusammenhängenden Landmasse beheimatet waren. Noch heute befinden sich die tektonischen Platten in Bewegung, besonders das „Dach der Welt" in Nordindien und Nepal. Die Fähigkeit der pflanzlichen Organismen, sich unterschiedlichen Bedingungen anzupassen, hat zu einer weltweiten Ausbreitung der verschiedensten Arten geführt.

Neue Arten, die sich an isolierten Standorten entwickeln, können die Blumenrabatte beleben. Zum Beispiel erweitern die aus Südafrika zu uns gekommenen Geranien (*Pelargonium*-Arten) nicht nur die Angebotspalette der Gärtner, sie helfen auch, die Auswirkungen der globalen Erwärmung zu mildern. Außer einem schönen Anblick, dürften solche Pflanzen kommenden Generationen außerordentlich wertvolle Dienste leisten.

Wenn Bäume das maskuline Element im Garten darstellen, unterstreichen Blumen die feminine Seite. Blumenrabatten sind abwechslungsreich und vielgestaltig: von farbenfroh lächelnden Stiefmütterchen *(Viola spp.)* bis zu würdevoll-majestätischen Vertretern des Pflanzenreiches, wie der Artischocke mit ihren metallisch blau-violetten Blättern, der sommerhellen Sonnenblume *(Helianthus annuus)*, von den vielfarbigen Malven *(Alcea rosea)* zu den sonnenverwöhnten, duftenden Irisarten (*Iris pallida* und *I. germanica* ‚Florentina'). Rittersporn (*Delphinium staphisagria* und *D. brunonianum*), der bei der Bekämpfung von Insekten gute Dienste leistet, wurde früher gegen Läuse benutzt. Ein wunderschönes Gewächs ist auch der Eisenhut. Mit kräftigem Moschusduft, erotisierend und giftig, findet er noch heute verbreitet Anwendung in Medizin und Homöopathie.

Pfingstnelke *(Dianthus gratianopolitanus)*

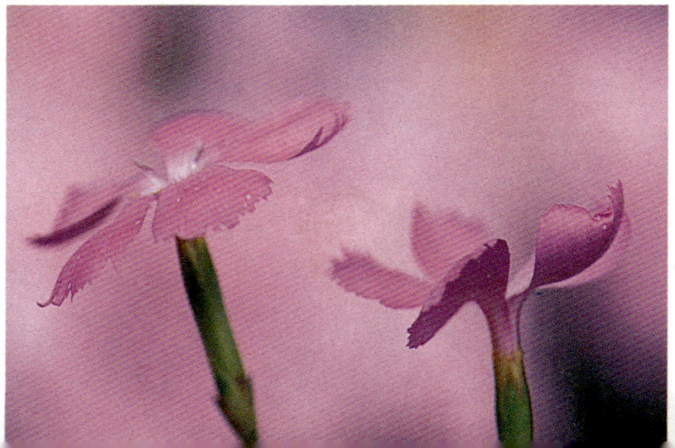

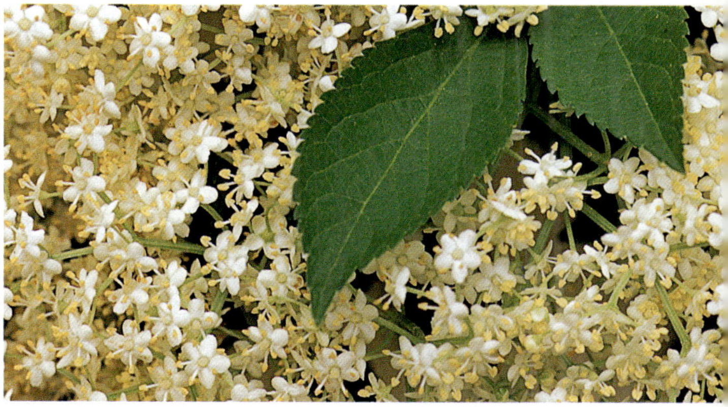

Schwarzer Holunder *(Sambucus nigra)*

Viele Arten verfügen über erstaunliche Fähigkeiten, wie z. B. die Clematis-Arten aus Australien *(Clematis glycinoides)*, die die Ureinwohner des Landes gegen Erkältungen und Kopfschmerzen verwenden, oder die Passionsblume *(Passiflora incarnata)*, für den Volksstamm der Houma in Nordamerika ein stärkendes und erfrischendes Mittel. Dann sind da die bekannten Dahlien *(D. x hortensis)*, aus denen man in Deutschland Lävulose für die Herstellung von Diabetikerzucker gewinnt, und der Schöterich *(Erysimum cheiri)* mit dem angenehm sanften Duft, die aus Süddeutschland kommende Bartnelke *(Dianthus barbatus)*, die der Leibarzt Kaiser Karls V. wegen ihres heilsamen Duftes besonders schätzte, und die allseits beliebte Edelnelke *(D. caryophyllus)*; schließlich die Prachtnelke *(D. superbus)*, die in China und Japan bei Nierenproblemen benutzt wird, und die geheimnisvollen, flammenden Blüten der Pfingstrosen (*Paeonia lactiflora* und *P. officinalis*) und die vielgestaltige Pracht des Mohns.

Allein schon der Duft der Blüten hat eine tiefe psychologische Wirkung in der Hektik der modernen Welt. Blumen eröffnen uns eine wunderbare Welt eindringlicher Wohlgerüche und erhebender Anblicke. Blinde Menschen werden dies besonders erleben. Kleinkinder fühlen sich im Duft von Lavendel und Rose ausgesprochen wohl. Der Wohlgeruch von Geißblatt und Veilchen berührt die Psyche empfindlicher Menschen. Die Romantik der Nächte ist in den nachtduftenden Blüten des Levkoje (*Matthiola langipetala* subsp. *bicornis*), Jasmins *(Jasminum grandiflorum)* und Tabaks *(Nicotiana spp.)* mit ihren kräftigen, betörenden Düften gefangen.

Einige Pflanzen gelten als liebesanregend, z. B. die rosa Prunkwinde *(Ipomoea mauritiana)*, die in der ajurvedischen Medizin als sexuelles Anregungsmittel und verjüngendes

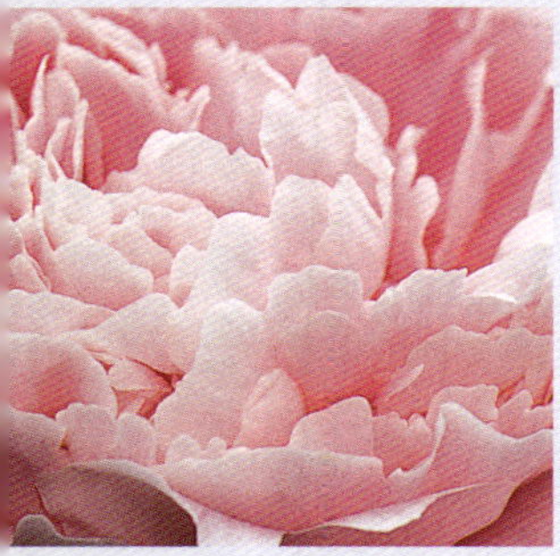

Pfingstrose

*„Oh Blumen, Kometen gleich, sind sie stets auf Reisen. Für einen Tag treten sie in unser Blickfeld, um daraus langsam wieder zu entschwinden. Und uns kommt es nicht zu, ihnen Einhalt zu gebieten. Blumen sind nur ein Hauch, eine farbige Geste. Das ist ihr Liebreiz. Und das ist Liebe.“*
**nach D. H. Lawrence (1885 – 1930)**

Tonikum gilt, oder der schwarze Holunder mit seinem Moschusduft, dessen bevorzugter Standort in der Nähe von Komposthaufen zu finden ist. Zu nennen sind natürlich auch Rosen, Fresien und der einmalige Duft der Maiglöckchen.

Die Rabatte vereint blühende Bäumchen, Sträucher, hochwachsende Pflanzen, Gemüse und Kräuter an einem Standort – ein großes Fest für die Sinne. Ein kleiner, unauffälliger Springbrunnen ergänzt durch das Geräusch des sprudelnden Wassers die Symphonie der Farben. Hier findet der Rastlose Ruhe, der Geplagte Entspannung und Erholung. Hoch angelegte Rabatten können selbst seh- und körperbehinderte Personen erfreuen.

Bei der Anlage der Rabatte sind dem Einfallsreichtum keine Grenzen gesetzt. Mit falschem Jasmin und Seidelbast im hinteren Bereich kommen zahlreiche duftende Büsche gut zur Geltung. Geranien *(Pelargonium spp.)* wirken auf die Sinne mit ihren so unterschiedlichen Düften: nach Orange ‚Charity' und ‚Prinz von Oranien', Zitrone ‚Lemon Fancy'; Rose ‚Attar of Roses' und ‚Lady Plymouth' sowie dem Duft von Zeder, Zimt und Muskat.

Wir füllen Thymian und Kamille in Sitzkissen und stopfen damit Sofas, um den Duft der Füllung einzuatmen. Schnittlauch und Nelken am Fuß von Rosen ergeben einen angenehmen Kontrast. Überhaupt gedeihen alle Alliumarten gut in deren Nähe. Die dunkelrot-purpurne Artischocke bringt einen Tupfen Farbe in die kleinste Lücke. Mit etwas Mut nimmt sich knallgelbe, orangefarbene oder violette Kapuzinerkresse selbst gegen die dunkelste Eibenhecke gut aus und schafft heilsame und kulinarische Gemeinschaft, wo keine andere Pflanze gern stehen möchte.

Der heilsame Garten sollte fern aller Modediktate gedeihen; sein Wahrzeichen ist die bunte Mischung der Blumen und das satte Grün der Blätter. Mut ist gefragt, wie bei den Darstellungen der Feldlilien auf den bei Ausgrabungen auf Kreta gefundenen Wandbildern (um 1500 v. Chr.). Wahrzeichen griechisch-herkuläischer Reinheit, findet man Lilien gleichermaßen in Wäldern und Parks. Farbenpracht und Düfte sind wie der Wohlklang einer Symphonie.

Die Familie der Lilien vereint in sich eine ungeahnte Vielfalt von Blütenformen und Farben. Von der süßduftenden kanadischen Wiesenlilie *(Lilium canadense)*, dem kräftig-würzigen Duft der als Wildblume in Japan beheimateten Goldstrahllilie *(L. auratum)* und *L. iridollae* aus Alabama mit weichem, süßen Duft. Ferner die Königslilie *(L. regale)* mit dem Wohlgeruch des tibetischen Geißblattes, die nachtduftende Türkenbundlilie *(L. martagon)* in Südeuropa, bis zur Osterlilie *(L. longiflorum)* mit ihrem zarten Duft nach Jasmin.

Die Farben, Formen und Düfte der Pflanzen sind zart und unerschöpflich in ihrer Vielfalt. Folgt man nur seinem Herzen und den eigenen Vorstellungen, entsteht mit Sicherheit eine Blumenrabatte, die jedem Garten – ob groß, ob klein – ansteht und nie aus der Mode kommt.

Stiefmütterchen *(Viola tricolor)*

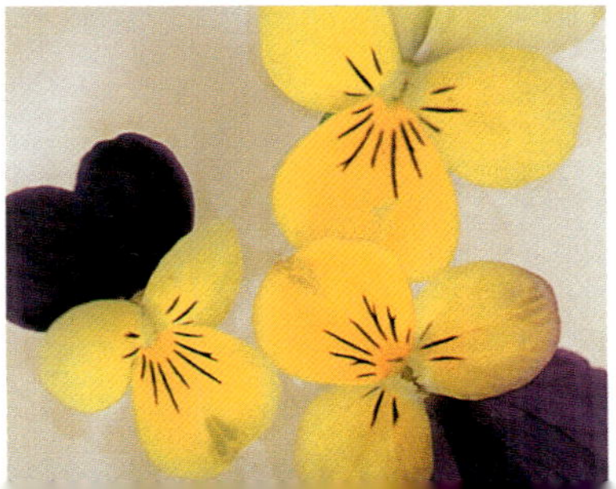

# Geißblatt

Gefeiert von Englands Dichtern, verkörpert der süße Nektar des Geißblattes den Segen des chinesischen Neujahrs – Gesundheit, Liebe und Freude. Ein langes Leben verspricht der in China und Japan besonders beliebte „Tee“. Im Hohen Lied Salomons wird Geißblatt an dritter Stelle erwähnt, die Lilie unter den Dornen. In alten Sagen schützt Geißblatt vor den bösen Geistern.

**Heilwirkung:** Der Duft erwärmt die Seele und beruhigt das Gemüt; die meditativen Blüten sind sichtbarer Ausdruck der Schöpferkraft Gottes. Als Bestandteil von Lotionen wirken die kühlenden Blüten gegen Entzündungen, bei Hitzewallungen und Wunden. Innerlich angewendet wirkt Geißblatt bei rheumatischen Gelenkentzündungen und Kinderkrankheiten, z. B. Windpocken und Masern.

**Anwendung:** Geißblatt ergibt einen rustikal-süffigen Blütenwein, den selbst die Götter nicht ausschlagen würden. Besonders beliebt ist das Getränk bei älteren Menschen im Orient. ½ TL frische Geißblattblüten auf 1 Tasse grünen Tee regt den Blutkreislauf an und verbessert die Versorgung des Gehirns mit Sauerstoff.

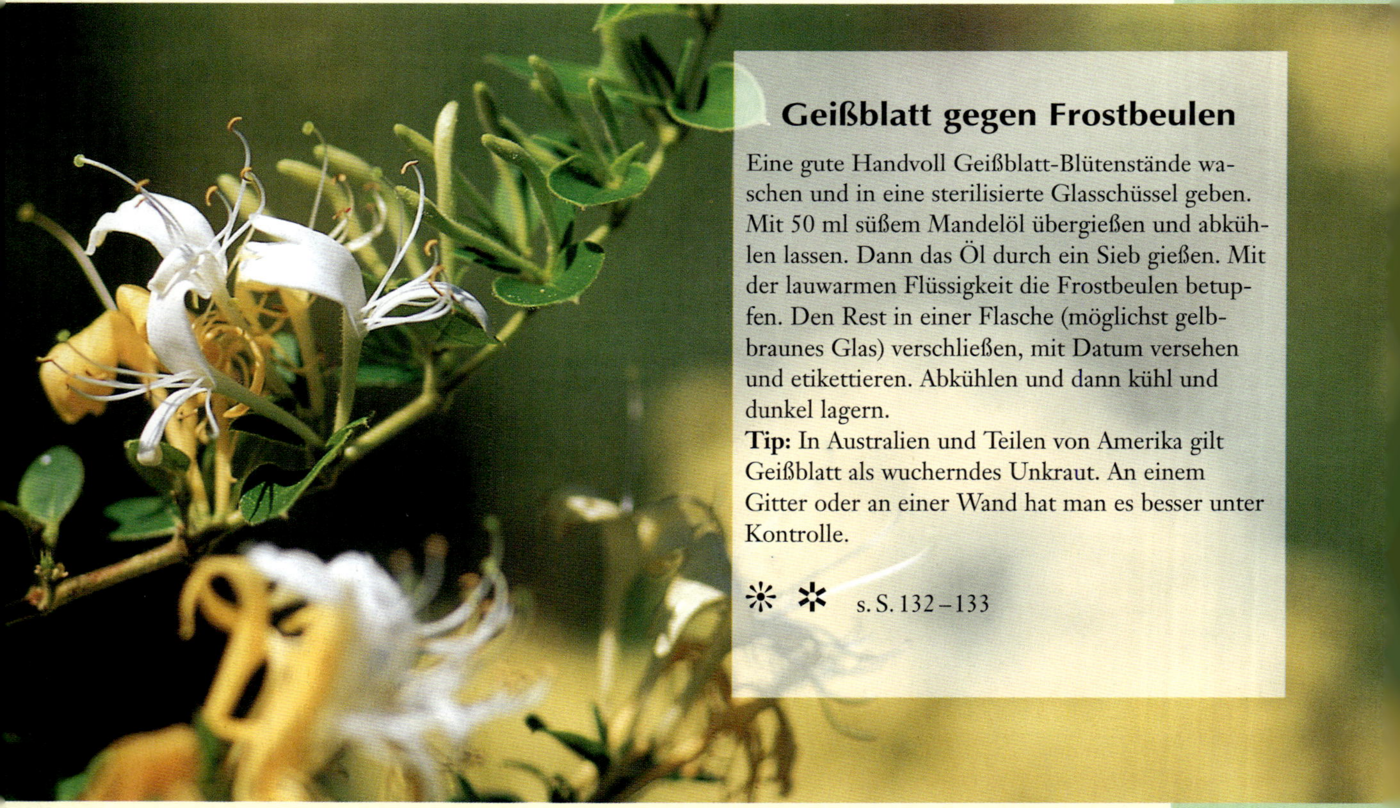

## Geißblatt gegen Frostbeulen

Eine gute Handvoll Geißblatt-Blütenstände waschen und in eine sterilisierte Glasschüssel geben. Mit 50 ml süßem Mandelöl übergießen und abkühlen lassen. Dann das Öl durch ein Sieb gießen. Mit der lauwarmen Flüssigkeit die Frostbeulen betupfen. Den Rest in einer Flasche (möglichst gelbbraunes Glas) verschließen, mit Datum versehen und etikettieren. Abkühlen und dann kühl und dunkel lagern.

**Tip:** In Australien und Teilen von Amerika gilt Geißblatt als wucherndes Unkraut. An einem Gitter oder an einer Wand hat man es besser unter Kontrolle.

s. S. 132–133

Japanisches Geißblatt *(Lonicera japonica)*

# Katzenminze/Katzenmelisse

Die Katzenminze heißt so, weil sie besonders auf Katzen anregend wirkt. Die römische *Nepeta* dient als Zierpflanze sowie für kulinarische und medizinische Zwecke. Katzenminze ist eine hübsche, blau oder weiß blühende Rabattenblume für den Kantenbereich. Meist setzt man sie vor Lavendel und Rosen. Sie bietet Bienen Nahrung und hält Ungeziefer fern. In der Nähe von Gemüsebeeten wirkt sie gegen Fliegen. Blätter und Blütenspitzen enthalten Vitamin C.

Katzenminze *(Nepeta x faasenii)*

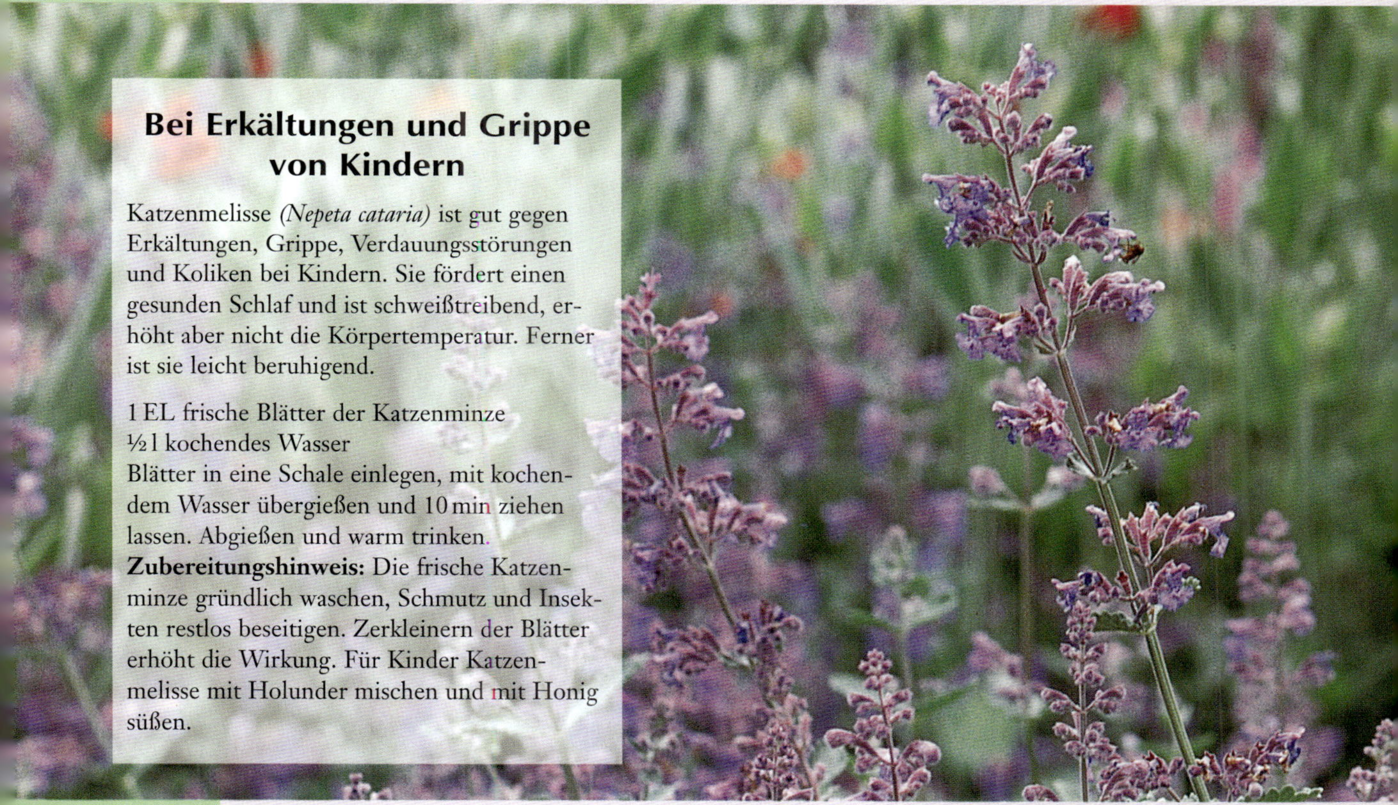

## Bei Erkältungen und Grippe von Kindern

Katzenmelisse *(Nepeta cataria)* ist gut gegen Erkältungen, Grippe, Verdauungsstörungen und Koliken bei Kindern. Sie fördert einen gesunden Schlaf und ist schweißtreibend, erhöht aber nicht die Körpertemperatur. Ferner ist sie leicht beruhigend.

1 EL frische Blätter der Katzenminze
½ l kochendes Wasser
Blätter in eine Schale einlegen, mit kochendem Wasser übergießen und 10 min ziehen lassen. Abgießen und warm trinken.
**Zubereitungshinweis:** Die frische Katzenminze gründlich waschen, Schmutz und Insekten restlos beseitigen. Zerkleinern der Blätter erhöht die Wirkung. Für Kinder Katzenmelisse mit Holunder mischen und mit Honig süßen.

**Heilwirkung:** Als Tee in England noch unbekannt war, wurden die Blätter der Katzenminze zur Bereitung des Getränkes benutzt, das mit Milch und Zucker genossen wurde. In K'Eogh's *An Irish Herbal* (1735) wird sie zum leichteren Harnlassen und bei Menstruationsproblemen sowie bei Stauungen in Lunge und Gebärmutter empfohlen. Ferner sollte sie bei inneren Verletzungen und Atemnot helfen. In der chinesischen Medizin wird Katzenmelisse *(N. cataria)* gegen Hämorrhoiden, nachgeburtliche Blutungen, starke Regelblutung, Erkältungen, Masern und Nesselfieber empfohlen. Tinktur der Melisse in Salbenform wird gegen Hämorrhoiden, als „Einreibung" mit Alkohol gegen Rheumatismus und Gelenkentzündung benutzt.

**Anwendung:** Der Aufguß (s. S. 122) lindert Erkältungen und Fieber, beruhigt den Magen und entspannt bei Kopfschmerzen im Zusammenhang mit Magenverstimmung. Es ist schlaffördernd und schweißtreibend und eine Hilfe bei Infektionen im Magen-Darmbereich.

# Vergißmeinnicht

Obwohl es rosa schimmert und in flieder übergeht, denkt jeder beim Vergißmeinnicht an das Blau des Himmels. Die Blume verbreitet sich aus eigener Kraft und ist in allen Gärten der Welt zu Hause. Die Familie der Vergißmeinnicht ist breit gefächert, selbst Boretsch und Beinwurz mit ihren tiefblauen Blüten, die früher zu Heilzwecken in Töpfen gezogen wurden, zählen dazu.

**Heilwirkung:** Vergißmeinnicht, wie Boretsch, ist bewundernswert widerstandsfähig am jeweiligen Standort. Beide verbindet ihre Wirkung auf die Atemorgane. Den psychologischen Effekt verdeutlicht der Ausspruch von John Gerard, der meinte, wo Boretsch sei, da sei auch Zuversicht. Vergißmeinnicht lindert, beruhigt und kühlt. Äußerlich kann es als Aufguß (s. S. 122) zur Kühlung der Haut angewendet werden.

**Anwendung:** Brustschmerzen im Zusammenhang mit Rippenfellentzündung lassen sich durch eine Packung Vergißmeinnicht lindern. Stauungen im Bereich der Lunge werden abgebaut. Rippenfellentzündung ist gefährlich; sie kann wiederholt auftreten und steht stets im Zusammenhang mit einer anderen Krankheit der Lunge, der Brustwand, des Rippenfelles oder des Bauches. Verursacht durch Brustfellentzündung, meist bei Lungenentzündung, bereitet tiefes Atmen Schmerzen.

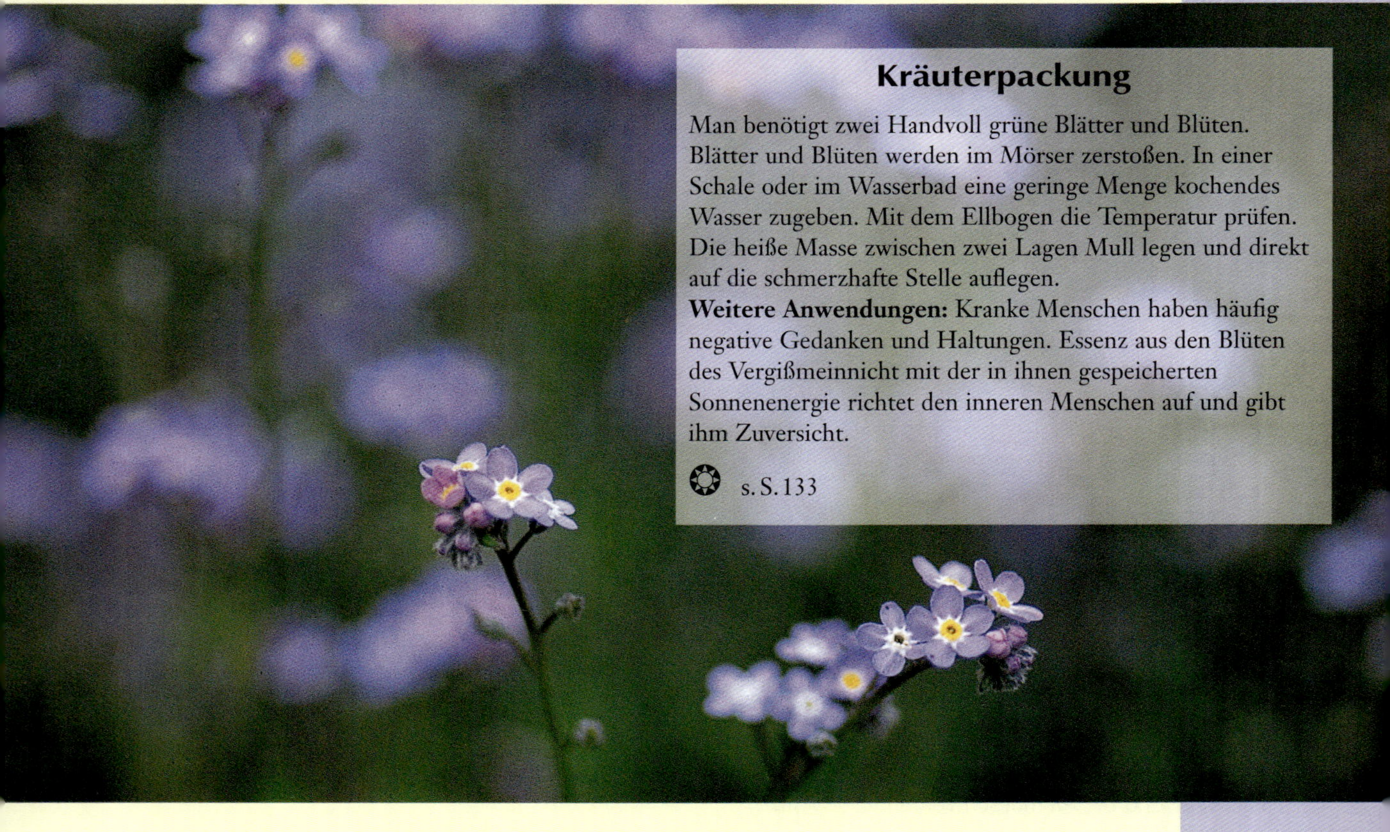

## Kräuterpackung

Man benötigt zwei Handvoll grüne Blätter und Blüten. Blätter und Blüten werden im Mörser zerstoßen. In einer Schale oder im Wasserbad eine geringe Menge kochendes Wasser zugeben. Mit dem Ellbogen die Temperatur prüfen. Die heiße Masse zwischen zwei Lagen Mull legen und direkt auf die schmerzhafte Stelle auflegen.

**Weitere Anwendungen:** Kranke Menschen haben häufig negative Gedanken und Haltungen. Essenz aus den Blüten des Vergißmeinnicht mit der in ihnen gespeicherten Sonnenenergie richtet den inneren Menschen auf und gibt ihm Zuversicht.

✪ s. S. 133

Vergißmeinnicht *(Myosotis sylvatica)*

# Malve/Stockrose

Vom Kastanienbraun der Sorte Nigra, bis zu den farbenfrohen Zierarten, die als einfache oder gefüllte Schönheiten bereits die Gärten im 19. Jh. zierten, sind Stockrosen eine Bereicherung für jeden Standort. Eng der Malve verwandt, erinnern wir uns noch heute an ihren hohen Wuchs, der uns besonders als Kinder riesig erschien. Die Vermehrung ist so einfach wie bei der Ringelblume.

Schwarzer echter Eibisch *(Althaea officinalis ‚Nigra')*

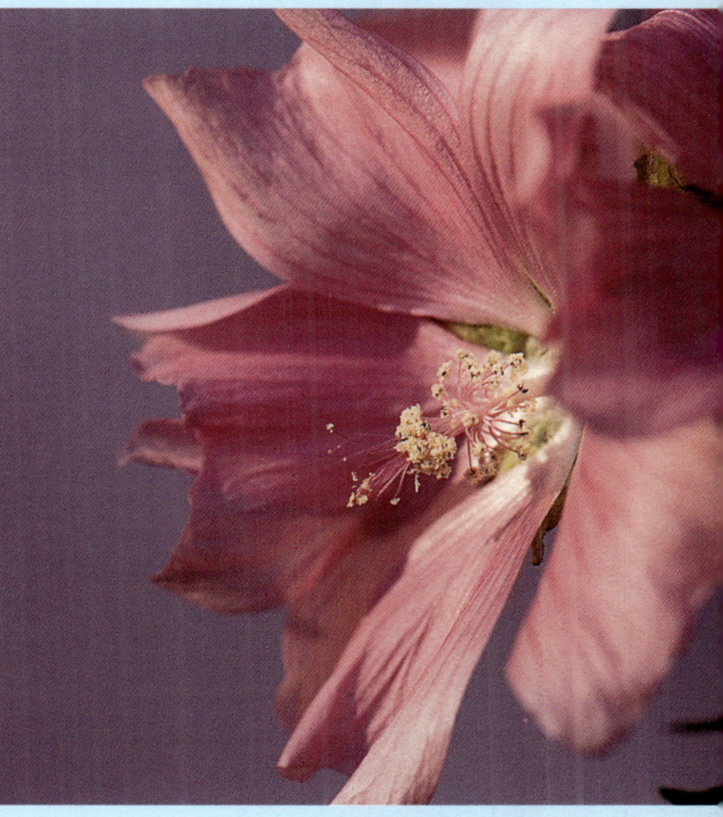

## Beruhigungssirup bei Magengeschwür

Eine große Handvoll grüner Blätter des Echten Eibisch *(Althaea officinalis)*
1 l Brunnenwasser
Die Blätter waschen und in einer Schale mit Wasser bedecken, 20 – 30 min köcheln. Nach dem Abkühlen abgießen und durch ein Tuch seihen. Auf jeweils ½ l Flüssigkeit 350 g Zucker geben. Die Flüssigkeit mit dem eingerührten Zucker wieder in die Schale geben und erneut 10 – 15 min köcheln. Abfüllen, etikettieren und mit Datum versehen oder einfrosten.
**Herstellungshinweis:** Der aus dem Wurzeln gewonnene Schleim enthält Asparagin und ist harntreibend, besonders im Winter. Stockrose (Alcea rosea) ist milder und kann bei Kindern mit Magenbeschwerden angewendet werden.

s. S. 133

**Heilwirkung:** Wegen ihrer beruhigenden und lindernden Wirkung eignet sich Stockrose besonders für Mundspülungen bei Anzeichen von Zahnfleischentzündung. Die Beduinen benutzen sie innerlich zur Förderung der Verdauung und äußerlich zur Kühlung bei Entzündungen der Haut. Die Wurzeln werden innerlich bei Gastritis, Entzündungen und Geschwüren des Verdauungskanales gebraucht. Zudem fördert sie das Abhusten bei Erkältungen. Die Blätter werden bei Entzündungen der Harnwege und bei Atembeschwerden angewendet. Packungen wirken gegen Furunkel, Abszesse, Insektenbisse, Splitter und andere kleinere Verletzungen, manchmal auch bei Brustdrüsenentzündung.
**Anwendung:** Trockene Ekzeme mit einer milden Salbe behandeln, kleinere Verletzungen mit einer Wurzelpackung (s. S. 125), Verbrennungen mit Blattkompresse (s. S. 123), Reizhusten und Halsentzündungen mit Wurzelsirup. Junge Blätter und Blüten können Salaten beigegeben werden. Bei Magenbeschwerden mit jungen Blättern inhalieren.

# Mohn

Bekannt aus vielen Märchen und Sagen, erfreut sich Mohn großer Beliebtheit in aller Welt. Schon die Sumerer und Chaldäer kannten den Schlafmohn *(Papaver somniferum)*. Die Krieger im ägyptischen Theben benutzten den Klatschmohn *(Papaver rhoeas)* zur Linderung ihrer Schmerzen. Die Assyrer nannten ihn „Tochter des Feldes". Das wertvolle Juwel des Himalaja, der Scheinmohn *(Meconopsis)*, wurde aus den Höhen der Bergwelt in die Täler getragen und ist heute dort heimisch.

## Blasenschwäche

Die häufigste Form der Blasenschwäche ist das Bettnässen. Blasenschwäche ist die Folge des ungewollten Harnaustritts aus der Blase bei Husten oder Überanstrengung. Häufig tritt sie bei Frauen mit erschlaffter Beckenmuskulatur nach der Entbindung auf. Blasenschwäche bei übervoller Blase kennen besonders Männer im fortgeschrittenen Alter, die bei Verengungen und neurologischen Zuständen die Kontrolle über die Blase verlieren. Blasenschwäche durch Harndrang entsteht durch Harnaustritt bei dem dringenden Bedürfnis des Wasserlassens und der Unmöglichkeit des Zurückhaltens.

## Ajurvedisches Mohngetränk

Ein wirksames Mittel gegen Durchfall: 1–2 TL reife, trockene Mohnkörner (Klatschmohn) mit 1 Tasse Brunnenwasser in eine Schale geben, kochen und eine Prise windtreibende Muskatnuß zugeben. Mischen und trinken.

## Tee gegen Blasenschwäche

1–2 TL getrocknetes Schlafmützchen (Eschscholzia californica) für Erwachsene, ½ TL für Kinder.
In einer Schale mit 1 Tasse abgekochtem Wasser übergießen. Abdekken und 10 min ziehen lassen.
**Tip:** Samen des Klatschmohn *(P. rhoeas)* sammeln und in einem verschlossenen Gefäß aufbewahren. Schlafmützchen *(Eschscholzia californica)* an einem sonnigen Standort anbauen und im blühenden Zustand ernten.

**Heilwirkung:** Die Blüten des Mohns wirken schon durch ihre Farben heilend, vom intensiven, energiegeladenen Rot bis zum geistigen Blau. In der Medizin wird *P. somniferum* in zahlreichen Produkten zur Linderung von Schmerz und Leiden gebraucht. Im arabischen Raum spielen Samen und Öl eine besondere Rolle. In Europa haben der verdauungsfördernde Samen von *Papaver rhoeas* und seine Blüten zum Färben von Medikamenten und Wein Bedeutung erlangt. Die schmerzlindernde, krampflösende, nervenberuhigende, nicht-narkotische Wirkung von *Eschscholzia californica* wird bei Kindern zur Behandlung körperlicher und psychologischer Probleme eingesetzt.

**Anwendung:** Die reifen, wohlriechenden Samen von *P. rhoeas* werden auf Brot, Kuchen und Gebäck gestreut. Sie wirken adstringierend auf die Därme und helfen bei Verdauungsstörungen, z.B. Durchfall bei Kindern und Erwachsenen und lindern Bauchschmerzen. Schmerzlindernd und ohne narkotische Wirkung ist *Eschscholzia californica* schweißtreibend, hilft bei Blasenschwäche, besonders bei Kindern, bei nervöser Anspannung, Angstzuständen und Schlaflosigkeit. Ein aus den Blütenblättern von *P. rhoeas* hergestellter Sirup wird getrunken, um Schmerzen zu stillen und aufgewühlte Gefühle zu beruhigen. Mohn sollte nicht bei Vorliegen eines Reizkolon (Dickdarmreizung) und ähnlichen Zuständen genommen werden.

## Schmerzlindernder Sirup

125 g Würfelzucker
150 ml Wasser
Saft von ½ Zitrone
1 Tropfen Orangen-Lebensmittelfarbstoff (wahlweise)
zwei Handvoll zerkleinerte *E. californica*

Die Pflanzenteile in eine hitzebeständige Schale und den Würfelzucker in eine Schüssel geben. Mit Wasser bedecken, Zitronensaft und Lebensmittelfarbstoff hinzugeben. Bei mäßiger Hitze rühren, bis der Zukker gelöst ist. Bis zum Kochen erhitzen und 5 min köcheln. Damit die zerkleinerten Mohnpflanzen übergießen. Abdecken und über Nacht stehenlassen. Abgießen und in sterile Flasche füllen. Die Flasche verschließen, etikettieren und mit Datum versehen. Mit Brunnenwasser verdünnen. 2 TL auf ein Weinglas vor dem Schlafengehen. Bei Zahnschmerzen 1 TL unverdünnt zur Linderung der Schmerzen.

s. S. 133

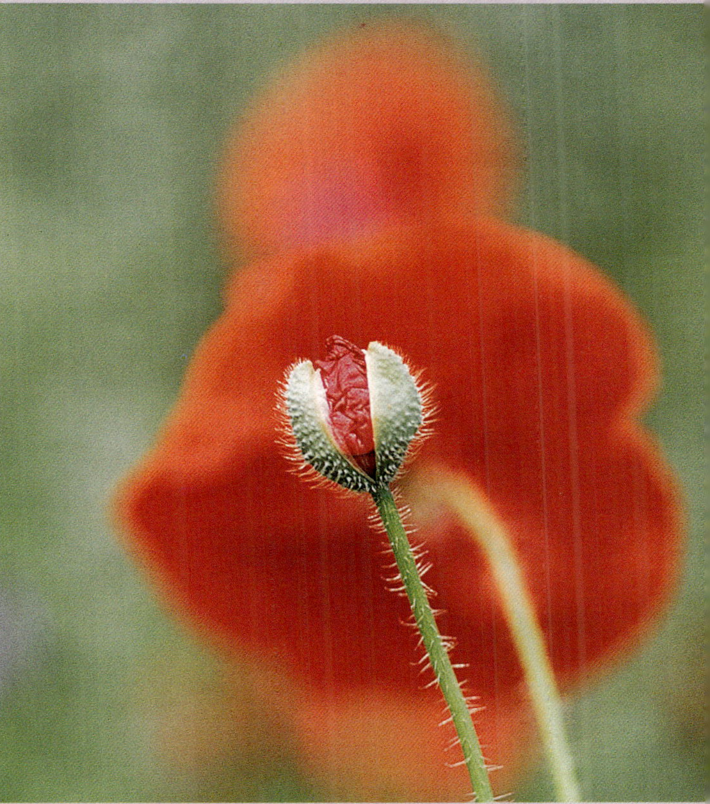

Klatschmohn *(Papaver rhoeas)*

# **Alchemilla** (Frauenmantel)

Der lateinische Name des Frauenmantels leitet sich von dem arabischen Wort für Alchemie ab. In alter Zeit für die Zubereitung von mancherlei Zaubertrank verwendet, lieferte die Pflanze später die Grundstoffe für die Behandlung mancher Frauenleiden. Ehe man die Pille kannte, wurde Alchemilla weltweit zur Regulierung der Menstruation, Linderung der Beschwernisse in der Menopause und zur Behandlung von gynäkologischen Entzündungen verwendet.

**Heilwirkung:** Obwohl Frauenmantel nicht mehr seine frühere Bedeutung als Heilmittel besitzt, wird er noch verbreitet zur Regulierung der Monatsblutung sowie als adstringierendes Tonikum für das Verdauungssystem angewendet. Zudem lindert er Durchfall bei Entzündung der Schleimhäute des Magen-Darmkanales. Bei äußerlicher Anwendung stillt er Wundblutungen, lindert Akne und macht trockene Haut zart.
**Anwendung und Dosierung:** Ein doppelt konzentrierter Aufguß (s. S. 122) dreimal täglich lindert Menstruationsschmerz und starke Regelblutung. Bei Augenentzündungen Aufguß oder stärkeren Absud (s. S. 123) mit kalter Kompresse (s. S. 123) anwenden, ebenfalls zur Blutstillung und Linderung von Schwellungen. Die Blätter können im Gesicht aufgelegt oder die Auszüge in Cremes und Lotionen (s. S. 125) verwendet werden. Als Aufguß dienen sie zur Spülung im Vaginalbereich, bei Jucken am Scheidenausgang und als Mundwasser nach Zahnziehen.

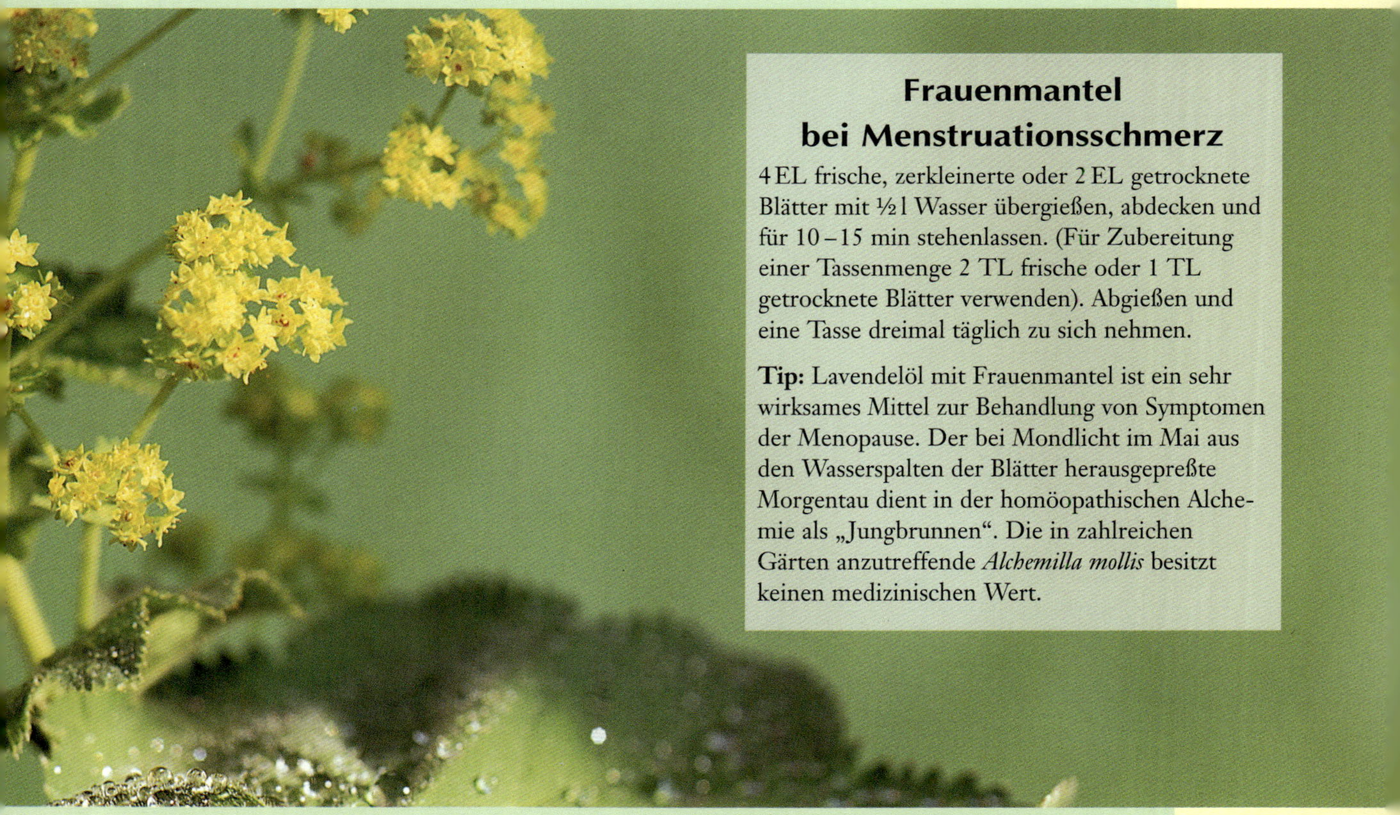

### Frauenmantel bei Menstruationsschmerz

4 EL frische, zerkleinerte oder 2 EL getrocknete Blätter mit ½ l Wasser übergießen, abdecken und für 10–15 min stehenlassen. (Für Zubereitung einer Tassenmenge 2 TL frische oder 1 TL getrocknete Blätter verwenden). Abgießen und eine Tasse dreimal täglich zu sich nehmen.

**Tip:** Lavendelöl mit Frauenmantel ist ein sehr wirksames Mittel zur Behandlung von Symptomen der Menopause. Der bei Mondlicht im Mai aus den Wasserspalten der Blätter herausgepreßte Morgentau dient in der homöopathischen Alchemie als „Jungbrunnen“. Die in zahlreichen Gärten anzutreffende *Alchemilla mollis* besitzt keinen medizinischen Wert.

Frauenmantel *(Alchemilla xanthochlora)*

# Weiße Lilie

Wie wir aus dem Schrifttum wissen, verwendeten bereits die alten Griechen und Römer die Weiße Lilie *(Lilium candidum)* in Salben und Bädern. Die christliche Kirche schrieb ihr die „Reinheit" der Jungfrau Maria zu. Das berühmte Lilienöl Indiens und Persiens wird aus ihr gewonnen. In europäischen Gärten wird sie seit mehr als drei Jahrhunderten gezogen. In den Wappen der Franzosen ist die Lilie ein Zeichen für Göttlichkeit, Reinheit, Fülle und Liebe.

Weiße Lilie *(Lilium candidum)*

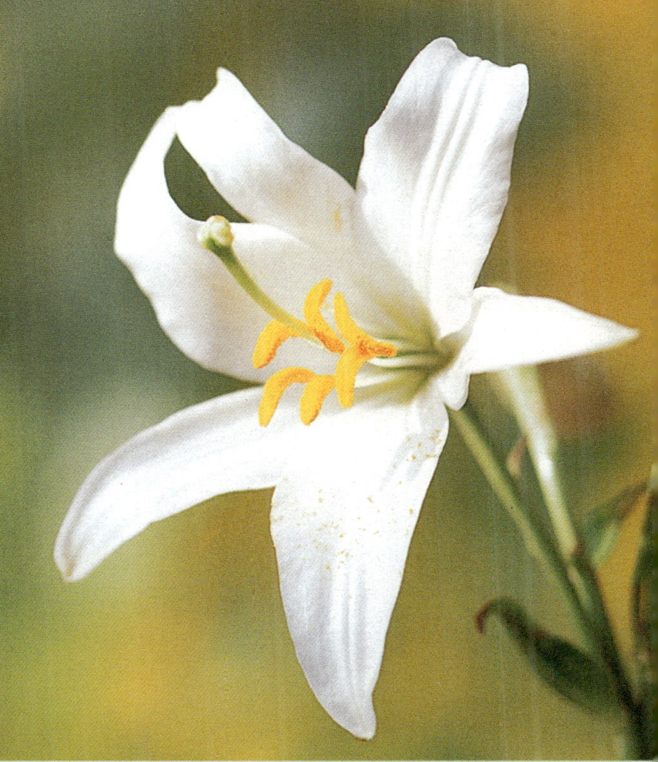

## Zur Verhinderung von Wundnarben

3 EL frische Lilienknolle
½ l kochende Milch

Die Lilienknolle in eine Schale geben und mit der kochenden Milch übergießen. 10 min stehenlassen, vor der Anwendung abgießen und abkühlen. Etikettieren und mit Datum versehen.

**Zubereitung:** Knollen im August können frisch oder getrocknet verwendet werden. Die Zehen zum Trocknen auf Blechen, die mit Papier ausgelegt werden, ausbreiten und in einem warmen Raum etwa zehn Tage belassen, danach in einem noch warmen Ofen fertigtrocknen. Die Flüssigkeit sollte in einer braunen oder blauen Glasflasche im Kühlschrank oder einem anderen kühlen und dunklen Raum aufbewahrt werden.

**Heilwirkung:** Der Heidehonigduft der Lilie im Sonnenschein des hellen Sommertages übt eine starke psychologische Wirkung aus. Er gibt ein Gefühl von Wohligkeit und Ausgeglichenheit. Reizlindernd und adstringierend sowie von stark schleimiger Beschaffenheit, werden die in Milch gekochten Knollen äußerlich zur Behandlung von Geschwüren und Entzündungen angewendet. Salben werden bei Hühneraugen, zur Schmerzlinderung sowie bei Entzündungen nach Verbrühungen und Verbrennungen ohne Entstehung von Narben angewendet.

**Anwendung:** Die in Milch gekochte Knolle wird als Lotion (s. S. 124) zur Behandlung von Verbrühungen und Verbrennungen und als Zusatz in kosmetischen Salben angewendet. Ähnlich wie Arnika und Ringelblume werden in süßem Mandelöl oder Apfelessig aufgeschlossene frische Blüten (s. S. 124) zur Behandlung von Quetschungen verwendet.

# Phlox

Altmodisch, aber beliebt und an der Grenze zwischen Heil- und Ziergewächs, gehört Phlox zum traditionellen Bestand eines jeden Gartens. Die kühl-struwwelige mehrjährige Pflanze verfügt über ein ausgeprägtes Aroma. *Phlox paniculata* hat den herben Duft von frischem Heu. *P. maculata* gehört zu den Phloxarten mit dem stärksten Duft.

**Heilwirkung:** Die alten Griechen benutzten *Polemonium coeruleum* mit großen, blauen Blüten bei ruhrartigem Durchfall. Jakobsleiter oder Sperrkraut *(Polemonium reptans)* hat eine leicht bittere und herbe, schlanke Wurzel. Getrocknet wirkt sie adstringierend sowie schweißtreibend und auswurffördernd. Die Droge wird zur Behandlung von Bronchitis mit Entzündung und Fieber sowie bei Kehlkopfentzündung angewendet.

**Anwendung:** Erwachsene nehmen eine kleine Menge der in Wein eingelegten Wurzel bei fiebriger Bronchitis, wenn bei bestehender Entzündung Schwitzen hervorgerufen werden soll. Bronchialfieber tritt bei Entzündung der Bronchien mit Kopfschmerzen und trockenem Fieber als Begleiterscheinung auf. Durch das Schwitzen wird das Fieber gelindert und die Temperatur gesenkt.

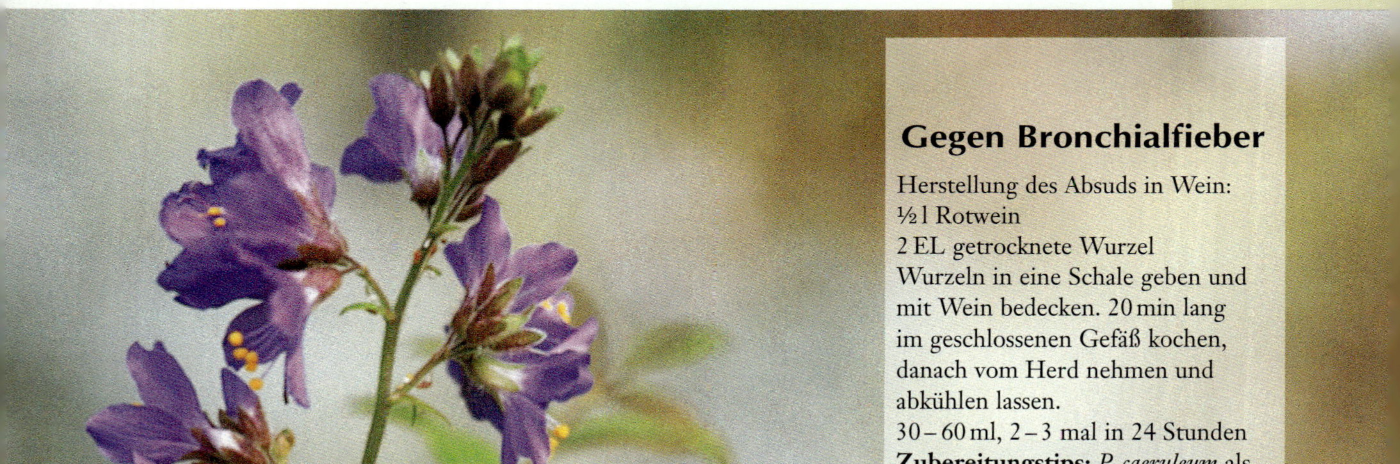

## Gegen Bronchialfieber

Herstellung des Absuds in Wein:
½ l Rotwein
2 EL getrocknete Wurzel
Wurzeln in eine Schale geben und mit Wein bedecken. 20 min lang im geschlossenen Gefäß kochen, danach vom Herd nehmen und abkühlen lassen.
30 – 60 ml, 2 – 3 mal in 24 Stunden
**Zubereitungstips:** *P. caeruleum* als Pflanze sollte im Sommer geschnitten werden. Die Wurzeln von *P. reptans* im Winter ausgraben, trocknen und lagern (s. S. 123).

s. S. 133

Jakobsleiter *(Polemonium caeruleum)*

# Rose

Der Duft der Rose erfreut uns jedes Jahr neu. Der Gegensatz der zarten, duftenden Blüten und der harten, verletzenden Dornen könnte krasser nicht sein. Die Königin der Blumen stammt von zwei Eltern ab: ein Teil aus Persien, der andere aus China. Von der Rose schwärmte der persische König Darius wie der römische Kaiser Nero. Sie gehörte zur Feldapotheke der Soldaten. Ihre Essenz trugen Kaiser und Könige am Herzen und nahmen sie in Speisen und Getränken zu sich.

Essigrose *(Rosa gallica var. officinalis)*

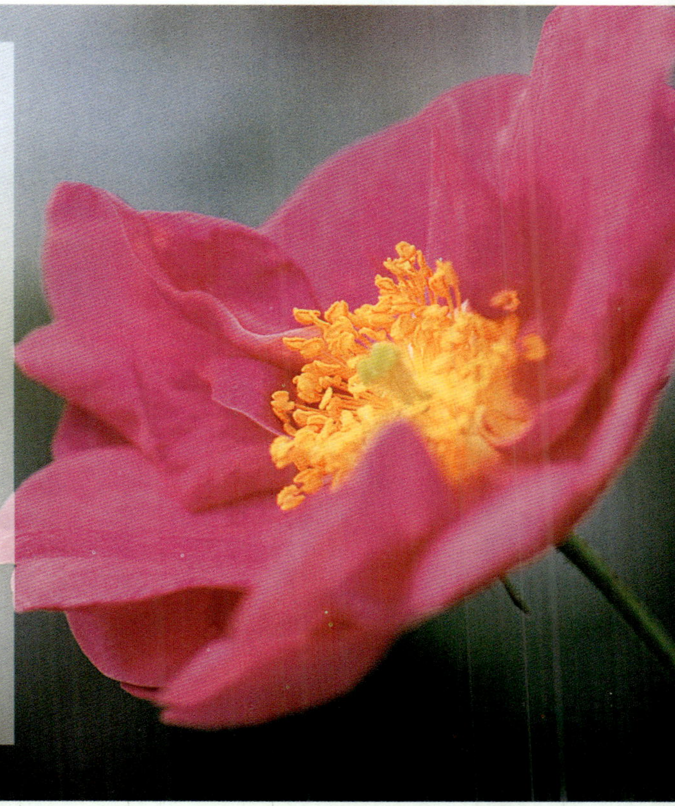

## Rosen-Feuchtigkeitscreme

3 EL Rosenwasser
1 TL Bienenwachs
1 EL süßes Mandelöl
1 TL Lanolin
6 Tropfen ätherisches Rosenöl
½ TL Weizenkeimöl
¼ TL Borax

Lanolin und Bienenwachs im Wasserbad unter ständigem Rühren flüssig machen. Mandelöl und Weizenkeimöl vorsichtig erwärmen und in das Gemisch schlagen. Borax im erwärmten Rosenwasser lösen und dem Gemisch langsam zugeben. Bis zum Erkalten schlagen. Beim Eindicken das Rosenöl tropfenweise zugeben. In ein geeignetes Gefäß füllen, verschließen, mit Datum versehen und etikettieren. Geeignet für jede Haut.

**Tip:** Ein winziger Wattebausch mit 1 Tropfen Rosenöl oben in der linken Ohrmuschel hilft bei Schlaflosigkeit. Nicht zur Schlafförderung bei Kleinkindern anwenden.

**Heilwirkung:** Die Rose, höchster Ausdruck von Duft und Geschmack, ist ein Fest für die Sinne. Anblick und Wohlgeruch erheben die Seele, vertreiben trübe Gedanken und Streß. Der die Liebeslust anregende Duft von Rosenwasser enthält eine euphorisch stimmende Substanz, die Verlangen und Orgasmusfähigkeit steigert sowie bei Gefühlskälte und Impotenz hilft. Die glattstämmige weiße Rose „Jing Ying Zi" wird in der ajurvedischen Medizin bei Beschwerden des Harn- und Genitalsystems sowie bei Frauenleiden verwendet.

**Anwendung:** Außer der häufigen Inhalation des Rosenparfüms sind Bäder mit Rosenöl und zermahlener Hagebutte entspannend. Durch den hohen Gehalt an Vitamin C ist es ausgezeichnet für trockene und empfindliche Haut geeignet. Bei Problemen mit der Regelblutung eignet es sich als Massageöl. Rosenblütenblätter können roh als Bestandteil von Salaten verzehrt werden. Außerdem werden sie in Marmeladen, Essig und Speiseeis verwendet.

# Sonnenblume

Die Azteken schmückten sich mit dem Kranz der Sonnenblume. Als Vorlage für Schmuck und vielfältige Muster dient sie seit mehr als 3000 Jahren. Im 16. Jh. kam sie von Südamerika nach Europa, wo sie seit dem 18. Jh. mit großem wirtschaftlichen Erfolg genutzt wird. In Holland bepflanzt man dem Meer neu abgerungenes Land mit Sonnenblumen. In Deutschland und Sibirien gilt sie als Ölpflanze.

**Heilwirkung:** In Rußland werden die Kerne der Sonnenblume bei Infektionen der Atemwege benutzt. Die Entdeckung geht auf eine Frau in Sibirien zurück. Die gesamte Pflanze hilft bei Tuberkulose und Malaria (Stengel und Köpfe werden zerrieben, in Wodka aufgeschlossen und zum Schwitzen verwendet). Die nahrhafte Pflanze senkt den Cholesterinspiegel im Blut und beruhigt gereiztes Gewebe. Sie wird als Trägeröl und in Einreibemitteln bei rheumatischen Beschwerden und Muskelschmerzen angewendet.

**Verwendung:** Am häufigsten als Speiseöl verwendet, werden enthülste Sonnenblumenkerne roh und geröstet weltweit genossen. Besonders Kinder mögen sie. Knospen und Sprosse können zu Salaten, die Knospen gedünstet auch als Vorspeise serviert werden. Sonnenblumenöl senkt den Blutdruck. Als Kosmetikum ist es Bestandteil von Bädern, Gesichtscremes, Masken und Massagen.

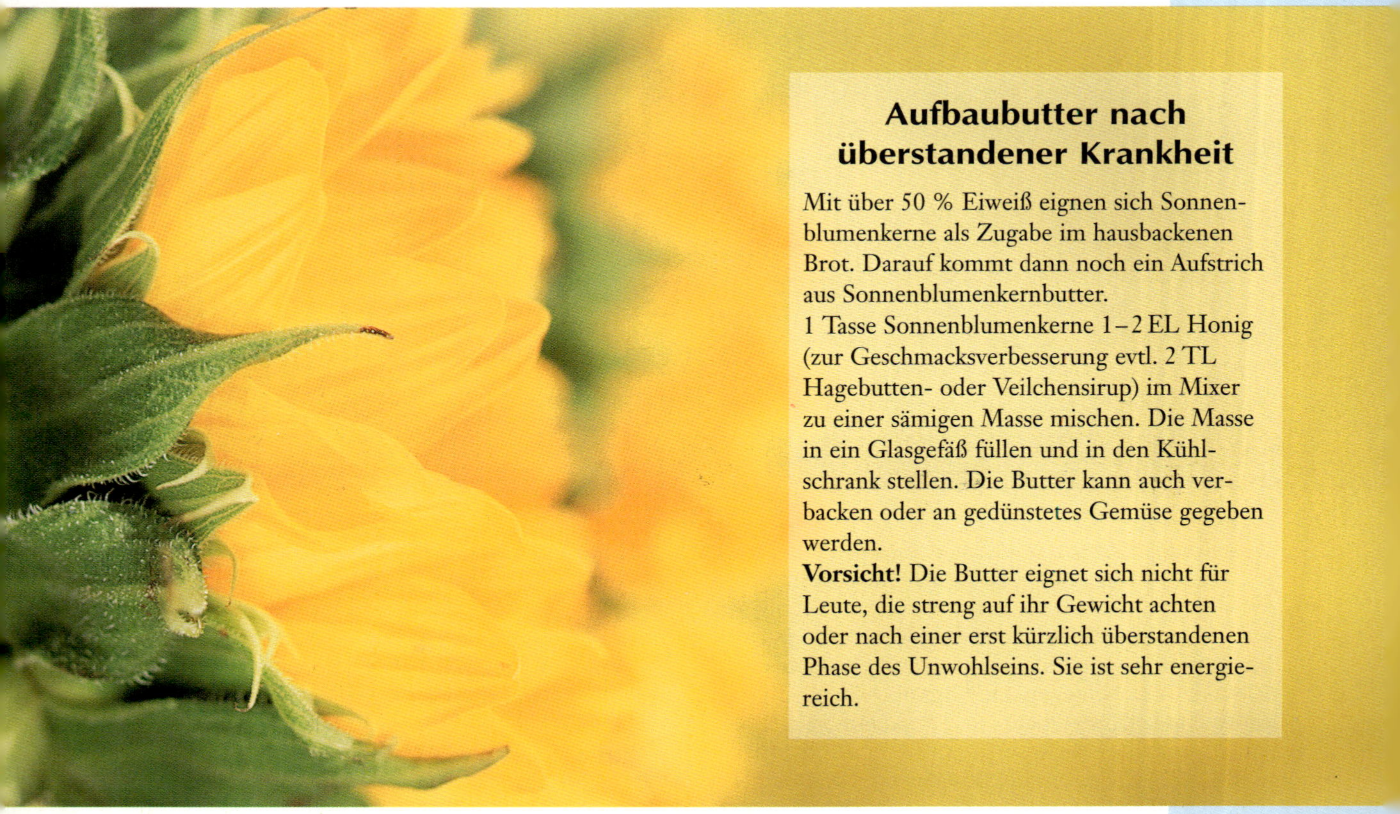

## Aufbaubutter nach überstandener Krankheit

Mit über 50 % Eiweiß eignen sich Sonnenblumenkerne als Zugabe im hausbackenen Brot. Darauf kommt dann noch ein Aufstrich aus Sonnenblumenkernbutter.
1 Tasse Sonnenblumenkerne 1–2 EL Honig (zur Geschmacksverbesserung evtl. 2 TL Hagebutten- oder Veilchensirup) im Mixer zu einer sämigen Masse mischen. Die Masse in ein Glasgefäß füllen und in den Kühlschrank stellen. Die Butter kann auch verbacken oder an gedünstetes Gemüse gegeben werden.
**Vorsicht!** Die Butter eignet sich nicht für Leute, die streng auf ihr Gewicht achten oder nach einer erst kürzlich überstandenen Phase des Unwohlseins. Sie ist sehr energiereich.

Sonnenblume *(Helianthus annuus)*

# Veilchen

*Ebers papyri*, das Veilchen, ist die älteste nachgewiesene Heilpflanze im alten Ägypten vor beinahe 2000 Jahren. In allen Gärten der Welt beheimatet, haben Veilchen mit ihrem Duft durch die Jahrhunderte Weine gekrönt und Speisen verziert. Das Veilchen war das Zeichen der Liebe zwischen Napoleon und Josephine, seinem Leitstern. Königin Victoria zog 3000 Veilchen im Windsorpalast, was ihre Leidenschaft für diese Blume belegt.

Duftveilchen *(Viola odorata)*

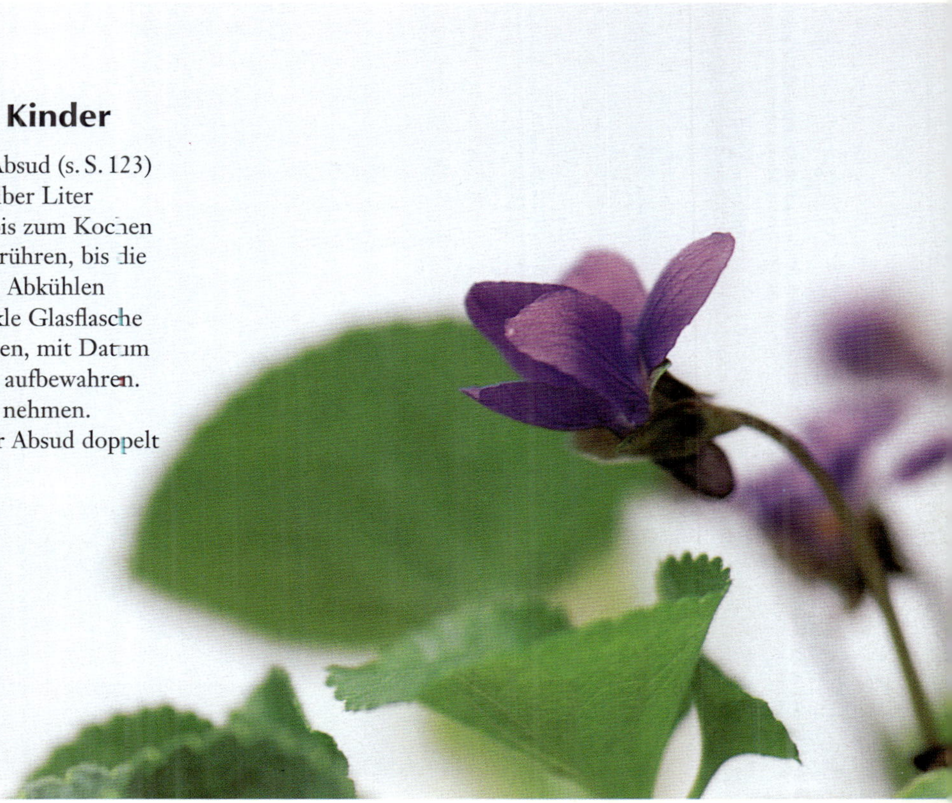

## Hustensirup für Kinder

Aus Veilchenblüten wird ein Absud (s. S. 123) hergestellt. Ein reichlicher halber Liter Veilchenabsud wird langsam bis zum Kochen erhitzt. 2–4 EL Honig hineinrühren, bis die Flüssigkeit sirupartig eindickt. Abkühlen lassen und in eine große, dunkle Glasflasche füllen. Verschließen, etikettieren, mit Datum versehen und im Kühlschrank aufbewahren. Morgens und abends 1–2 TL nehmen.
**Tip:** Für Erwachsene wird der Absud doppelt stark hergestellt.

✪ s. S. 133

**Heilwirkung:** Veilchen wirken vielfach lindernd, vom Kater bis zu Kopfschmerzen und Grippe. Der Sirup, ein leichtes Abführmittel, eignet sich besonders für Kinder und zur Behandlung von Atembeschwerden. In Europa werden Veilchenblätter zur Behandlung von gutartigen und bösartigen Tumoren benutzt.
**Anwendung:** Innerlich helfen Aufgüsse (s. S. 122) bei Nervenproblemen. Die in Veilchen enthaltene Salicylsäure wirkt kühlend. Veilchenblütentee hilft bei Schlaflosigkeit und gegen Ekzeme. Aus Blüten und Blättern kann man eine wirksame Packung (s. S. 125) für gerissene Brustwarzen machen. Der Aufguß hilft als Mundspülung bei manchen Gaumenproblemen, zum Gurgeln lindert er Rachenreizung und -entzündung. Der Absud (s. S. 123) der Blätter kann als Waschung bei Hautausschlag und Entzündungen verwendet werden. Er wird auch Cremes und Lotionen (s. S. 125) zur Behandlung von Ekzemen beigegeben.

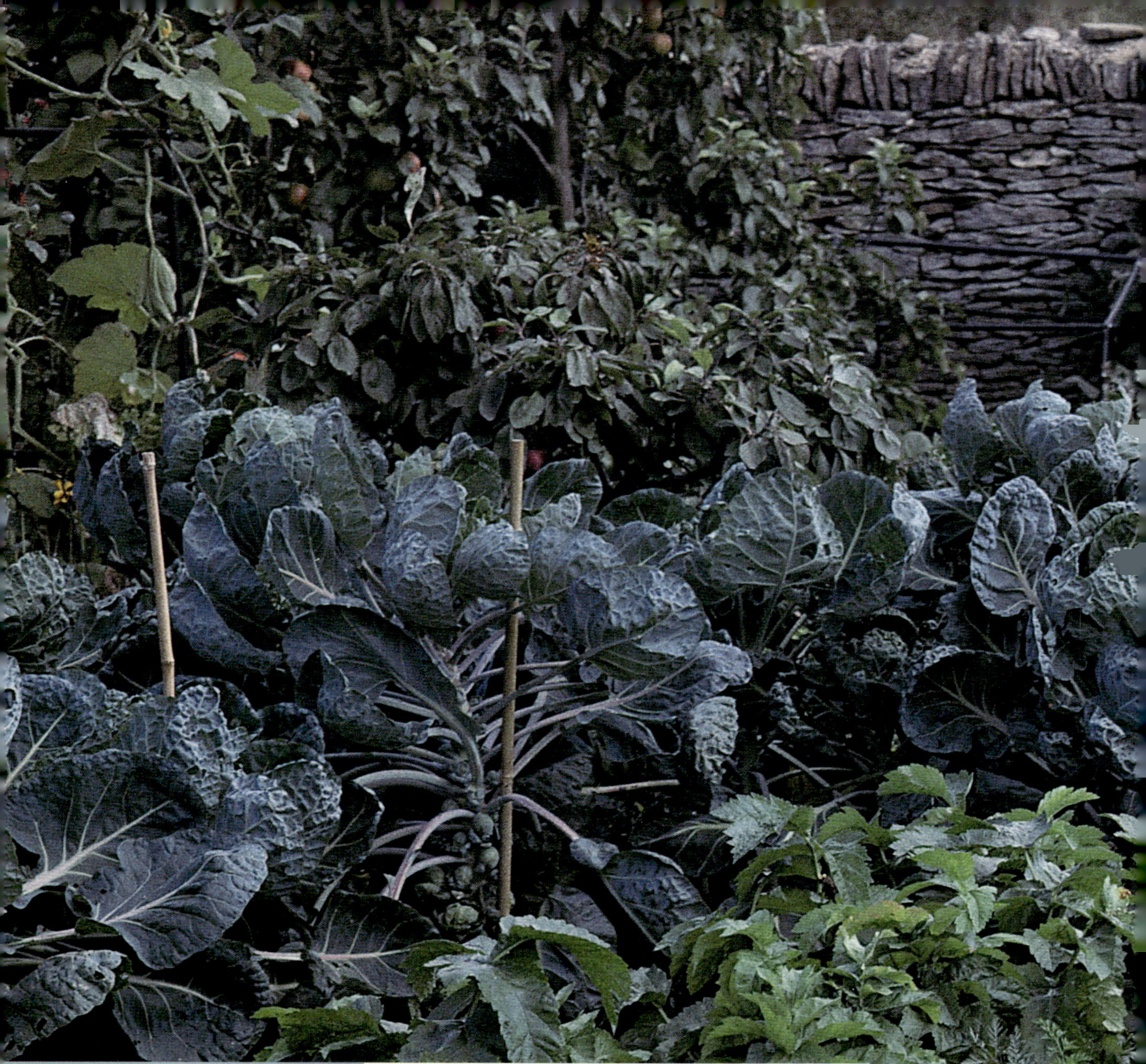

# Kapitel 4

# Gemüse

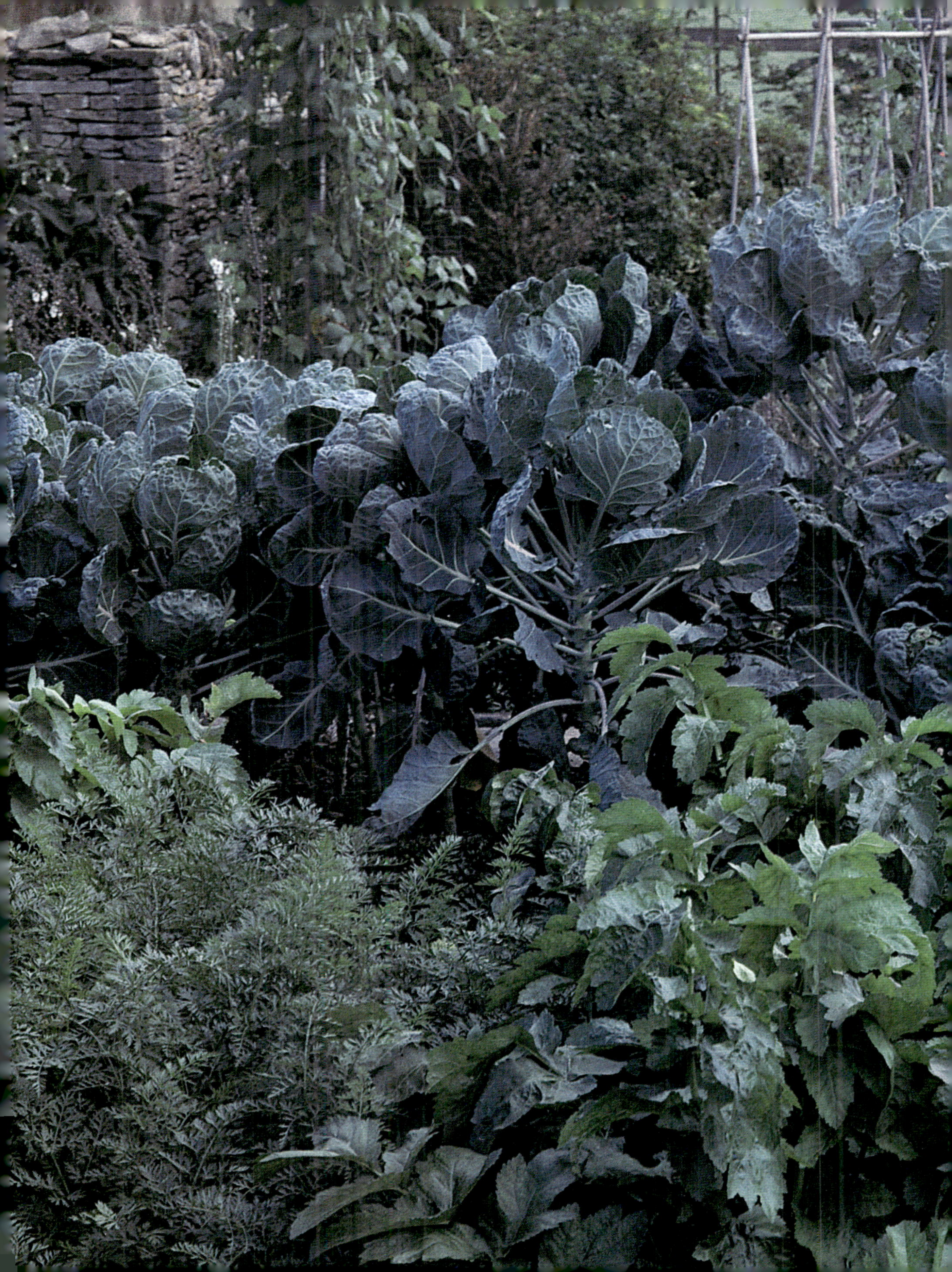

# Gemüse

Unser Immunsystem muß eine Vielzahl schädigender Einflüsse abwehren, die die Widerstandskraft des Körpers gegen Krankheiten schwächen. Seit etwa fünfzig Jahren scheint unser Körper damit aber überfordert zu sein. Gegen die Verschmutzung der Umwelt im großen Maßstab kann der einzelne nichts tun. Folgen wir aber dem Rat des heilsamen Gartens, liegt der Schutz der persönlichen Gesundheit zum Teil in unserer Hand.

Ist der Garten klein, kann durch den Anbau von möglichst viel Gemüse und Obst den negativen Folgen der Umweltbelastung bereits vorgebeugt werden. Benutzt werden sollte vorzugsweise bewährtes, genetisch nicht verändertes Saatgut.

Heute ist die Zeit, sich auf Traditionen zu besinnen. Für die Indianer Amerikas gibt es noch immer keinen Unterschied zwischen Nahrung und Medizin. Gesunde Ernährung ist vorbeugende Medizin. Gemüse und Obst aus dem eigenen Garten, mit dem sich unsere Vorfahren vor Krankheiten schützten, müssen wieder einen Stellenwert erhalten. Schon der tägliche Apfel ist ein Schritt in die richtige Richtung, denn Vorbeugen ist besser als Heilen.

Der Hausgarten mit einem bunten Gemisch von Blumen, Gemüse und Obst entstand in England nach der Pest der Jahre 1349–1350. Damals wurde das herrenlose Land von den Überlebenden in Besitz genommen, die damit ihre Existenzgrundlage sicherten. Durch den Anbau von Lauch, Kohl, wildem Sellerie und Salat in den Gärten der Klöster im Mittelalter als Ergänzung des Speisenangebotes im Sommer wie im Winter, erweiterte sich die verfügbare Palette. Dieser Trend dauerte bis zum Beginn der Industriellen Revolution. Noch heute werden Tausende von Kleingärten in jedem Landstrich mit viel Liebe gepflegt und

Blühende Stangenbohnen

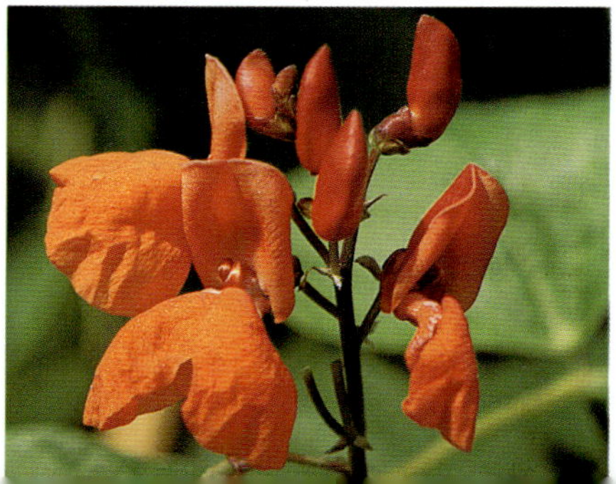

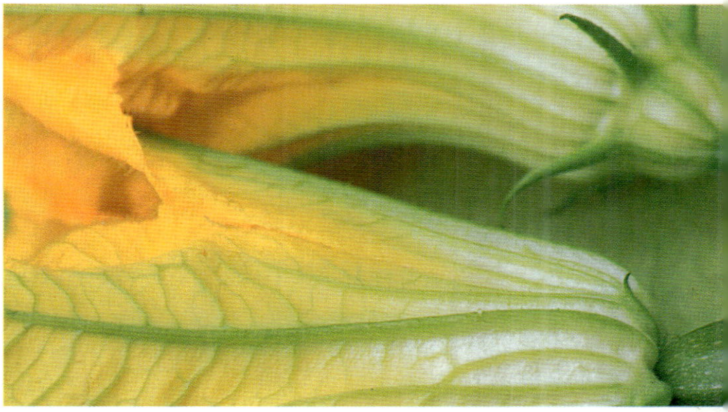

Blüten des Eierkürbis

der Anbau traditioneller Arten fortgeführt. In manchen Fällen ergänzt Honig aus der Haltung von Bienen das Eigenaufkommen.

## ENTSPANNUNG UND FREUDE AM GEMÜSEGARTEN

Der Gemüsegarten ist stets Anlaß für Überraschung und Freude. Feinschmecker finden darin manchen Gaumengenuß. Manches, was dort wächst, hat eine bewegte Entwicklungsgeschichte. Der Viren abtötende Knoblauch *(Allium sativum)* zum Beispiel, stammt aus Babylonien, von wo aus er um 3000 v. Chr. nach Griechenland und Rom und schließlich zum alljährlichen Knoblauchfest der Bewohner der Insel Wight in England kam. Dort schmeckt heute selbst das Bier nach Knoblauch.

Der Gemüsegarten ist ein Ort für die ganze Familie. Kinder freuen sich am schnellen Wachstum des Rettichs *(Raphanus sativus)* und des schlaffördernden Blattsalates *(Lactuca sativa)*, die Erwachsenen mögen besonders den Spargel *(Asparagus officinalis)* mit seiner harntreibenden Wirkung. Die Heilwirkung von Kohl war bereits früh bekannt. Alle Kohlarten enthalten gesundheitsfördernde Folate und Eisen sowie Coenzyme zur Beschleunigung biologischer Prozesse, z. B. der Verdauung. Broccoli enthält das Coenzym Q10, besonders viel davon hat der violette Broccoli. Die bei Krebs wirksame Artischocke *(Cynara scolymus)* ist eine sehr schnellwüchsige Pflanze, Gemüseartischocken werden von Kennern als Delikatesse geschätzt.

Wichtig ist die Erhaltung alter Gemüsearten. Aus der Mode gekommene und ungewohnte Arten sind nicht nur interessant, sie bringen auch Abwechslung auf den Teller. Sellerie, Kohlrabi, Fenchel, Bocksbart, Schwarzwurzel, Chicorée, Chinakohl, Winterrettich und Spargelerbsen bereichern das Speisenangebot und können im eigenen Garten gezogen werden.

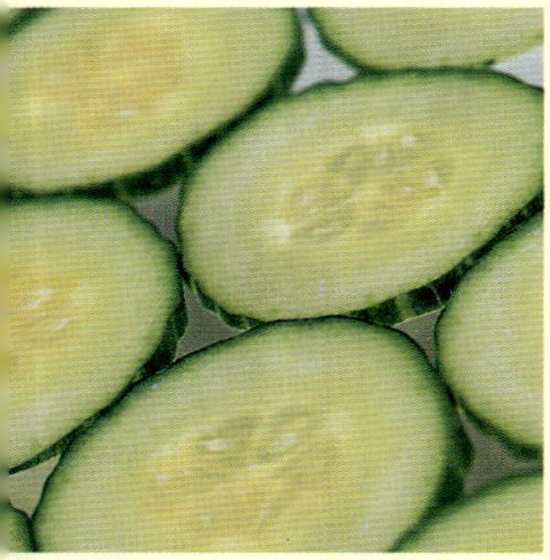

Gurken

*„Erbsen und Bohnen säe man bei abnehmendem Mond. Wer sie früher sät, der sät zu früh. Auf daß mit dem Planeten sie ruhen und wachsen und Frucht bringen vielhundertfach mehr."*
***Fünfhundert Punkte für Gute Haushaltung* (1562)**
**von Thomas Tusser**

Die Früchte neuartiger Nachtschattengewächse, wie rote und blaue Salattomaten *(Solanum tuberosum)* oder gelbe Kirschtomaten *(Lycopersicon esculentum)* sind besondere Überraschungen auf mancher Party.

Angesichts wärmer werdender Sommer und der genetischen Veränderung des Saatgutes ist der Anbau von genetisch nicht manipuliertem, glutenfreien Mais *(Zea mays)* eine umweltschonende Maßnahme.

Gurken *(Cucumis sativus)* sind im Sommer kühlend, Kürbisse aller Art, einschließlich des Riesenkürbis für Halloween *(Cucurbita maxima)*, deren Samen Ungeziefer vertreibt, gibt es das ganze Jahr über. Puffbohnen und Erbsen sind als Eiweißspender leicht zu ziehen. Als *petit pois* waren sie bereits im 17. Jahrhundert am französischen Hof beliebt. In kleinen Gärten können platzsparende Anbauweisen probiert werden. Hochwüchsige Bohnen können dabei eine angenehme Wegeüberdachung bilden. Zahlreiche Gemüse haben Bedeutung für die Medizin. Zum Beispiel ist die Karotte *(Daucus carota)* als Quelle für Beta-Karotin unübertroffen. Reift im Garten alles auf einmal, ist das auch kein Problem. Äpfel und Möhren können gesaftet, rote Bete, Sellerie und Winterpastinak zu schmackhaften Weinen verarbeitet werden.

Gemüse bringen Farbe und Duft ins Haus. Eine Reihe Sonnenblumen oder Stockrosen als Trennung nimmt wenig Licht, ebensowenig ein Platz für hochwüchsige Kräuter und Pflanzen, die sich für Trockensträuße eignen. Steht die Erdbeere einmal nicht im gewohnten Beet, zieht die Farbe der Früchte alle Augen auf sich, wie auch der rote Mangold oder die aus der Mode gekommene Melde. Kapuzinerkresse *(Tropaeolum majus)* mit ihren orangefarbenen, roten und gelben Blüten ist eine anspruchslose Pflanze; ihre Blüten vertreiben Fliegen und Blattläuse von Gemüse allgemein, ebenso der intensive Duft der Kamille.

Gemüsebeete können alles andere als langweilig und eintönig sein. Mit Überlegung und bewußter Abfolge lassen sich neben zahlreichen Gemüsesorten auch medizinisch wertvolle Pflanzen, z. B. Engelwurz *(Angelica archangelica)* anbauen. Was mehr kann man sich wünschen, als daß ein Engel über unserer Nahrung wacht? Nicht unwirklich und unfaßbar, sondern verzehrbar, duftend und entzündungshemmend. Ein Gewächs gegen Magenbeschwerden und Appetitlosigkeit, gleichzeitig Dekoration auf dem Kuchen. Der Gemüsegarten ist ein wunderbares Fleckchen Erde für Erholung und Entspannung, körperliche und geistige Betätigung.

Gartenlattich

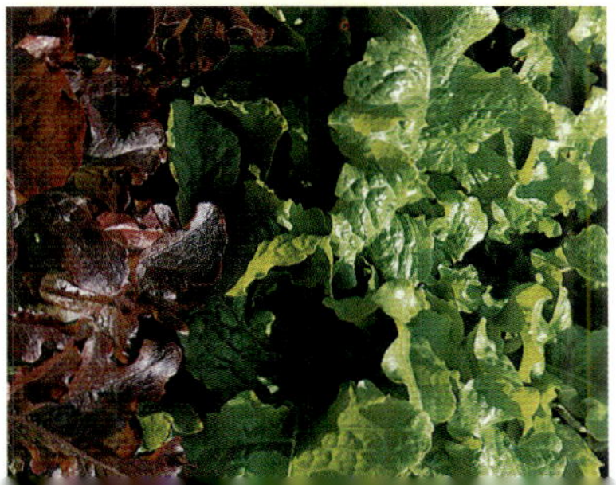

# Karotte

Die Karotte gehört zu den traditionellen Pflanzen im Gemüsegarten. Sie ist in Europa, Afrika und Asien beheimatet und gelangte nach Nordamerika. Die Farbe der Wurzel reicht von dunkelrot, über gelb, orange und violett bis weiß. Sie dient als Futter für das Vieh, Nahrung für den Menschen und zu Heilzwecken. In Irland galt die Möhre als Aphrodisiakum.

**Heilwirkung:** Karotten haben einen hohen Nährwert und enthalten Vitamin A (Beta-Karotin), $B_1$, $B_2$ und C sowie Ballaststoffe. *Dautus carota* unterstützt die Regelblutung; mit dem Samen behandelt man Probleme beim Wasserlassen und Verdauungsstörungen. Das Massageöl wirkt antiseptisch, ist Anregungsmittel und hilft der Leber, erweitert die Gefäße und entspannt die glatte Muskulatur. Es ist ein Aufbaumittel für die Haut und revitalisiert reife Haut. Karotte fördert die Verdauung, hilft bei Blutarmut und prämenstruellem Spannungssyndrom, Gicht und Rheumatismus. *D. carota* ist gekocht am wirksamsten, püriert hilft sie Babys bei Durchfall.

**Anwendung:** Karotten sind besonders wegen ihres hohen Gehaltes an Beta-Karotin, der Vorstufe des Vitamin A, so wertvoll. Gesaftet oder roh kann die Karotte jederzeit vorbeugend verzehrt werden. Karotte verbessert das Blut und erhält die Funktion der Schleimhäute.

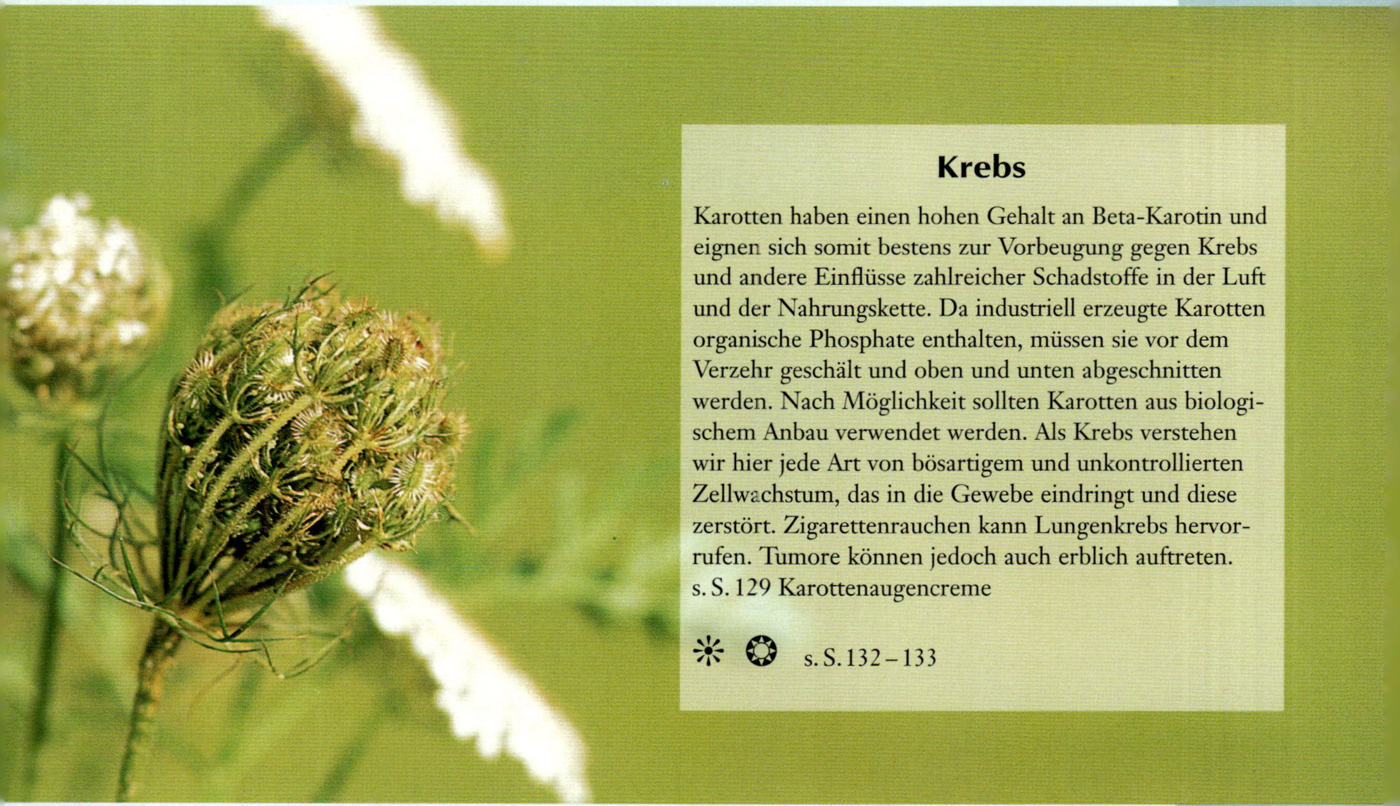

## Krebs

Karotten haben einen hohen Gehalt an Beta-Karotin und eignen sich somit bestens zur Vorbeugung gegen Krebs und andere Einflüsse zahlreicher Schadstoffe in der Luft und der Nahrungskette. Da industriell erzeugte Karotten organische Phosphate enthalten, müssen sie vor dem Verzehr geschält und oben und unten abgeschnitten werden. Nach Möglichkeit sollten Karotten aus biologischem Anbau verwendet werden. Als Krebs verstehen wir hier jede Art von bösartigem und unkontrollierten Zellwachstum, das in die Gewebe eindringt und diese zerstört. Zigarettenrauchen kann Lungenkrebs hervorrufen. Tumore können jedoch auch erblich auftreten.
s. S. 129 Karottenaugencreme

s. S. 132 – 133

Karotte *(Daucus carota)*

# Gemüseartischocke

Artischocken stammen aus dem Mittelmeerraum. Sowohl die Griechen als auch die Römer bauten sie als Gemüse an. Die Bezeichnung *Cynara* kommt von dem griechischen Wort *kuon* und bedeutet ‚Hund'. Damit ist die Verbindung mit der an Hundezähne erinnernden Form der Hochblätter der Blütenstände gegeben. Sie hat der Artischocke auch die Bezeichnung Speisedistel eingebracht. Zerstoßene Artischockenwurzeln dienten im 1. Jh. n. Chr. als Deodorant.

Gemüseartischocke *(Cynara scolymus)*

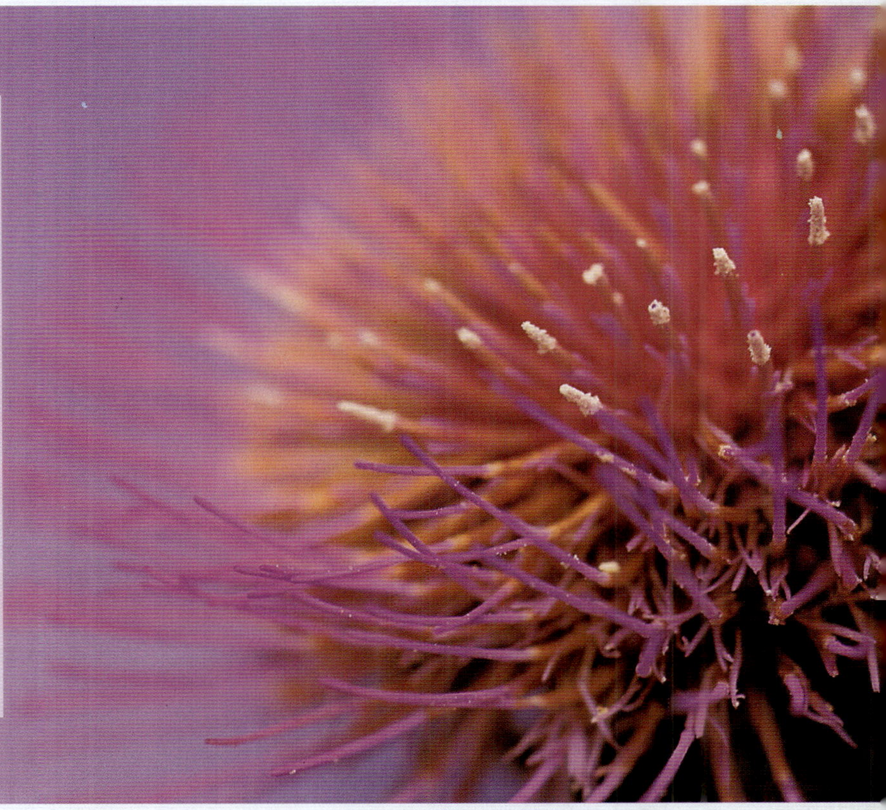

## Artischockentee

1–2 TL getrocknete Artischockenblätter mit 1 Tasse kaltem Wasser übergießen, zum Kochen bringen und 1 min am Kochen halten. Danach 5–10 min abgedeckt stehenlassen. 1 Tasse 2–3 mal täglich für eine Woche oder länger verbessert die Funktion der Leber.

**Tip:** Bei der Zubereitung der Artischocken sind diese durch Einlegen in kaltes Wasser, in das 1 EL Apfelessig gegeben wird, von Insekten zu befreien.

s. S. 133

**Heilwirkung:** Artischocken haben einen bitteren, leicht salzigen Geschmack. Die Kopfblätter und Herzen enthalten viel Folat und Kalium. Die Blätter enthalten Cynarin, eine Verbindung, die die Funktion von Galle und Leber verbessert. Artischocke entgiftet den Körper und hilft bei der Regeneration von Lungengewebe, regt die Gallenblase an, senkt den Blutfettspiegel, Serumcholesterin und Blutzucker. Gebraucht wird sie ferner bei chronischen Erkrankungen der Leber und der Gallenblase sowie zur Behandlung von Arterienverkalkung und Zuckerkrankheit.

**Anwendung:** Gemüseartischocken sind eine preislich erschwingliche Delikatesse. Der Anbau ist unkompliziert, frische Artischocken sind eine Bereicherung des Tisches je nach Jahreszeit. Die noch geschlossenen Blütenköpfe werden gekocht und heiß mit brauner Butter oder kalt mit Essigsauce serviert.

# Erdbeere

Walderdbeeren, die an bestimmten, günstigen Standorten wachsen, wurden früher mir Argusaugen vor fremdem Zugriff bewacht. In England sind Walderdbeeren nahezu ausgestorben, in anderen Teilen Europas sowie in den gemäßigten Zonen Asiens und Nordamerikas findet man noch größere Bestände. Mit etwas Geschick werden sie im Steingarten oder an der Terrasse wieder heimisch; auch ein ansonsten ungenutztes Stein- oder Keramikgefäß ist geeignet.

**Heilwirkung:** Die Erdbeere ist eine besonders nützliche Pflanze, sie liefert Beeren, Blätter und Wurzeln zum Gebrauch. Die wohlschmeckenden Beeren helfen bei Nierensteinen und Gelenkschmerzen und sind allgemein anregend. Die ajurvedische Medizin benutzt die Blätter als „kühlendes", harntreibendes Mittel. Ihre mild abführende Wirkung regt die Leber an. Die Beeren enthalten verdauungsfördernde Ballaststoffe. Als sonnengereifte Früchte sind sie wichtige Energieträger.

**Anwendung:** Erdbeeren sind wirksame Schönheitsmittel, sie reinigen innerlich und äußerlich. Die geschnittenen Früchte machen Zähne wieder weiß und entfernen Plaque. Mit dem „Tee" der Blätter führt man dem Körper wichtige Mineralstoffe zu. Als Absud (s. S. 123) stärkt er die weiblichen Fortpflanzungsorgane. Diabetikern bekommt der Tee aus den Blättern von Kulturerdbeeren (ca. 5 grüne Blätter auf 1 Tasse).

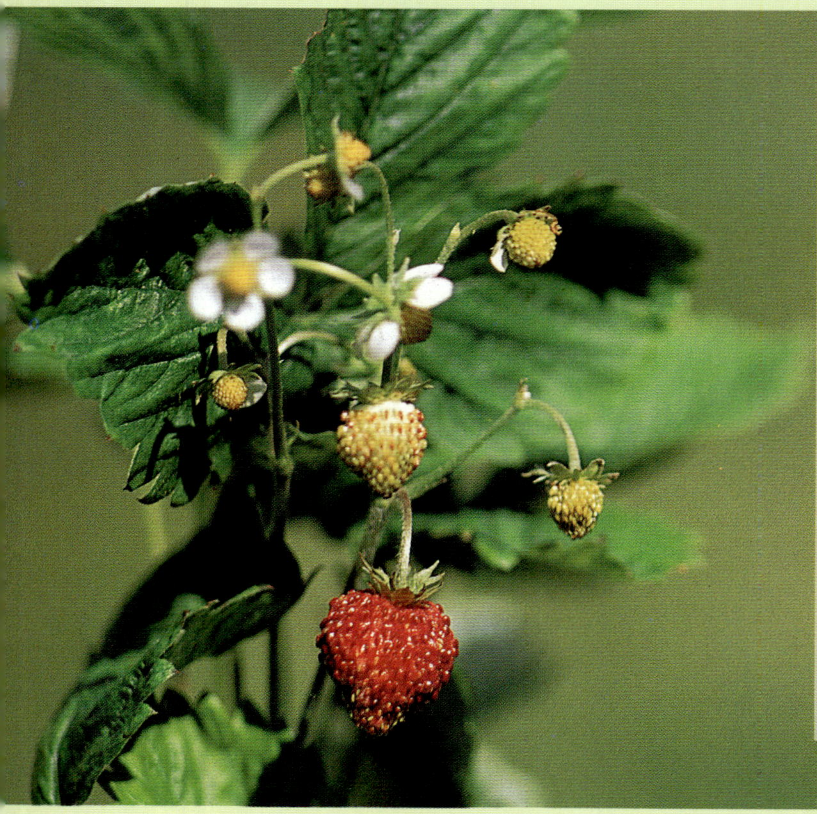

## Schönheitsmaske

¼ l vollreife, unbeschädigte Früchte waschen, mit Küchenkrepp trocknen und mit der Gabel zu Brei zerdrücken (keinen Saft herstellen). Auf das zuvor gereinigte Gesicht oder andere Körperstelle auftragen und 15–20 min einwirken lassen. Die Maske erst mit warmem, danach mit kaltem Wasser abspülen. Bei stark fettender Haut ein geschlagenes Eiweiß untermengen. Bei sehr trockener Haut vor dem Auftragen der Maske 1 TL Avokado- oder Olivenöl zugeben.
**Tip:** Vor dem Auftragen auf größere Flächen sollte probeweise eine kleine Fläche zur Prüfung einer möglichen Allergiewirkung bedeckt werden.

✺ s. S. 132

Walderdbeere *(Fragaria vesca)*

# Mais

In unseren Breiten hauptsächlich als Futterpflanze oder als Körnermais genutzt, wurde Mais in Amerika schon vor über 5500 Jahren als heilige Pflanze angebaut. In der Kultur der Huichol in Mexiko bildet der Mais mit dem Hirsch und dem Peyote-Kaktus die Dreieinigkeit der „Schöpfung". Die Schamanen erblickten im Trancezustand seine fünf Farben. Die Körner bilden Opfergaben, aus dem Liesch, dem Vorblatt des Kolbens, wurden Zigaretten für rituelle Zwecke hergestellt.

Mais *(Zea mays)*

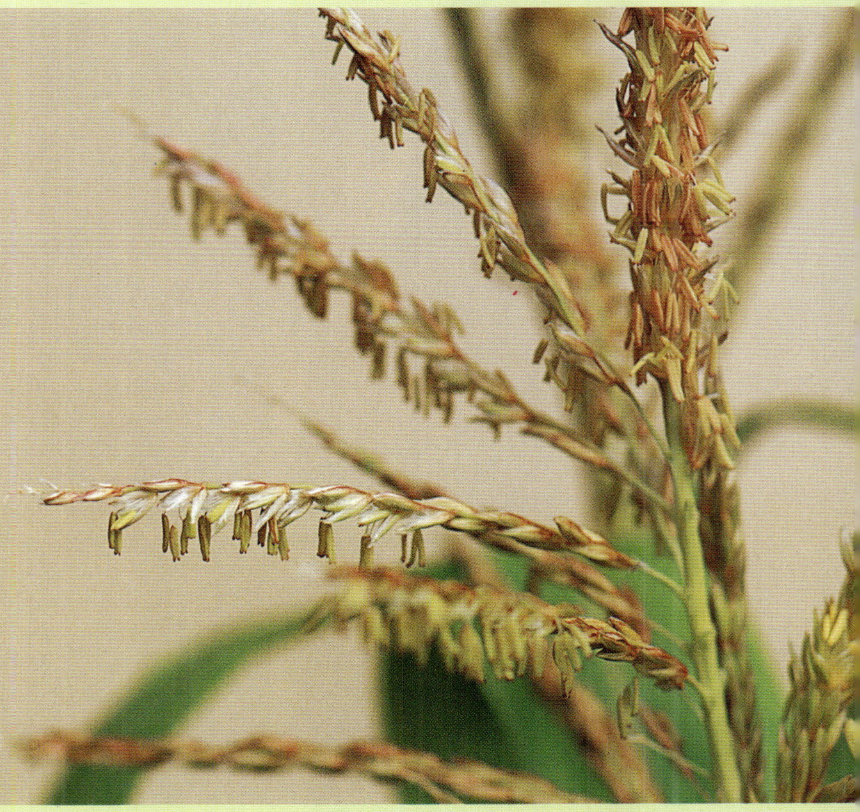

## Zöliakie (Glutenunverträglichkeit)

Bei dieser Krankheit kann der Dünndarm die Nahrung nicht verdauen, weil die den Darm auskleidende Wandung in bestimmter Weise auf das Eiweiß Gliandin reagiert, das in Weizen- und Roggenkeimen enthalten ist. Das führt zum Absterben der Zellen, die im Darm für die Verdauung und die Aufnahme der verdauten Nahrung verantwortlich sind. Glutenfreier Mais eignet sich daher vorzüglich zur Ernährung von Kindern mit Glutenunverträglichkeit.
**Tip:** Einige Maissorten, *Gegantea quadricolor* oder *Gracillima variegata*, sind Farbtupfer auf der Rabatte.

**Heilwirkung:** Allantoin, ein Extrakt der weiblichen Blüte, war bereits den Azteken bekannt und wurde im 17. Jh. auch in China benutzt. Allantoin ist harntreibend, senkt den Blutzucker, regt den Gallenfluß an und verhindert die Bildung von Nieren- und Blasensteinen. Es hilft bei Gelbsucht, Hepatitis und Zirrhose.
**Anwendung:** Grüne, glutenfreie Maiskolben zum Verzehr dünsten. Aufgüsse (s. S. 122) des Fadenschopfes helfen bei Problemen mit dem Wasserlassen, Blasenentzündung und Einnässen bei Kindern. Mais enthält viel Flavanoide, Kalium und Vitamin C und K und ist besonders bei Glutenunverträglichkeit geeignet. Packungen (s. S. 125) mit Maismehl helfen gegen Furunkel und bei Schwellungen. Maisfäden sind harntreibend und anregend; ein daraus hergestellter „Tee" ist gut für die Prostata und die männlichen Fortpflanzungsorgane.

# Lauch

Lauch umfaßt eine Vielzahl von Arten, darunter Zwiebeln, Schalotten, Knoblauch, Porree und Schnittlauch. Seit Urzeiten bekannt und genutzt, sind Zwiebeln – lateinisch *unio*, was soviel bedeutet wie ‚eine große Perle' – ein Gemüse, das bei der Zubereitung von Speisen eine besondere Rolle spielt. Schalotten *(Allium cepa)*, die es in unterschiedlichster Größe, Farbe und Schärfe gibt, werden weltweit für medizinische Zwecke gebraucht. In China spricht man von der Schalotte als ‚einem Edelstein unter den Gemüsen'. Schnittlauch *(A. schoenoprasum)* ist mit seinen blauen Blüten eine Zierde für den Garten.

## Aphrodisiakum aus rohen Zwiebeln

Ein Aphrodisiakum ist eine Substanz, die Verlangen weckt. Dazu dienen zumeist Düfte, menschliche Lockstoffe, sog. Pheromone und verführerische Wohlgerüche. Zahlreiche Pflanzen besitzen diese Eigenschaften mehr durch ihre Form als ihren Inhalt. Die Bewohner der Bretagne in Frankreich, die täglich rohe Zwiebeln verzehren, rühmen sich jedenfalls ihrer Manneskraft.
Die Liliengewächse, wozu auch Knoblauch zählt, werden in Europa, Amerika, China und Indien als Mittel gegen Impotenz hoch gehandelt. Der Erfolg liegt im Zwiebelbeet. Zwiebel entschlackt den Körper, wirkt anregend und sorgt beständig für gute Gesundheit. Kräftiges Blut bewirkt gute Erektion des Gliedes. Rohe Zwiebeln verbessern die Produktion von Samenzellen und gesundem Samen.

## Allium bei Thrombose

Besonders Knoblauch beschleunigt den Abbau von Fetten, die Blutplättchen verkleben und zu Blutgerinnseln führen. Vorbeugen läßt sich diese Krankheit durch gesunde Ernährung (wenig Cholesterin und gesättigte Fettsäuren), wenig Alkohol, regelmäßige körperliche Betätigung und Nichtrauchen.
Die Hauptformen der Krankheit sind: Verschluß von Arterien mit Auswirkungen auf die Gliedmaßen (meist die Beine), Verschluß der Herzkranzgefäße mit Herzanfällen und Gerinnseln in den Blutgefäßen, die zu Embolie führen können. Zu Thrombophlebitis, d. h. Entzündung der hautnahen Venen, kann es bei bestehenden Krampfadern kommen. Die tägliche Dosis Allium ist für die Schwangere so wichtig wie für den älteren und alternden Menschen.
**Tip:** Angeschnittene Zwiebeln nehmen rasch Keime auf. Deshalb stets frisch geschnittene Zwiebeln verwenden.

**Heilwirkung:** Die Verwendung von Knoblauch in der Küche ist schier endlos, am bedeutendsten ist Knoblauch aber wegen seiner vorbeugenden Wirkung gegen Krankheiten. Alliumgewächse werden zumeist bei Erkältungen, Grippe, Bronchitis und Asthma angewendet. Knoblauch wirkt antibiotisch, blutdrucksenkend, bei zu hohem Blutzucker und gegen Thrombose. Knoblauchöl ist gut gegen Viren. Die aktive Verbindung Allicin tötet Bakterien, Pilze und Viren, darunter *Candida* und *Salmonella*. Bakterien vergiften die Nahrung und das Trinkwasser. Zwiebeln erfreuen sich gleicher Beliebtheit wie Knoblauch, finden dazu noch vielfache Verwendung, es gibt sie in vielen Arten und das ganze Jahr hindurch.

**Anwendung:** Reichlicher Verzehr von Zwiebeln mit der Nahrung, wie es besonders in den Mittelmeerländern üblich ist, stärkt das Immunsystem und hilft bei Husten, Erkältung und Magenbeschwerden. Zwiebelscheiben oder geriebene Zwiebel auf Schnittwunden und bei Akne verhindert die Ausbreitung von Bakterien. Knoblauch kann roh und gekocht verzehrt werden, im Winter wie im Sommer mit Salaten und anderen Speisen. Aufgüsse in Essig sind üblich. Knoblauchsirup dient als Hustensaft, kosmetischen Zwecken und bei Herpes. Dazu Knoblauchzehen in ein Glasgefäß geben und den Honig ganz langsam innerhalb von zwei Tagen tropfenweise zugeben. Danach 2 – 4 Wochen in der Sonne stehenlassen. Legt man eine Viertelzwiebel in jede Zimmerecke, verschwinden lästige Gerüche schnell. Eine große Gemüsezwiebel roh verzehrt vertreibt die Erkältung, wenn sich erste Anzeichen schon zeigen.

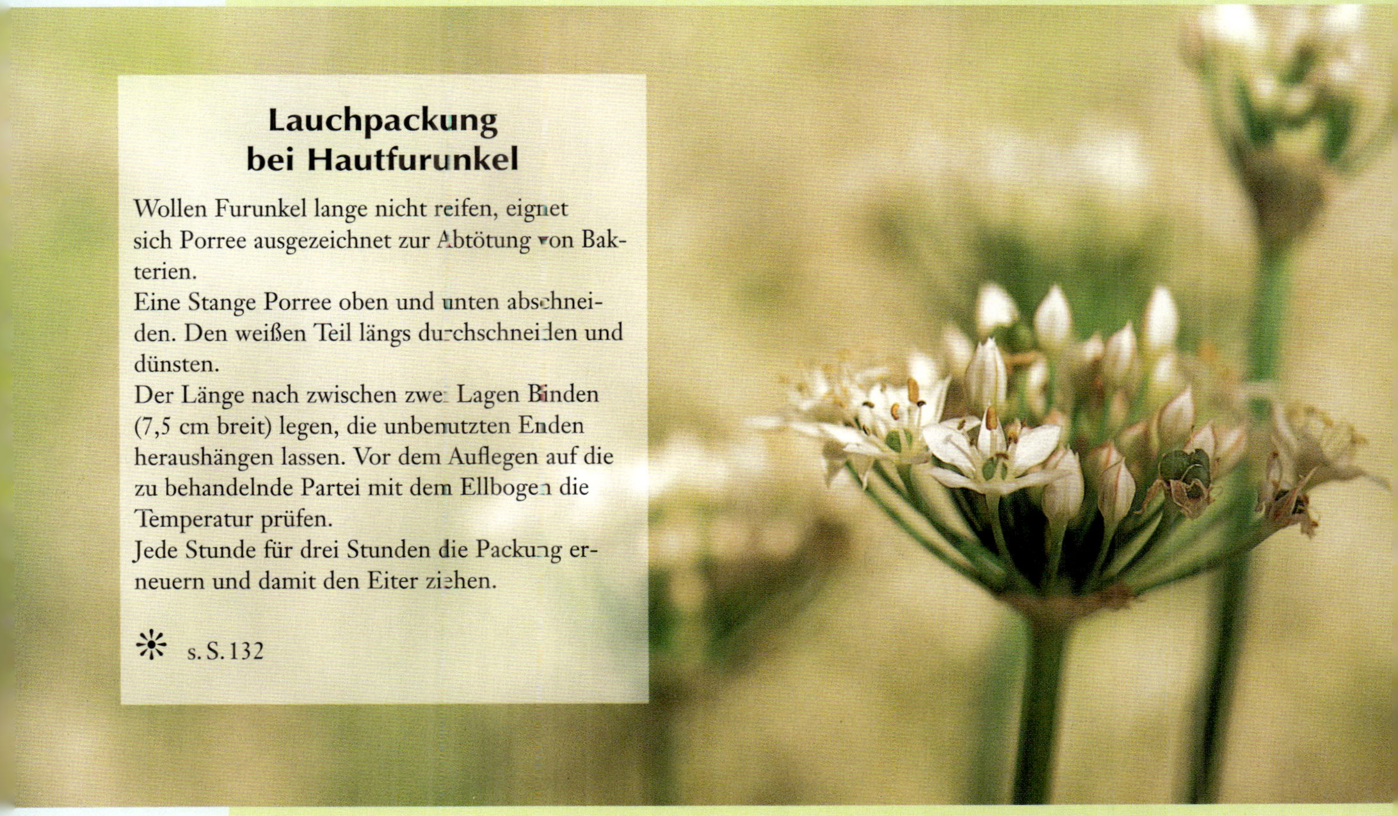

## Lauchpackung bei Hautfurunkel

Wollen Furunkel lange nicht reifen, eignet sich Porree ausgezeichnet zur Abtötung von Bakterien.

Eine Stange Porree oben und unten abschneiden. Den weißen Teil längs durchschneiden und dünsten.

Der Länge nach zwischen zwei Lagen Binden (7,5 cm breit) legen, die unbenutzten Enden heraushängen lassen. Vor dem Auflegen auf die zu behandelnde Partei mit dem Ellbogen die Temperatur prüfen.

Jede Stunde für drei Stunden die Packung erneuern und damit den Eiter ziehen.

☼ s. S. 132

Chinalauch *(Allium tuberosum)*

# Kapuzinerkresse

Die Kapuzinerkresse, lateinisch *Nasturtium*, verdankt ihren Namen dem griechischen *tropaion*, was soviel wie ‚Helm' über einem ‚Blattschild' bedeutet. Die spanischen Eroberer, die sie Indianerkresse nannten, brachten sie aus Peru mit. Die Kapuzinerkresse mit ihrer farbenfrohen Erscheinung ist eine Freude für jeden Gärtner. Sie wächst in Nestern oder breitet sich mit ihren orangefarbenen und gelben Blüten kaskadenartig aus und wächst auch als Kletterpflanze.

**Heilwirkung:** Brunnenkresse *(Nasturtium officinale)* wird wegen ihres hohen Eisengehaltes geschätzt. Kapuzinerkresse *(Tropaelolum majus)* enthält viel Schwefel und ein Glycosid, das in Verbindung mit Wasser ein Antibiotikum ergibt. Ferner wird sie als Desinfektionsmittel und zur Wundheilung benutzt. *T. majus* soll Haarausfall verzögern; ihr Schwefel ist Bestandteil von essentiellen Aminosäuren in allen Zellen.

**Anwendung:** Roh verzehrt, hat die gesamte Pflanze antiseptische und harntreibende Wirkung und bekämpft Pilz- und Bakterieninfektionen. Blätter, Blüten und Blütenknospen werden in Salaten sowie mit Käse- und Eispeisen zur Entschlackung des Blutes und Förderung der Verdauung benutzt. Mit dem Aufguß (s. S. 122) der Blüten läßt sich Essig herstellen, die Samen werden als Kapern sauer eingelegt und zu Fisch gereicht.

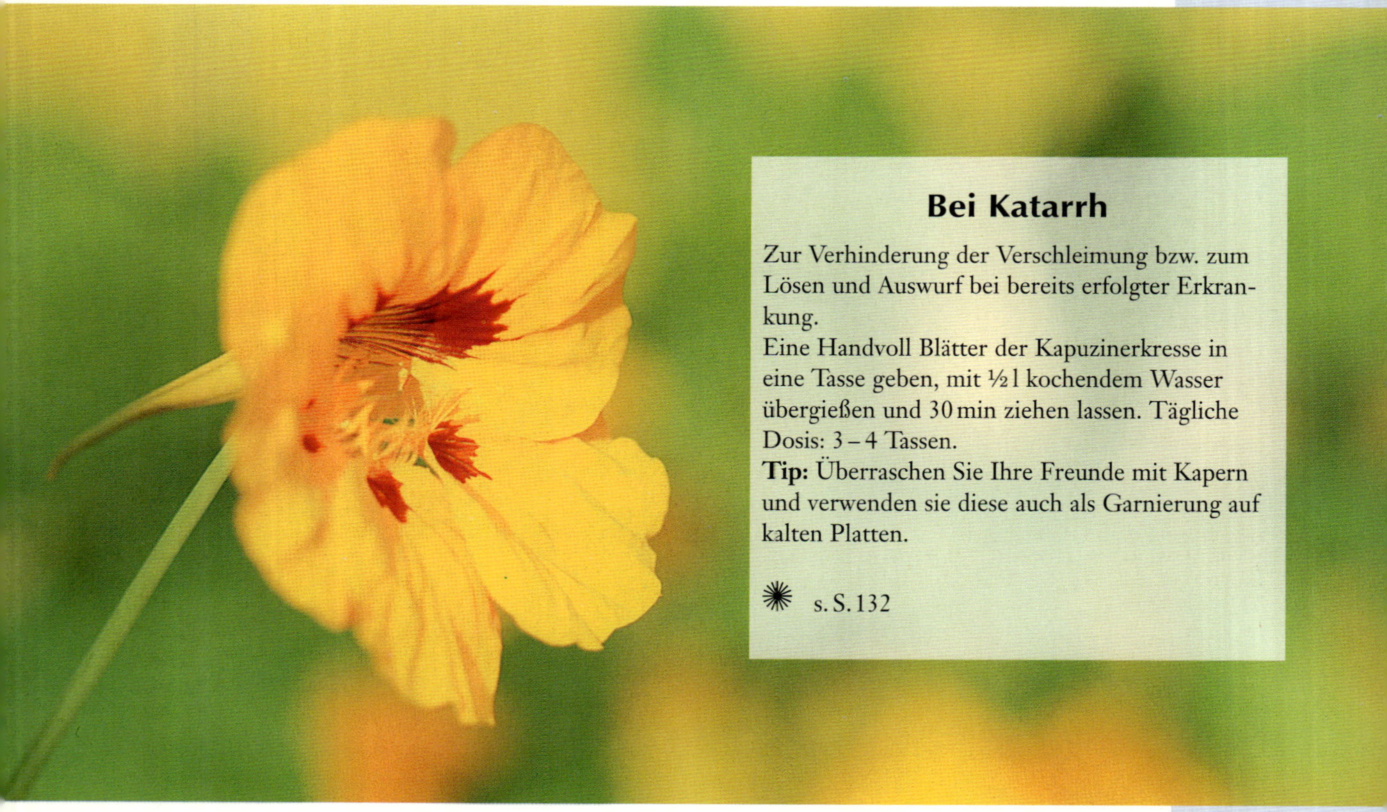

### Bei Katarrh

Zur Verhinderung der Verschleimung bzw. zum Lösen und Auswurf bei bereits erfolgter Erkrankung.
Eine Handvoll Blätter der Kapuzinerkresse in eine Tasse geben, mit ½ l kochendem Wasser übergießen und 30 min ziehen lassen. Tägliche Dosis: 3 – 4 Tassen.
**Tip:** Überraschen Sie Ihre Freunde mit Kapern und verwenden sie diese auch als Garnierung auf kalten Platten.

✳ s. S. 132

Kapuzinerkresse *(Tropaeolum majus)*

# Spargel

Wer Spargel aus dem eigenen Garten ernten kann, ist irgendwie stolz darauf. Das Beet muß nicht einmal groß sein. Dr. van de Vende (1873 – 1937) war überzeugt, daß Spargel das Liebesverlangen anregt. Für die Ägypter hatten ihr aufrechter Wuchs und die Tassenform der Wurzel esoterische Bedeutung. Aus ägyptischen Grabzeichnungen der Zeit um 4000 v. Chr. ist abzuleiten, daß Spargel zum Wasserlassen sowie für die Bekämpfung von Fadenwürmern benutzt wurde.

Spargel *(Asparagus officinalis)*

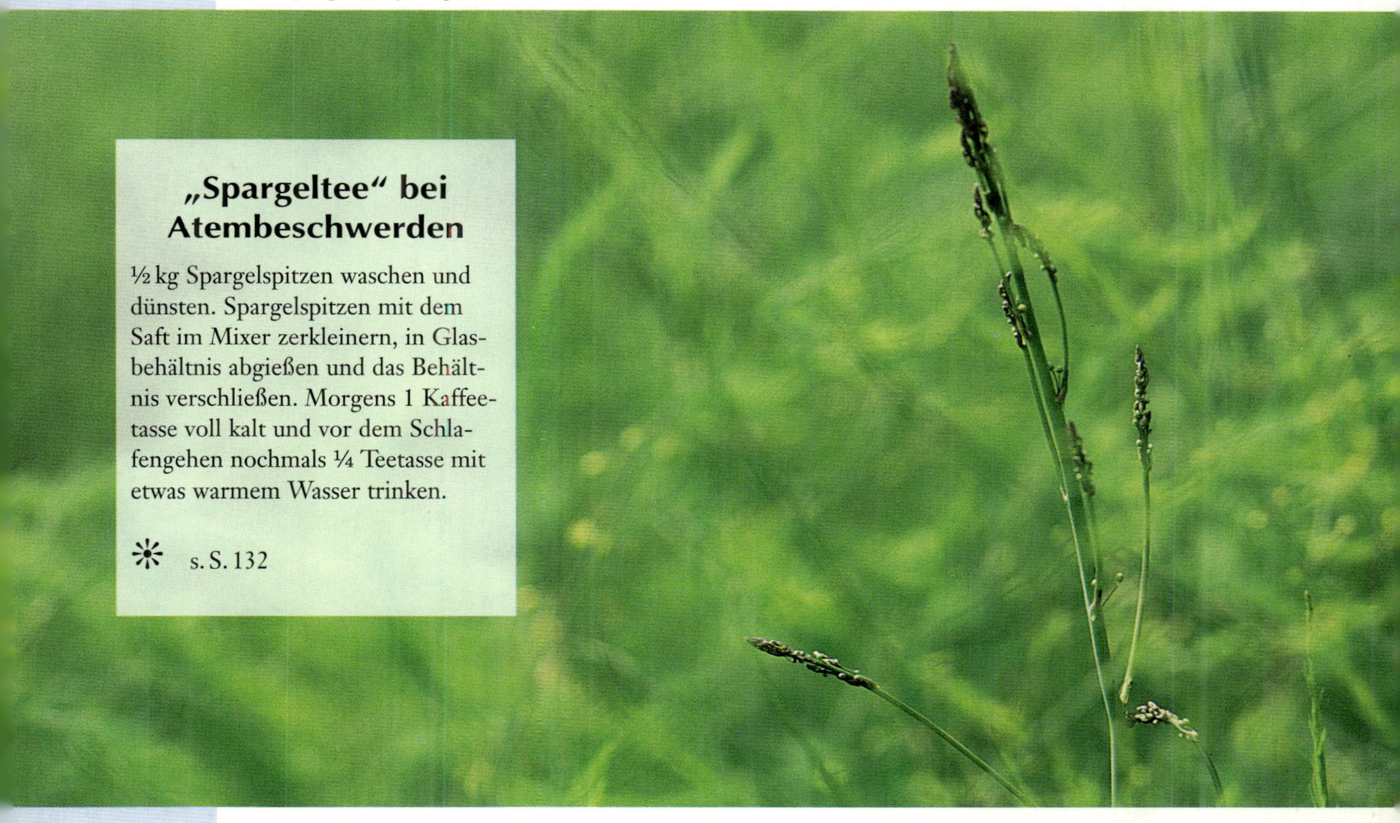

## „Spargeltee" bei Atembeschwerden

½ kg Spargelspitzen waschen und dünsten. Spargelspitzen mit dem Saft im Mixer zerkleinern, in Glasbehältnis abgießen und das Behältnis verschließen. Morgens 1 Kaffeetasse voll kalt und vor dem Schlafengehen nochmals ¼ Teetasse mit etwas warmem Wasser trinken.

❋ s. S. 132

**Heilwirkung:** Die Spitzen sind besonders nahrhaft, enthalten viel Folat, Vitamin C und E und gegen Krebs vorbeugendes Beta-Karotin. Frischer Spargel hilft ausgezeichnet bei Rheumatismus. Er ist harntreibend, abführend und regt das Herz an. Er reinigt die Gelenke und führt überflüssiges Gewebe mit dem Urin ab. Der im östlichen Mittelmeerraum beheimatete *A. cochinchinensis* hilft bei Entzündungen, lindert Husten und regt den Speichelfluß an.
**Anwendung:** Hauptsächlich bei Blasenentzündung, Nierenbeckenentzündung, Nierenkrankheiten, Rheumatismus und Gicht ist Spargel ein jahreszeitlich verfügbares Gemüse, das neben seiner Heilwirkung auch zur Verbesserung der Libido oder einfach seines guten Geschmackes wegen gern verzehrt wird. Zur Entschlackung junge, frische Spitzen dünsten oder als Suppe oder püriert verzehren. Aus den Stangen und/oder den farnartigen Blättern kann ein Aufguß/„Tee" (s. S. 122) als harntreibendes Mittel hergestellt werden.

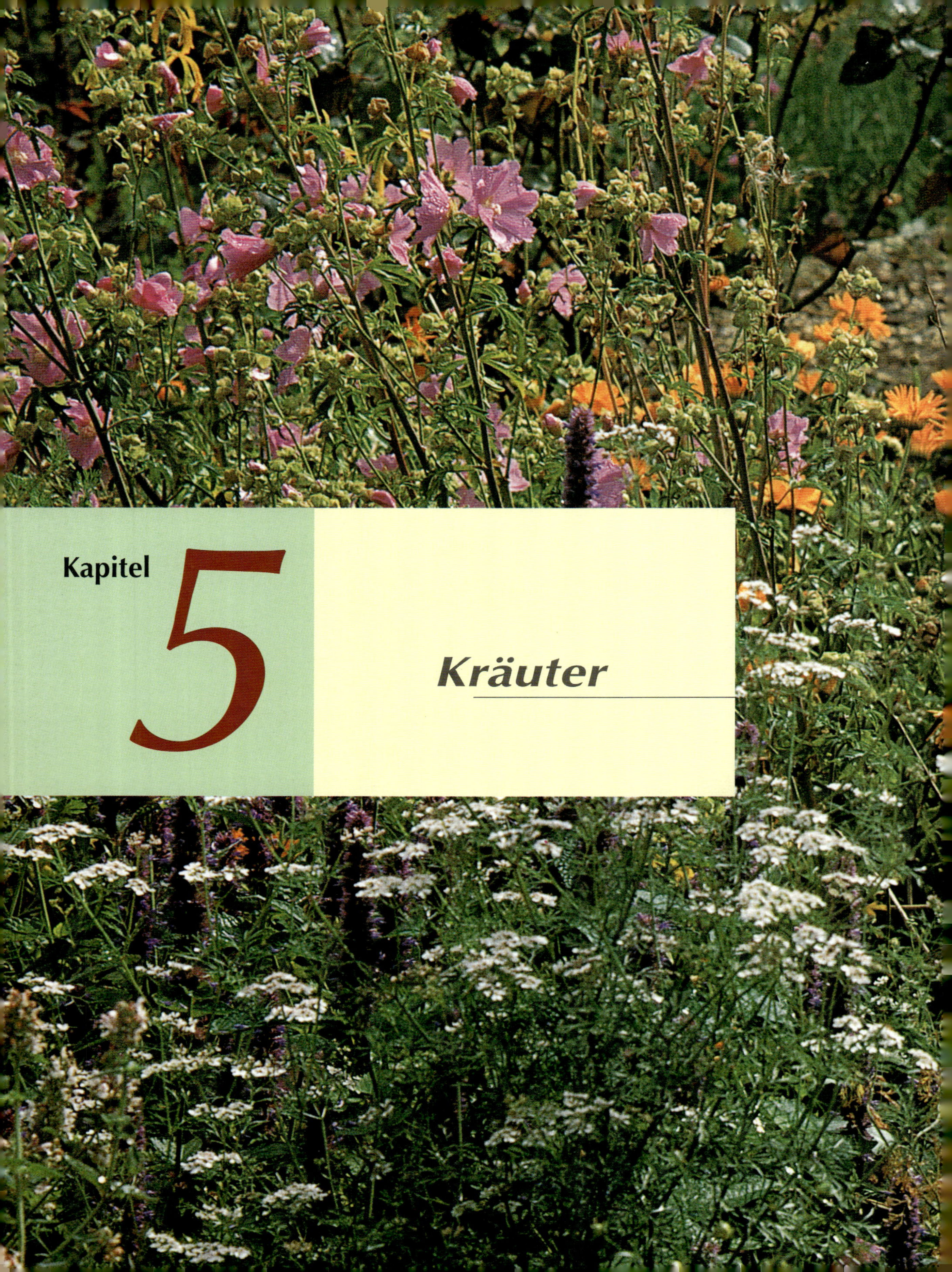

Kapitel 5

# Kräuter

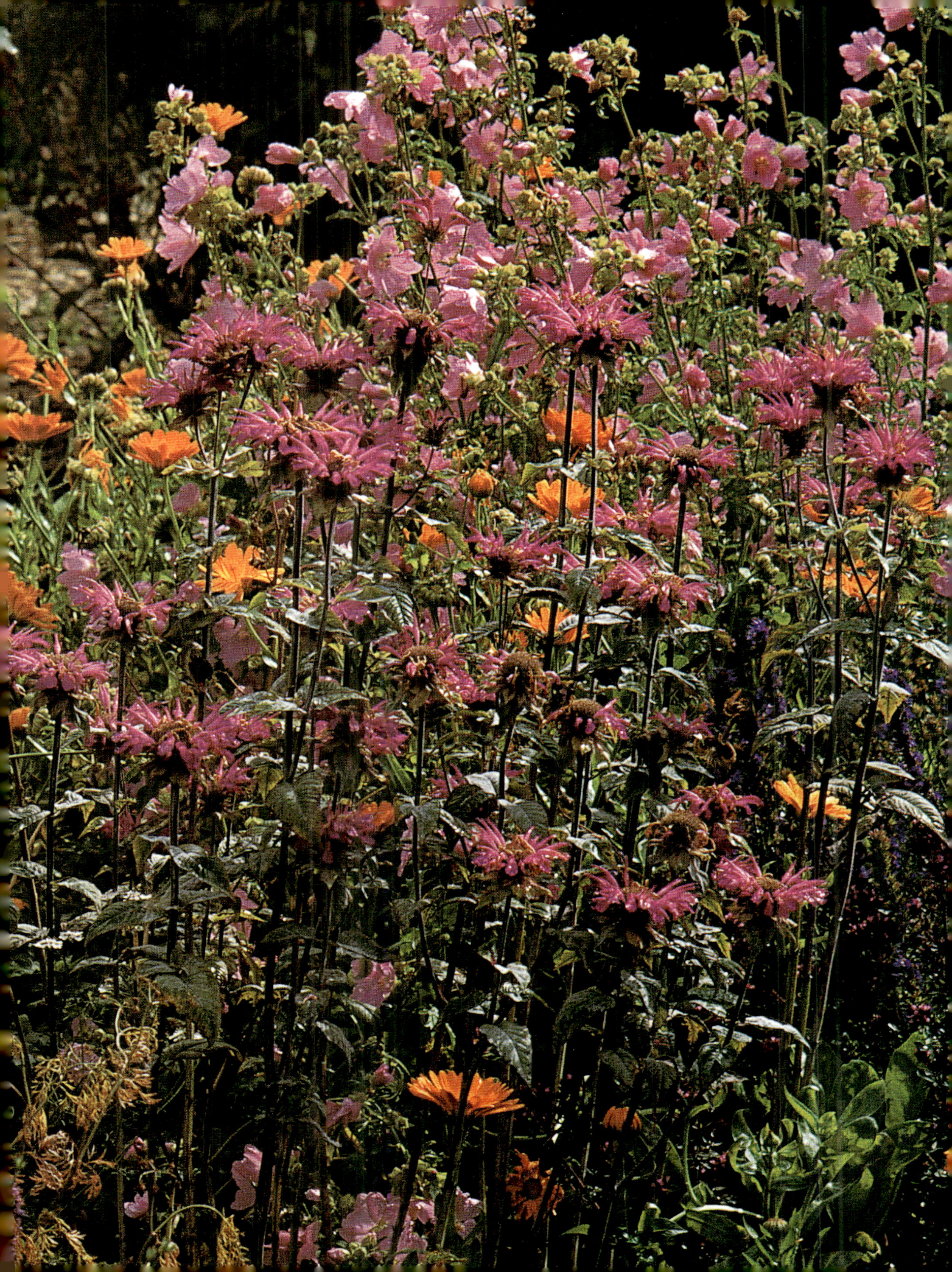

## Kräuter

Der Garten liefert vielfältige Kräuter für die Küche, zu Heilzwecken oder einfach, um sich an ihnen zu erfreuen. An keiner anderen Stelle finden wir sie in solcher Fülle wie im Garten.

Die meisten Menschen kennen Kräuter als Geschmacksverfeinerer für Speisen aller Art, z. B. Petersilie, Thymian und Salbei, um nur einige der gebräuchlichsten zu nennen. Petersilie wird als Garnitur bei Fisch benutzt, Thymian veredelt den Duft von Honig, während Salbei der wichtigste Bestandteil bei Füllungen aller Art ist. Jedes Gewürz hat somit seinen besonderen Verwendungszweck.

Ob Weihnachten oder Ostern in den europäischen Ländern, Thanksgiving in Amerika oder das Neujahrsfest in China, Kräuter gehören zu den traditionellen Speisen und Bräuchen und erfüllen durch ihren Verzehr eine wichtige Aufgabe bei der Erhaltung der Gesundheit.

Die heilende Wirkung von Kräutern erschließt sich in unterschiedlichster Form, ob als Tee, Aufguß, Absud, Kompresse oder Packung, Puder, Trank oder Pille.

Mit wenigen Ausnahmen stehen die Wirksubstanzen der Kräuter in der Allopathie in kopierter oder synthetisch hergestellter Form zur Verfügung. Die gleichen Kräuter liefern auch die ätherischen Öle für die Aromatherapie. Bei dieser Behandlung werden die ätherischen Bestandteile über die Haut in den Blutkreislauf des Körpers, die Düfte über das Geruchssystem dem Gehirn zugeführt, so daß Körper und Geist Heilung erfahren.

In der Vibrationsmedizin wirken die ätherischen Substanzen der Pflanzen und Blumen ebenfalls direkt heilend auf die Gefühle. In der Homöopathie wird die Heilwirkung der Pflanzen auf eine „Urtinktur" bezogen und diese durch stufenweise Verdünnung dem Körper zugeführt.

Ginseng

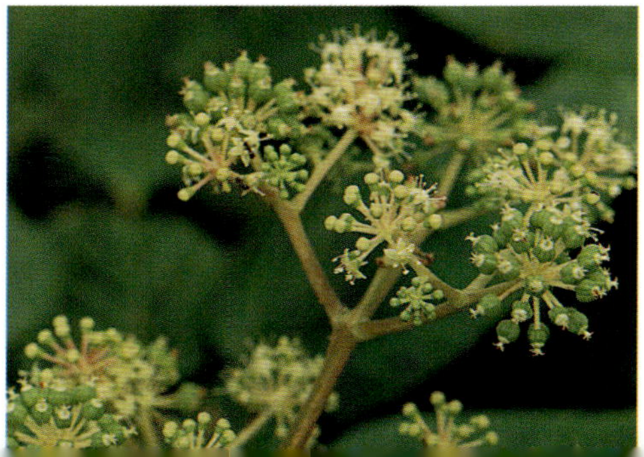

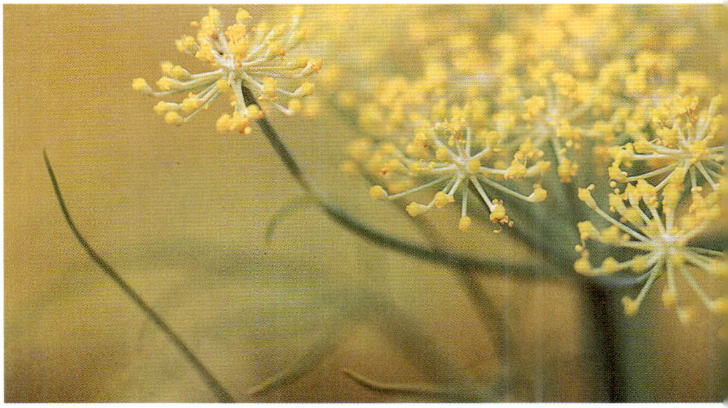

Fenchel

## ORIENTALISCHE KRÄUTER

Exotischen Heilkräutern sollte ein fester Platz im heilsamen Garten eingeräumt werden. Ginseng *(Panax ginseng)* aus den griechischen Wörtern pan, d.h. „gesamt" und *akos*, d.h. „heilen" und dem chinesischen *gin* – „Mensch" und *seng* – „Essenz" entstanden, wird im Orient mindestens seit 5000 Jahren als Tonikum verwendet. Zur Regierungszeit Karls II. in England wurde Ginseng mit dem Dreifachen seines Gewichtes in Silber aufgewogen. Später wurde nach der Beschreibung durch den Botaniker Joseph François Lafitau Kraftwurz *(Panax trifolius)* in Kanada entdeckt. Die Irokesen benutzten die Pflanze bei starker körperlicher Erschöpfung. *Panax quinquefolius* wurde an Standorten in Pennsylvania entdeckt.

Als mehrjährige Pflanze, die Schutz vor Frost im Winter und zu starker Nässe in der Vegetationsperiode benötigt, pflanzt sich Ginseng über die Samen fort. Die Pflanze ist erst im Alter von 6–7 Jahren erntereif. Wer nicht so lange warten möchte, kann in Töpfen im Zimmer oder im Freien schneller zu den begehrten Wurzeln kommen, wenn er es mit Ingwer *(Zingiber officinale)* versucht. Ingwer ist geschmacksanregend, hilft bei Magenverstimmung, Verdauungsstörung und Erkältungen im Winter.

## EUROPÄISCHE KRÄUTER

Fenchel *(Foeniculum vulgare)* stand bei den Angelsachsen in hoher Gunst. Im 9. Jh. v. Chr. gedieh die Pflanze bereits in den Gärten des Frankenkaisers. Die gesamte, nach Anis duftende Pflanze hat aufbauende Wirkung. Sie diente kraftstrotzenden Gladiatoren zur Speise und sollte korpulenten römischen Matronen gegen Fettsucht beistehen. In geringen Mengen wird Fenchel heute bei Ödemen und Entzündungen des Unterhautbindegewebes angewendet. Dill *(Anethum graveolens)* hilft bei Schlucken und wegen seines Reichtums an Mineralsalzen bei salzloser Kost, ebenso Boretsch *(Borago officinalis)*. Ein Aufguß

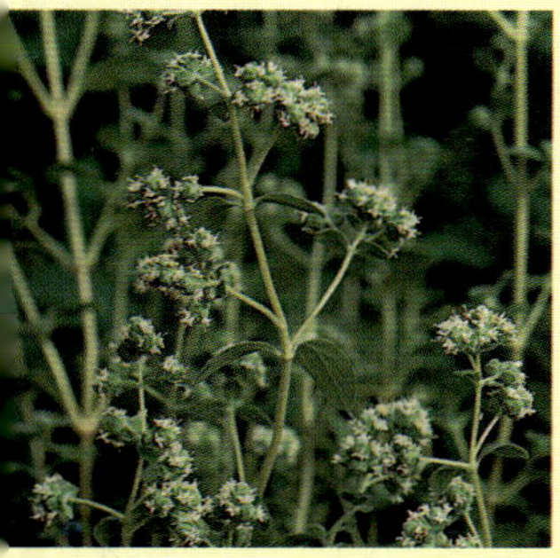

Majoran

*„Und das ergötzlich Kräutlein,*
*dessen zartes Grün die Lippe*
*des Flusses ziert, an den*
*wir uns lehnen.*
*Oh, lehn dich leicht an ihn.*
*Denn, wer weiß, von wessen ein-*
*stens lieblich Lippen es unversehens*
*springt!"*
**nach *Rubayat* (um 1100)**
**von Omar Khayyam**

aus Kerbel *(Anthriscus cerefolium)*, ein in Frankreich gern benutztes Würzkraut, regt die Verdauung an, der besonders in Deutschland und den Ländern des Nahen Ostens beliebte Kümmel *(Carum carvi)* reinigt den Atem und wirkt bei Blähungen.

Viele einfache Kräuter, wie Schafgarbe *(Achillea millefolium)* liefern heilende „Tees". Zitronenmelisse *(Melissa officinalis)* lindert Bronchialkatarrh, fiebrige Erkältungen und Kopfschmerzen, Bergamot *(Monarda didyma)* hilft bei Übelkeit, Menstruationsschmerzen und Schlaflosigkeit. Bergamot *(Origanum majorana)* als „Tee" aus den Blütenständen oder als Absud für ein Bad ist entspannend. Goldrute *(Solidago virgaurea)* wirkt schweißtreibend und antiseptisch.

## WERTVOLLE WILDKRÄUTER

Kräuter vieler Art und von mancherlei Nutzen wachsen allerorts. Wenn Sie nicht möchten, daß elegante Gräser und Wildblumen die Herrschaft auf der Rabatte übernehmen, beweisen Sie Mut bei der bewußten Einbeziehung von Kräutern in die Gemeinschaft der

Rabattenpflanzen. Selbst ungeliebte Gewächse, wie z.B. Minze, können Abwechslung bringen.

Knoblauch und andere Laucharten *(Allium spp.)* vertreiben die grüne Blattlaus, Kapuzinerkresse leuchtet unter dem Apfelbaum und vertreibt Blattläuse. Geißfuß und Winde vertragen sich nicht mit der Sammet- oder Studentenblume *(Tagetes patula)*, deren Duft wiederum die Weiße Tomatenfliege fernhält.

Selbst das kleinste Beet mit Küchenkräutern in der Nähe des Hauses leistet gute Dienste. Beachten sollte man beim Aussäen, daß man natürlich keine Blumenschau vorbereitet. Viele Kräuter sind hochwüchsig, fallen irgendwann um und verstreuen ihren Samen.

Liegende Pflanzen werden zerfressen und bieten einen unschönen Anblick. Sie müssen geschnitten und in Form gehalten werden. Obwohl sie sich nicht einfach zügeln lassen und bestrebt sind, ihren Freiraum zu erhalten, verdienen unsere Aufmerksamkeit.

Kerbel

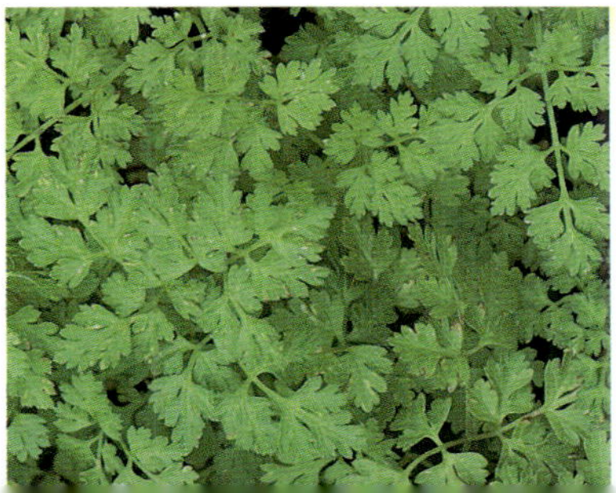

# Beinwell

Die lateinische Bezeichnung für Beinwell, *Symphytum officinale*, leitet sich vom griechischen Wort *symphyo* für ‚zusammenwachsen lassen' und *phyton* – ‚Pflanze' ab. Bei den Römern als „Knochenflicker" berühmt, wird diese mehrjährige Futterpflanze in der ajurvedischen Medizin als nahrhaft-anregendes Mittel für den menschlichen Verzehr geschätzt, da es mehr Blatteiweiß enthält als andere Gemüse. Beinwell ist reich an Vitamin A, C und B12, Calcium, Kalium, Phosphor und Stärke.

**Heilwirkung:** Beinwell ist ein wahres Wunderkraut mit einer Vielzahl von Heilwirkungen. Die Blätter und Wurzeln enthalten Allantoin, das die Zellteilung beschleunigt und damit gut für äußere Wunden und Geschwüre ist. Der „Tee" hilft innerlich bei Geschwüren, hemmt Entzündungen der Magenwand und lindert Husten. Über Jahrhunderte hat Beinwell seine Wirkung bei der Heilung von Knochenbrüchen bewiesen.

**Anwendung:** Jüngeren Forschungsergebnissen zufolge sollte Beinwell nicht innerlich angewendet werden. Äußerlich kann es als aufgeschlossenes Öl (s. S. 124), Kompresse (s. S. 123), Waschung, Packung (s. S. 125) oder einfache Salbe angewendet werden. Kompressen und Packungen mit grünen Blättern helfen bei Schwellungen nach Zerrungen, Verbrennungen und Schnittwunden. Aufgüsse (s. S. 122) als Badezusatz und Lotionen machen die Haut zart.

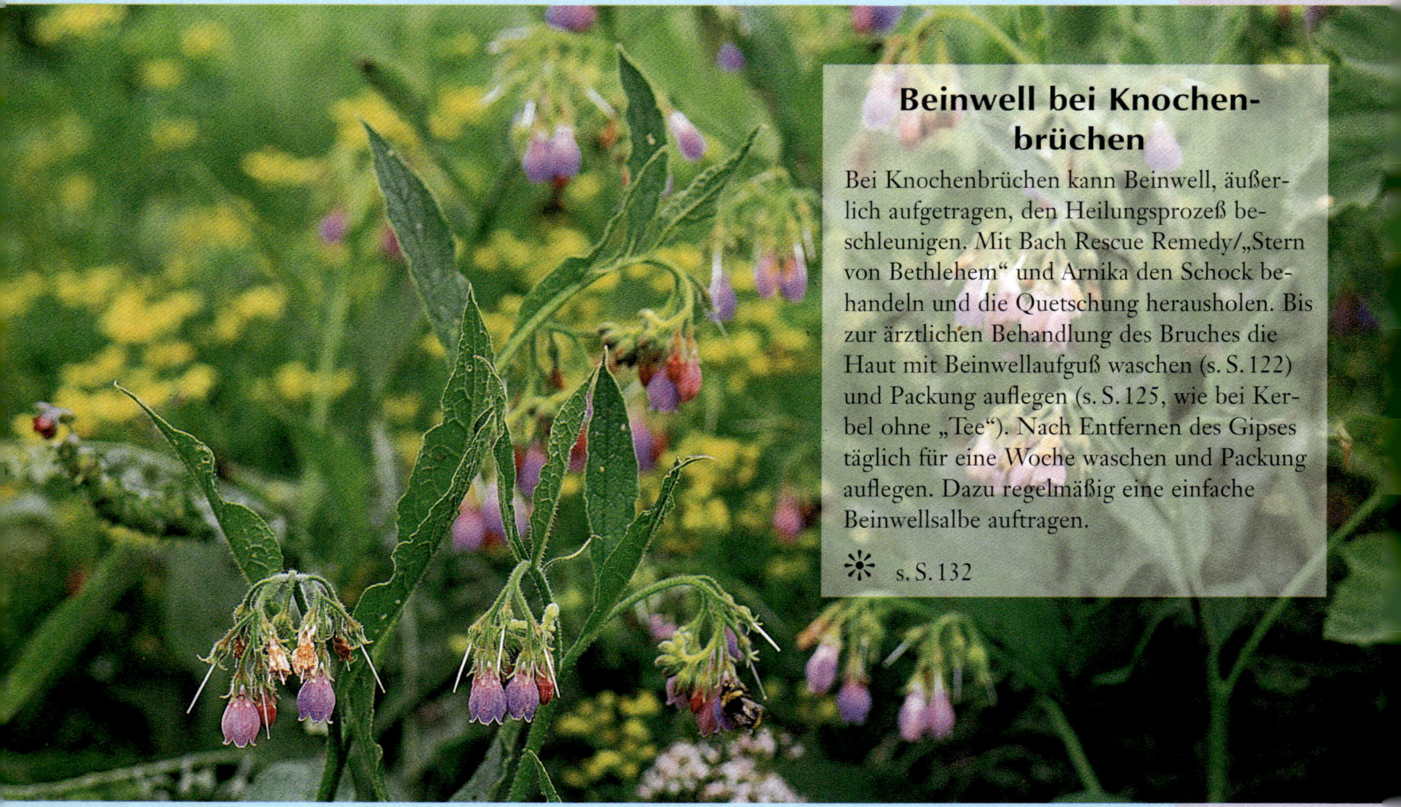

## Beinwell bei Knochenbrüchen

Bei Knochenbrüchen kann Beinwell, äußerlich aufgetragen, den Heilungsprozeß beschleunigen. Mit Bach Rescue Remedy/„Stern von Bethlehem" und Arnika den Schock behandeln und die Quetschung herausholen. Bis zur ärztlichen Behandlung des Bruches die Haut mit Beinwellaufguß waschen (s. S. 122) und Packung auflegen (s. S. 125, wie bei Kerbel ohne „Tee"). Nach Entfernen des Gipses täglich für eine Woche waschen und Packung auflegen. Dazu regelmäßig eine einfache Beinwellsalbe auftragen.

s. S. 132

Beinwell *(Symphytum officinale)*

# Koriander

Der Koriander (aus dem griechischen *koris* für ‚Wanze') erhielt seinen Namen wegen des wanzenartigen Geruches der Blüten. Als Heilpflanze wurde Koriander bereits im alten Ägypten, von den Chinesen, Indern und Griechen angebaut. Als Zeichen der Unsterblichkeit, spielt die biblische Pflanze eine Rolle beim Ostermahl der Juden. Seit sie mit den Römern nach Europa kam, hat sie Eingang in die Küche gefunden.

Koriander *(Corinadrum sativum)*

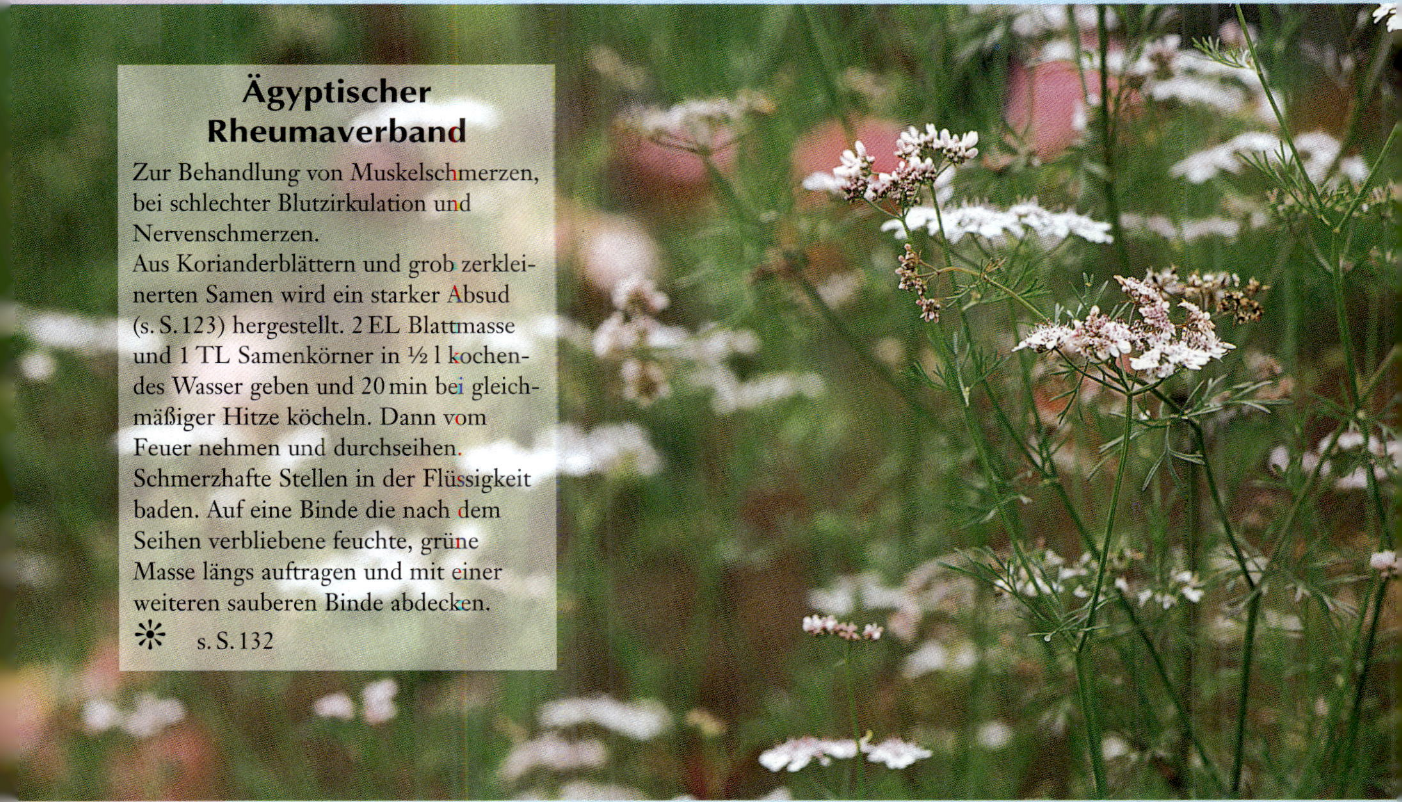

## Ägyptischer Rheumaverband

Zur Behandlung von Muskelschmerzen, bei schlechter Blutzirkulation und Nervenschmerzen.
Aus Korianderblättern und grob zerkleinerten Samen wird ein starker Absud (s. S. 123) hergestellt. 2 EL Blattmasse und 1 TL Samenkörner in ½ l kochendes Wasser geben und 20 min bei gleichmäßiger Hitze köcheln. Dann vom Feuer nehmen und durchseihen. Schmerzhafte Stellen in der Flüssigkeit baden. Auf eine Binde die nach dem Seihen verbliebene feuchte, grüne Masse längs auftragen und mit einer weiteren sauberen Binde abdecken.

☼ s. S. 132

**Heilwirkung:** In Indien wird Koriandersamen, häufig mit Kreuzkümmel und Fenchel, noch heute zur Anregung der Verdauung benutzt. Besonders bei Durchfall und Ruhr fördert Koriander die Aufnahme anderer Kräuter in den Blutkreislauf und die Verdauungswege.
**Anwendung:** Der aus den Blättern ausgedrückte und herausgezogene Saft wird zur Behandlung von Allergien, Heuschnupfen und Hautausschlägen (1 TL 3x täglich) verwendet; äußerlich bei Juckreiz und Entzündungen. Das Kauen der Körner oder ein Aufguß (s. S. 122) als „Tee" regen die Verdauung an und sind ein mildes Abführmittel. Die Blätter werden mit Gerichten, Salaten und Soßen, die Körner in Curry, Suppen und Gemüsespeisen, die Stengel mit Bohnen und in Suppen verzehrt. Die frischen Wurzeln werden gedünstet. Das Öl hilft bei Muskelschmerzen, schlechtem Blutkreislauf, Nervenschmerzen und nervöser Erschöpfung.

# Liebstöckel

Im Mittelalter ergab Liebstöckel im Frühjahr einen von den Franzosen *luvesche* genannten Liebestrank, der auch zur Heilung von Herzschmerzen benutzt wurde. Maggikraut *(Levisticum officinale)* wuchs im ligurischen Italien im Überfluß. Saft und Geruch des Liebstöckel galten früher als schädlich für die Augen. Traditionell und modern zugleich, wird Liebstöckel auch heute noch für Liebeskräuterbäder verwendet.

**Heilwirkung:** Ein bitter-süßes Beruhigungsmittel für die Nerven, hat Liebstöckel ein typisch durchdringendes Aroma. Liebstöckelaufguß (s. S. 122) senkt Fieber, löst Krämpfe und hilft bei Verdauungsstörungen, Koliken und Blähungen, ferner regt es den Appetit an. Es wird bei Menstruationsschmerzen und zur Beschleunigung der Geburtswehen benutzt.
**Anwendung:** Liebstöckelsamen wird wie Pfeffer zum Würzen von Kartoffelpüree oder Reis verwendet oder über Salate gestreut. Müde Wanderer legen zur Erholung für die Füße Liebstöckelblätter in ihre Schuhe. Die Blätter können in Brühen und Gerichten oder roh in Salaten genossen werden. Massagen mit ätherischem Liebstöckelöl sind gut gegen Rheuma, lösen Flüssigkeitsstaus und regen den Blutkreislauf an. Als Bestandteil von Cremes (max. 2,5 % oder 1 Tropfen auf 2 ml) für müde Füße und bei Fußproblemen im Zusammenhang mit einsetzender Gicht.

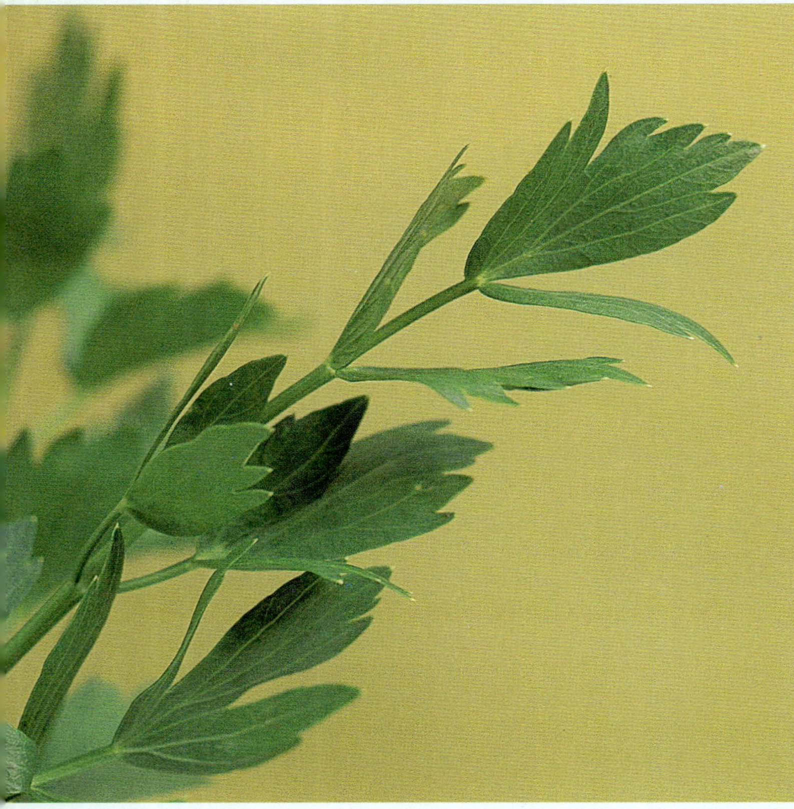

## Liebstöckel bei Rachenentzündung

Liebstöckel lindert die kleinen Geschwüre der Mundschleimhaut im Zusammenhang mit Rachenentzündung. Diese treten einzeln oder in Gruppen als weiße und rote Flecken im Mund auf. Den Mund mit Liebstöckelaufguß (s. S. 122) spülen und bis zum Abklingen 3 – 4 Tage bis 1 Woche regelmäßig gurgeln.

✻ s. S. 132

Liebstöckel *(Levisticum officinale)*

# Beifuß

Der weltweit in den Küchengärten beheimatete Namensvetter der griechischen Göttin Artemisia ist Vertreter einer großen Sippe. Der in manchen Ländern verbreitete Name Tarragon kommt vom französischen *estragon* oder *herbe au dragon (L. dracunculus)*; Tarragon ist der „Drache“ des Morgen- und des Abendlandes, mit feurigem Geschmack und Schlangenwurzeln. Der spanische Beifuß verdankt seinen Essigcharakter dem Einfluß der arabischen Mauren.

Beifuß *(Artemisia dracunculus)*

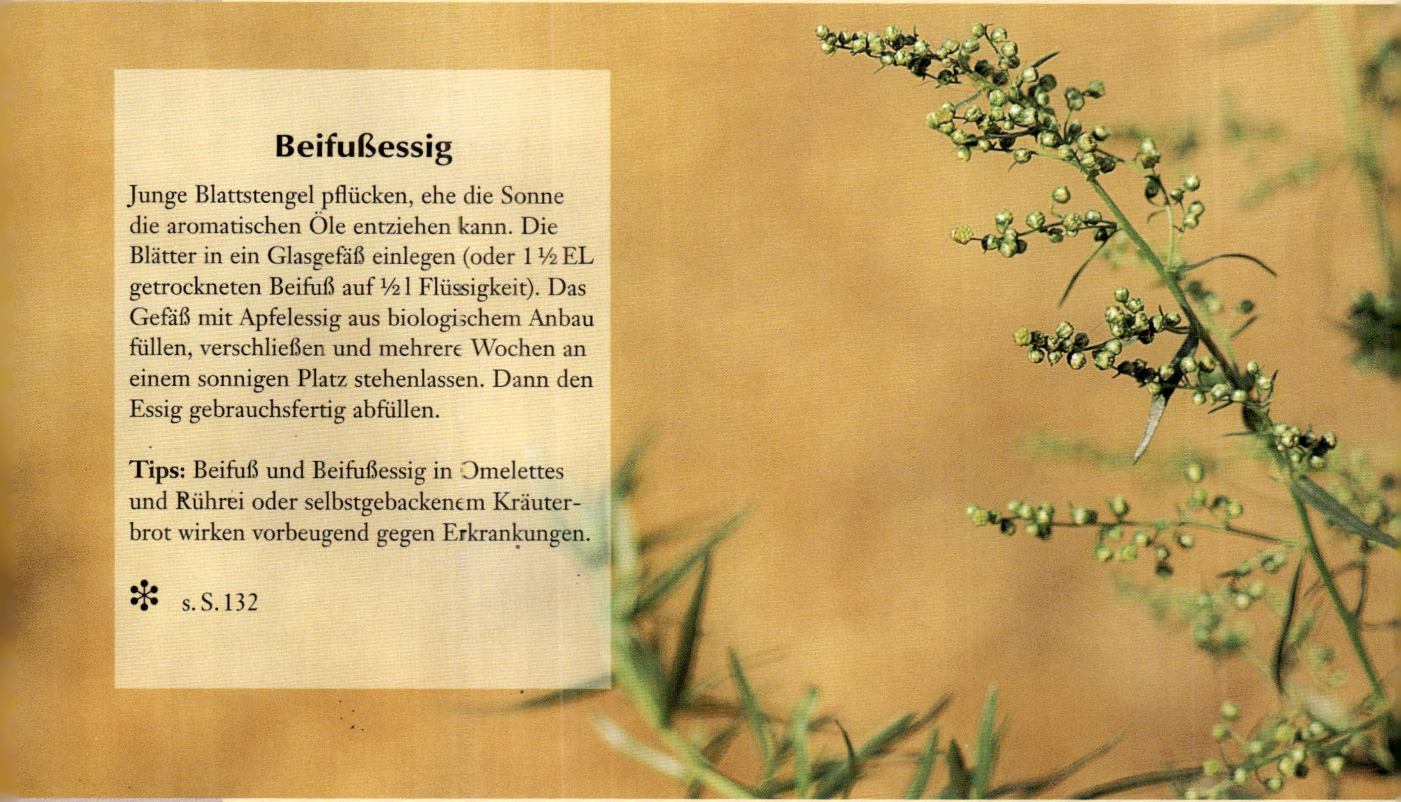

## Beifußessig

Junge Blattstengel pflücken, ehe die Sonne die aromatischen Öle entziehen kann. Die Blätter in ein Glasgefäß einlegen (oder 1 ½ EL getrockneten Beifuß auf ½ l Flüssigkeit). Das Gefäß mit Apfelessig aus biologischem Anbau füllen, verschließen und mehrere Wochen an einem sonnigen Platz stehenlassen. Dann den Essig gebrauchsfertig abfüllen.

**Tips:** Beifuß und Beifußessig in Omelettes und Rührei oder selbstgebackenem Kräuterbrot wirken vorbeugend gegen Erkrankungen.

✻ s. S. 132

**Heilwirkung:** Beifuß ist in der französischen und spanischen Küche gleichermaßen beliebt. Die Blätter enthalten viel Jod und Mineralsalze sowie Vitamin A und C, helfen bei Zahnschmerz und Rheumatismus (mögliche Folgen zu guten Essens). In wärmeren Ländern wird Beifuß gegen Fadenwürmer bei Kindern benutzt. Wermut und gewöhnlicher Beifuß sind weniger feurig und sollten mit Vorsicht behandelt werden.

**Anwendung:** Der Anbau dieser für Kopf, Herz und Leber zuträglichen Pflanze sollte gefördert werden. Die würzigen Blätter verfeinern Salate, Soßen und Suppen. Mit Kerbel, Schnittlauch und Petersilie verfeinern sie Eierspeisen, Fisch, Geflügel, Wild, Leber und Nieren. Aufgegossen als „Tee“ (s. S. 122) sind die Blätter verdauungsfördernd und allgemein anregend.

# Petersilie

Blattpetersilie *(Petroselinum crispum)* war schon im alten Ägypten ein Mittel gegen zu starken Harnandrang. Auch im antiken Griechenland war sie hochgeschätzt. Die Sieger der Isthmischen Spiele von Korinth zierte sie als Ehrenkranz. *P. c. neapolitanum* wird bei den Völkern im Mittelmeerraum für die Zubereitung von Speisen verwendet und ist der Heilwirkung wegen beliebt. Knollenpetersilie *(P. c. ssp. tuberosum)* ist ein Gemüse, das wie Mohrrüben gekocht oder roh mit Salaten gemischt wird.

**Heilwirkung:** Alle Petersilienarten haben antiseptische Wirkung. Sie enthalten viel Vitamin A, B und C, Eisen und Flavonoide und sind Oxidationshemmer. In der ajurvedischen Medizin wird Petersilie als Menstruationshemmer und zur Beseitigung von Blutgerinnseln benutzt. Wurzeln, Blätter und Samen enthalten Apiol, das gut für die Behandlung von Gelbsucht ist.
**Anwendung:** Petersilienaufguß (s. S. 122) kann als Haartonikum und Conditioner verwendet werden. Ein mild abführender „Verdauungstee" aus den Blättern *(P. crispum)* oder der stärkere „Tee" der Samen hilft bei Rheumatismus, Problemen mit der Gallenblase und Harnblasenentzündung. Petersilie kann roh verzehrt oder zur Garnierung von Speisen verwendet werden. Die Blätter sind sehr nahrhaft und ergänzen den Bedarf an Mineralsalzen.

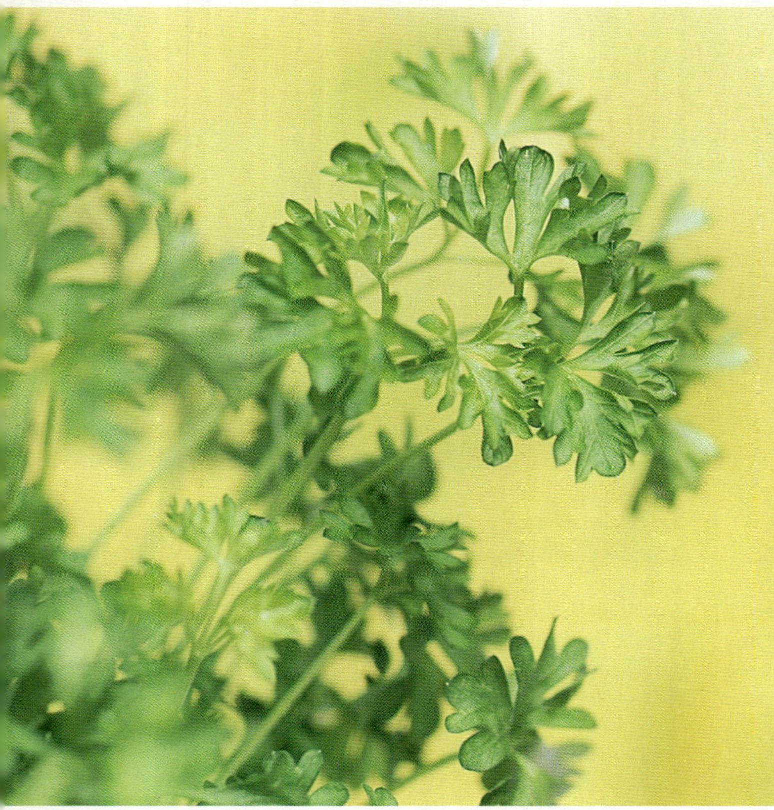

## Petersiliengelee zur Verbesserung der Verdauung

Ein großes Bund Petersilie waschen und in einer Kasserolle mit Wasser bedecken. Zitronenschale hinzugeben und eine Stunde lang köcheln. Flüssigkeit in eine Glasschüssel geben und den Saft von 3 Zitronen dazugeben. Jeder Tasse Flüssigkeit je eine ½ Tasse Honig und Zucker zugeben. Erneut in die Kasserolle geben und bis zum Sieden erhitzen. Handelsübliches Pektin in die warme Flüssigkeit geben. Abkühlen lassen und in kleine Formen oder Glasgefäße umfüllen. Dicht verschließen, etikettieren und mit Datum versehen. Kühl lagern oder im Kühlschrank aufbewahren. Kann zu Weißfleisch oder Fisch gereicht werden.

❋ ✾ s. S. 132 – 133

Petersilie *(Petroselinum crispum)*

# Thymian

Die Götter der Griechen gaben Thymian als Geschenk an Dichter und Ärzte sowie an die Bienen, die bis heute den berühmten griechischen Honig des Hymettos-Gebirges erzeugen. *Thymus* bedeutet Mut. Die römischen Soldaten nahmen Thymianbäder zur Stärkung. Im Mittelalter erkannte man im Thymian eine enorme Heilkraft und einen starken, lebenspendenden Wohlgeruch.

Gartenthymian *(Thymus vulgaris)*

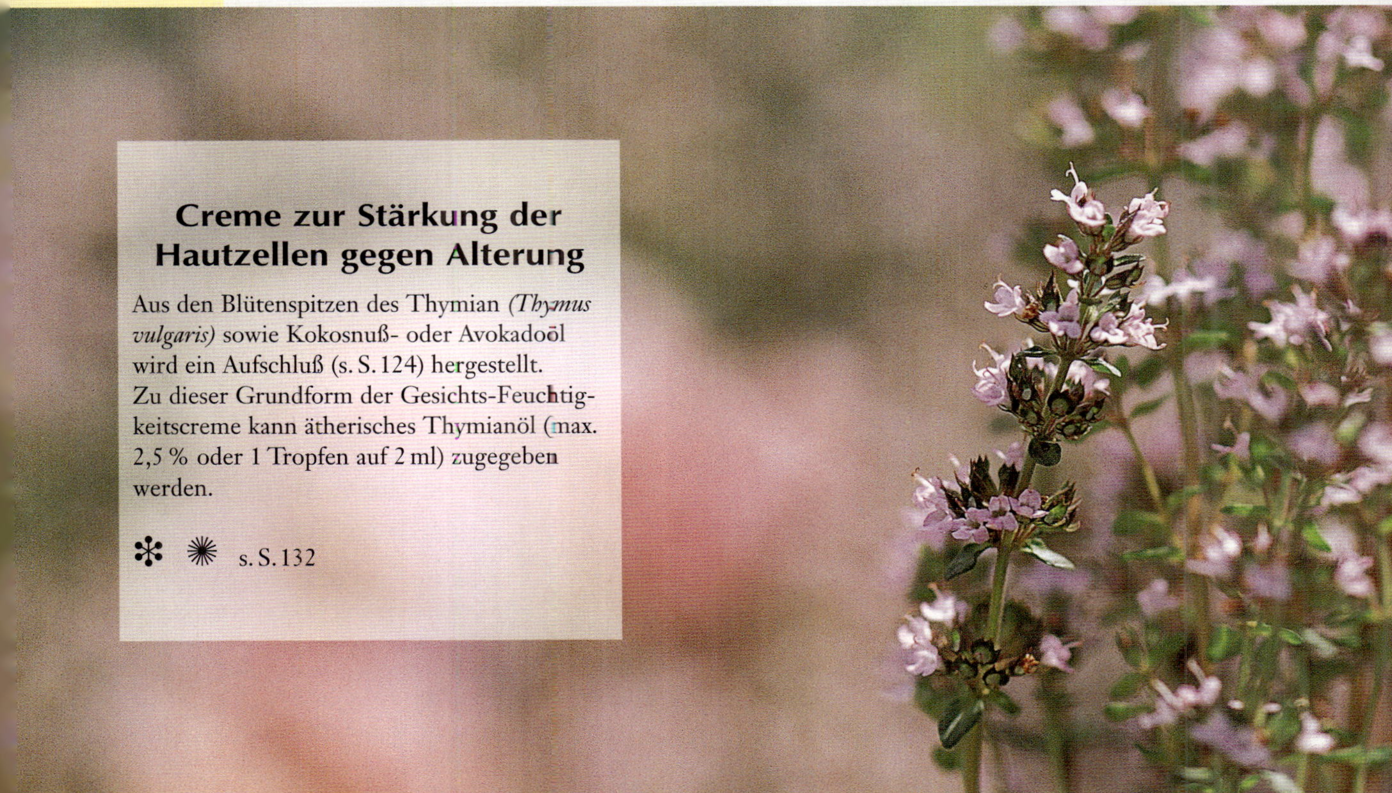

## Creme zur Stärkung der Hautzellen gegen Alterung

Aus den Blütenspitzen des Thymian *(Thymus vulgaris)* sowie Kokosnuß- oder Avokadoöl wird ein Aufschluß (s. S. 124) hergestellt. Zu dieser Grundform der Gesichts-Feuchtigkeitscreme kann ätherisches Thymianöl (max. 2,5 % oder 1 Tropfen auf 2 ml) zugegeben werden.

✻ ✺ s. S. 132

**Heilwirkung:** Thymian ist ein wirkungsvolles Mittel gegen Infektionen und Erkrankungen der Atemwege, z. B. Grippe und Bronchitis. Er hemmt das Wachstum von Keimen und macht Bronchialsekret dünnflüssiger. Ferner regt er die Verdauung an. Er belebt und stärkt den Körper und beruhigt gleichzeitig die Nerven. Mit der für das Immunsystem entscheidend verantwortlichen inneren Brustdrüse (lateinisch *thymus*) hat er den Namen gemein.

**Anwendung:** Aufgüsse (s. S. 122) helfen gegen Kater. Ein mit Honig hergestellter Sirup mildert Hustenkrampf, hilft bei Anzeichen von Erkältung und Rachenentzündung. Der Aufschluß (s. S. 124) oder Massage mit ätherischem Öl bringt Erleichterung bei Ischias und rheumatischen Schmerzen. Durch Zugabe von Zitronenaroma erhält man ein erfrischendes Haarwaschmittel. Die Verwendung von Thymian für den Speisezettel ist vielfältig, von der Garnierung bis zu Brühe, Marinaden, Füllungen, Soßen, Suppen und in Weißwein zubereiteten Speisen.

# Salbei

Die Vielfalt der Farben und Blätter des Salbei *(salvia)* ist eine Freude für jeden Gärtner. Als heilige Pflanze wurde Salbei bei zeremoniellen Anlässen im antiken Rom und Griechenland verwendet. Das lateinische *salvere* bedeutet ‚bei guter Gesundheit sein, kurieren, retten'. Chinesen und Perser schätzten die Pflanze als lebensverlängernd und betrachteten sie als dreimal wertvoller als chinesischen Tee.

**Heilwirkung:** Aromatischer Salbei baut Fette in der Nahrung ab und bringt andere Aromen besonders zur Geltung. Er ist antiseptisch, verhindert oder bekämpft Pilzbefall und hat adstringierende Wirkung, wodurch er bei Mund- und Gaumenproblemen hilft. Ferner hat er anregende Wirkung, fördert die Menstruation und hilft bei Streß und Schockzuständen, Problemen der Menopause und des ausbleibenden Milchflusses.
**Anwendung:** In die Wäsche eingestreute Blätter halten Ungeziefer fern. Ein „Tee" aus Salbeiblättern wirkt bei leichtem Durchfall, fördert den Menstruationsfluß, regt die Verdauung an und wirkt beruhigend auf die Nerven. Gärtner und Köche gleichermaßen schätzen auch andere Salbeiarten, z. B. den dunkelfarbigen *S. officinale purpurascens* oder den in Spanien beheimateten *S. lavandulifolia*, Muskatellersalbei *S. sclarea* mit seinem typischen Duft. Das ätherische Öl ist gut bei schmerzenden Muskeln. Ananas-Salbei eignet sich im Spätsommer gut zur Verfeinerung von Butter, Gelee und Kompott.

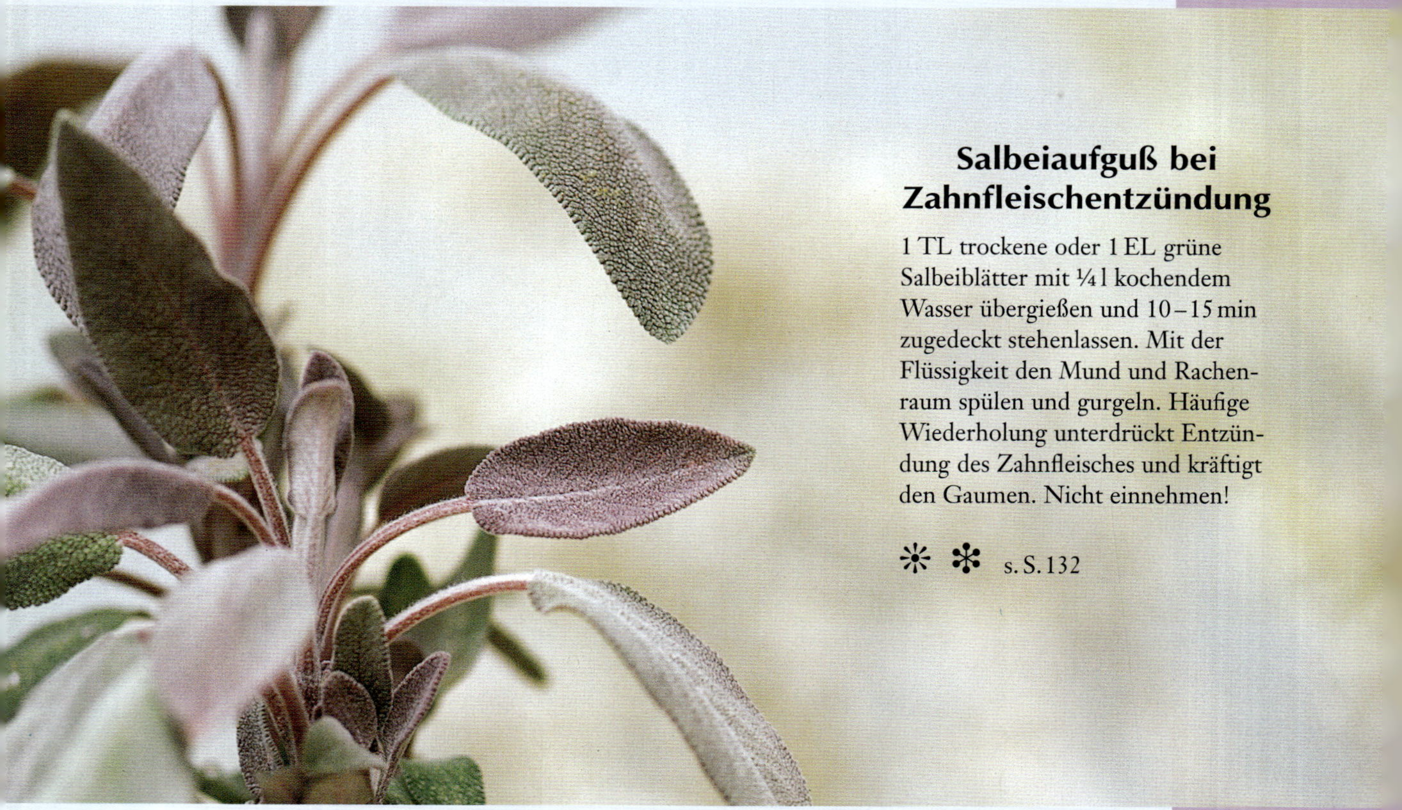

## Salbeiaufguß bei Zahnfleischentzündung

1 TL trockene oder 1 EL grüne Salbeiblätter mit ¼ l kochendem Wasser übergießen und 10–15 min zugedeckt stehenlassen. Mit der Flüssigkeit den Mund und Rachenraum spülen und gurgeln. Häufige Wiederholung unterdrückt Entzündung des Zahnfleisches und kräftigt den Gaumen. Nicht einnehmen!

* * s. S. 132

Garten-Salbei *(Salvia officinalis)*

# Minze/Krauseminze

Parfümerie und Medizin bildeten noch eine Einheit, als ägyptische Minze Bestandteil von *kyphi*, des weltbekannten Weihrauches aus Ägypten war. Bereits die Bibel berichtet, daß die Pharisäer Minze mit Dill und Kümmel als Zehnten sammelten. Die Hebräer schmückten ihre Synagogen damit. Wegen ihres stürmischen Wachstums kann Minze auch zur Gartenplage werden.

Krauseminze *(Mentha spicata)*

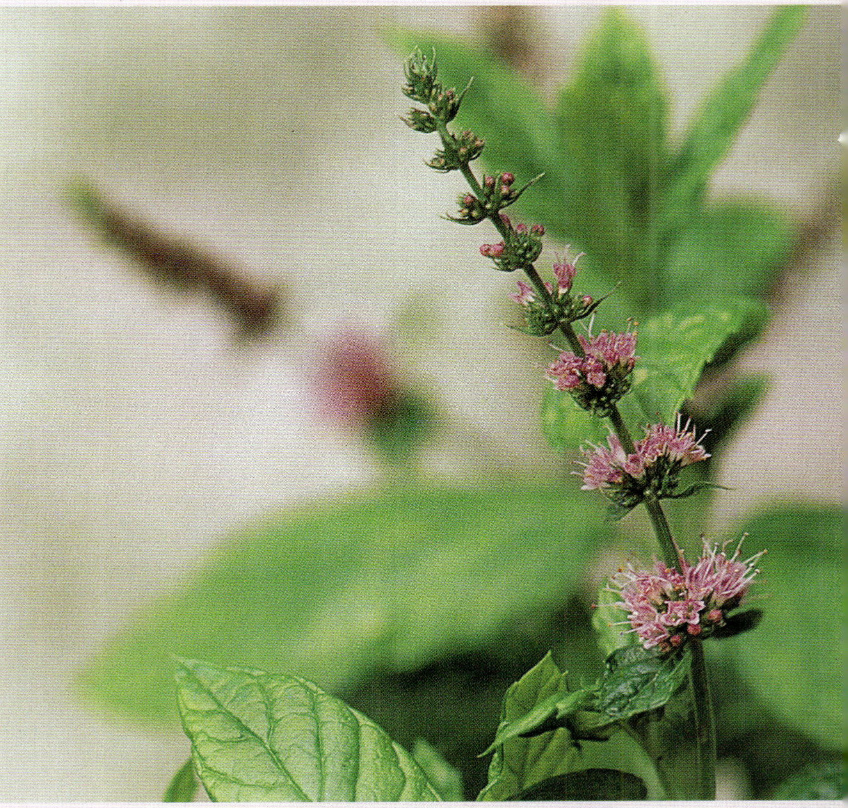

## Tee gegen Blähungen und Übelkeit

In 1 Tasse kochendes Wasser 1 TL getrocknete oder 2 TL grüne Krauseminze *(M. spicata)* geben und 10 min zugedeckt stehenlassen. Den Tee nach den Mahlzeiten heiß trinken.

**Tip:** Krauseminze und Pfefferminze in der Nähe von Rosen vertreiben Blattläuse. Das ätherische Öl von *M. spicata* hilft bei Müdigkeit und stärkt das Immunsystem gegen Infektionen. In Salben werden sie bei Akne und unreiner Haut benutzt.

❃ ✲ ✾ s. S. 132 – 133

**Heilwirkung:** Minze ist vielseitig stärkend. Äußerlich ist sie an warmen Tagen aromatisch und kühlend. In der Küche und zur Behandlung von Krankheiten ist Minze ähnlich vielseitig einsetzbar. Tee aus Minze wird bei den Beduinen traditionell als antiseptisches Getränk benutzt, das bei Verdauungsstörungen, Übelkeit, Kopfschmerz, Gallenbeschwerden und prämenstruellem Spannungssyndrom hilft.
**Anwendung:** Poleiminze *(M. pulegium)* in Öl aufschließen (s. S. 124) und äußerlich bei Infektionen im Bereich des Brustkorbes anwenden. Pfefferminztee *(M. x piperita)* hilft bei Atembeschwerden. Ein Aufguß (s. S. 122) aus duftender Pfefferminze *(M. x piperita var. variegata)* ergibt eine die Kopfhaut anregende Haarwäsche. Inhalation mit *M. spicata* löst und lindert Katarrh. Apfelminze *(M. suaveolens)* können Süßspeisen und Gelees zugegeben werden. Minzsoße ist schmackhaft mit Lammbraten und dunkler Schokolade.

Kapitel 6

# Unkräuter und Wildblumen

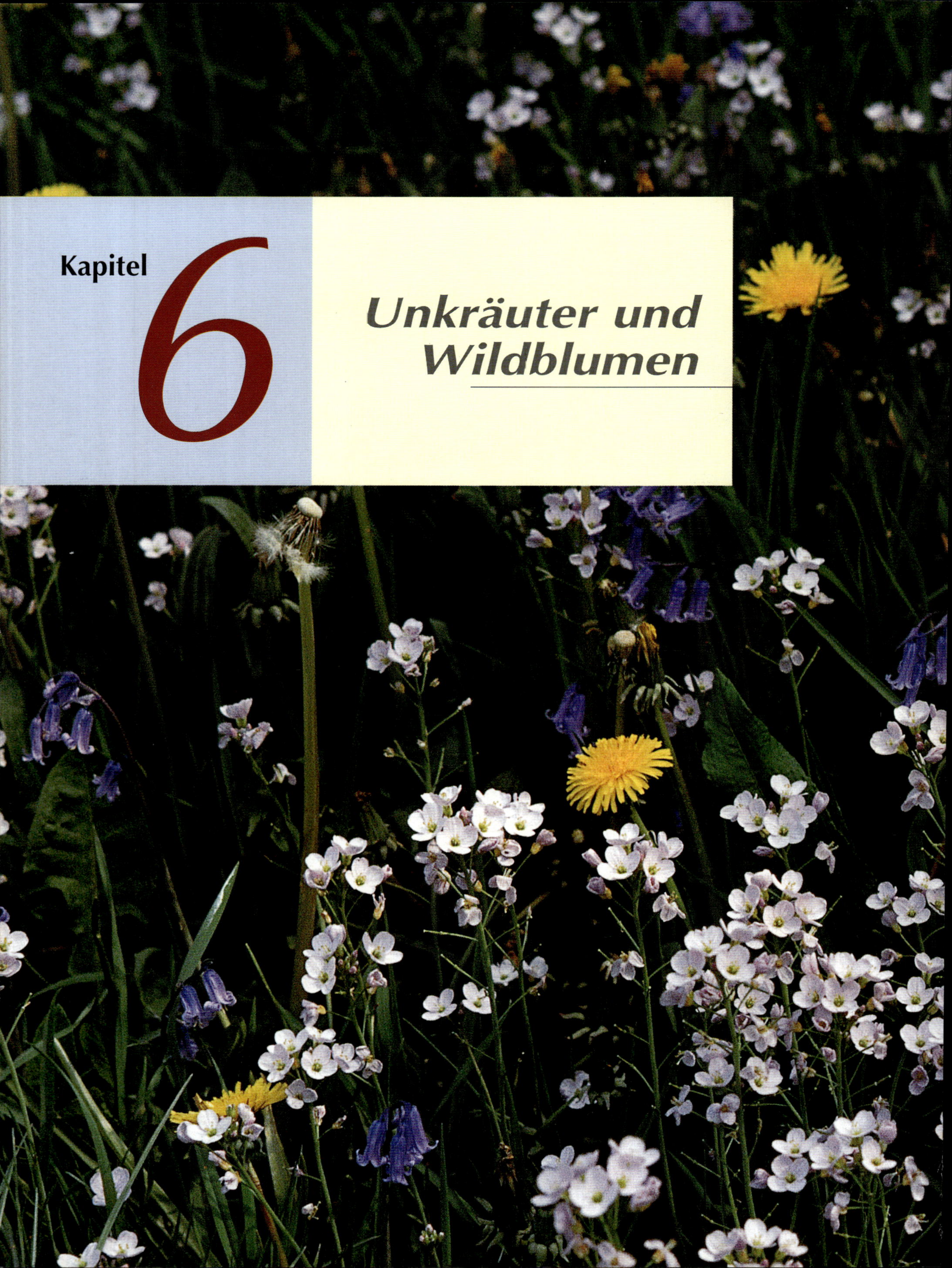

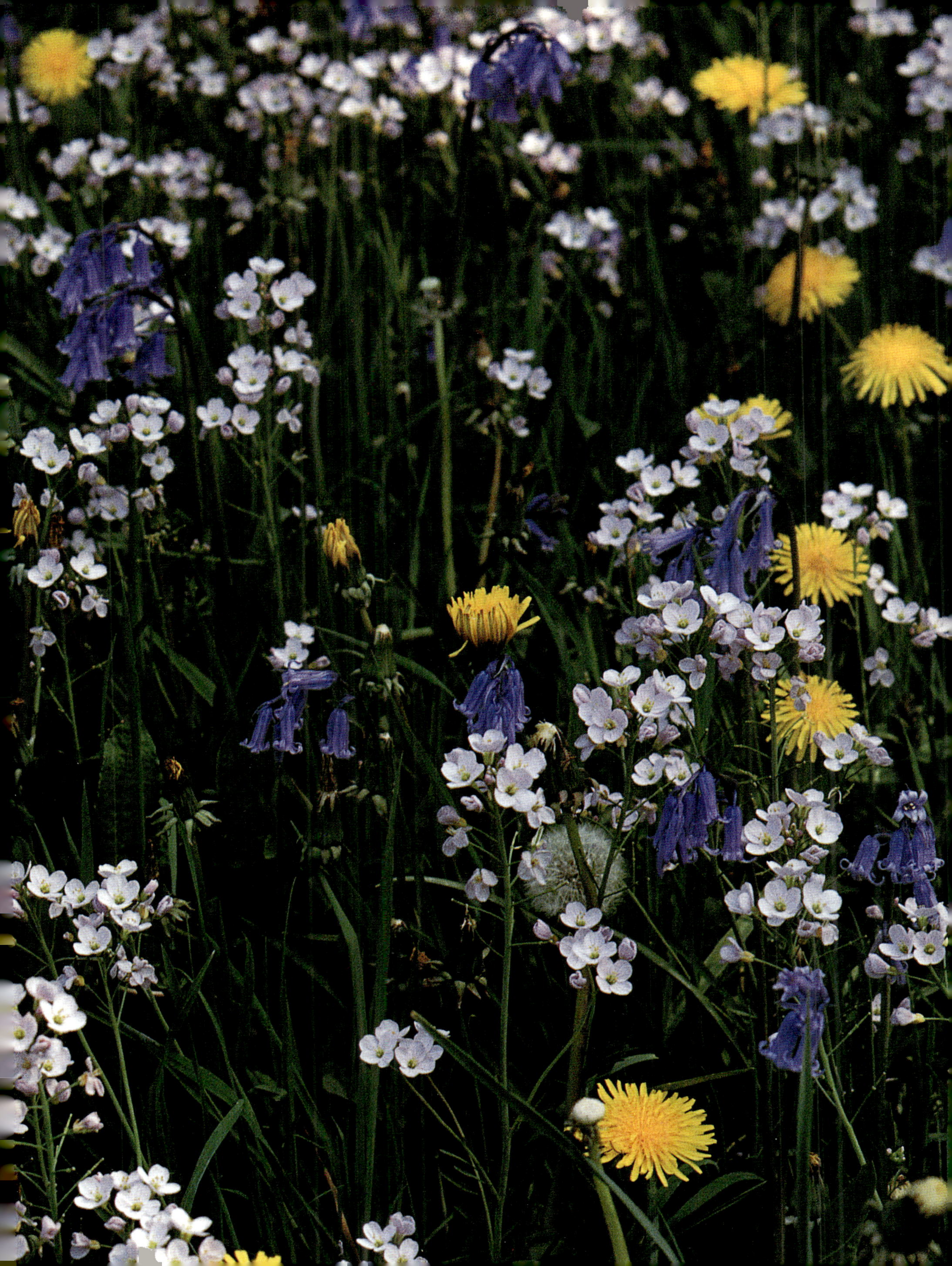

# *Unkräuter und Wildblumen*

Eine Definition von Unkraut lautet „unerwünschter Pflanzenwuchs", eine andere, „Pflanzen, die wir noch nicht zu nutzen wissen". All unsere Heil- und Kulturpflanzen waren einst Wildpflanzen. In diesem Sinne ist die auf einem Kiesweg wachsende, anspruchslose Lupine ein Unkraut. Andererseits sind manche Pflanzen, über die sich der Gärtner stets auf neue ärgert, wunderschöne Unkräuter.

Ein ausgezeichnetes Beispiel ist die Quecke *(Elymus repens),* die von Dioscorides bereits im 1. Jh. n. Chr. als wichtige Heilpflanze erwähnt wird. Wie Schachtelhalm *(Equisetum spp.),* werden ihre siliciumreichen Ausläufer zur Herstellung von Präparaten zur Behandlung der Prostata, besonders der Prostatavergrößerung, benutzt. Die Zigeuner verwendeten einen mit kaltem Wasser hergestellten Aufguß der Quecke zur Senkung von Fieber und bei Gallensteinen. Wirksam ist er gleichermaßen als Sprühmittel gegen Mehltau und Pilzbefall im Garten. Quecke, ein lästiges Unkraut im gepflegten Rasen und auf Rabatten, wurde auch als nährstoffreiches Lebensmittel angebaut.

DIE VIELSEITIGKEIT VON UNKRÄUTERN

Mancherorts sind aus einst wertlosen Unkräutern inzwischen vielfältig genutzte Pflanzen geworden. *Avena sativa,* Hafer, der zu Flocken, Grütze und anderen Produkten (mit hohen Anteilen an Eiweiß, Stärke, Mineralstoffen und Vitamin E) verarbeitet wird, war früher eine wildwachsende Pflanze. Heidekraut *(Calluna vulgaris),* das die Luft mit würzigem Duft erfüllt und Bienen auf der Heide und im Moor reiche Nahrung bietet, hilft bei nervöser Erschöpfung und Schlaflosigkeit. Der in Gräben wachsende wilde Sellerie *(Apium graveolens)* mit seinem Reichtum an Vitaminen und Mineralsalzen liefert einen anregenden Blattaufguß, der Samen hilft bei Blähungen. Die Tollkirsche *(Atropa bella-donna),* eine Giftpflanze,

Wegwarte

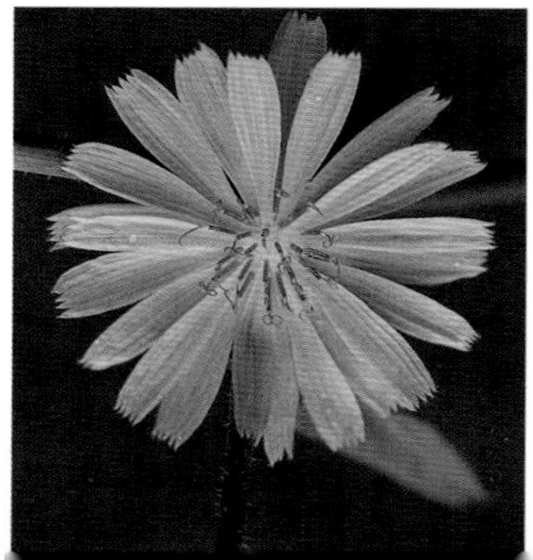

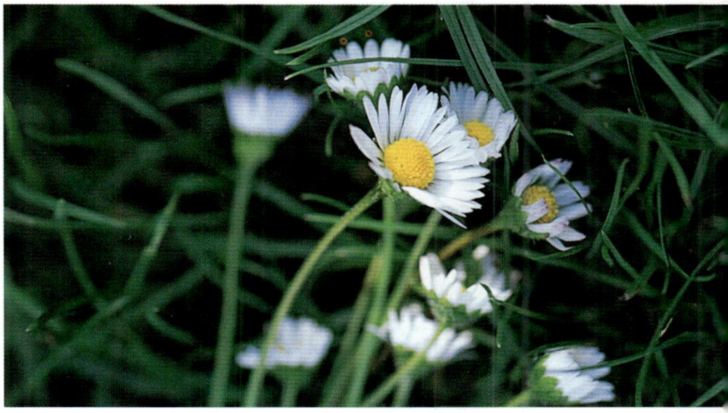

Gänseblümchen

hat als Lieferant für Atropin Geschichte gemacht und diente als „Zauberpomace" vor Erfindung der Anästhesie als Narkosemittel. Bittersüß *(Solanum dulcamara)*, ein weiteres Mitglied dieser Familie, hilft bei chronischem Rheumatismus. Eine Reihe verwandter Pflanzen ist aus unserem Speisenangebot nicht wegzudenken, z. B. Auberginen, Kartoffeln und Tomaten.

Küchenkräuter früherer Zeiten und Würzen von heute stammen ebenfalls von Unkräutern. Wilder Meerrettich *(Armoracia rusticana)* ergibt nicht nur einen sehr würzigen Geschmack, er reinigt auch das Blut und regt die Verdauung an. Die Samen des Indischen Senfs *(Brassica juncea)* und des Schwarzen Senfs *(Brassica nigra)* dienten im Morgenland zum Würzen von Speisen, lange bevor die Römer sie nach Europa brachten, wo sie zur Schmerzlinderung, als antibiotische Packungen und Pflaster bei Rheumatismus und Muskelzerrung oder als Fußbad bei Erkältungen benutzt werden.

Sauerampfer, jung gepflückt und roh verzehrt oder wie Spinat gekocht, war so gut, daß die Franzosen ihn in Kultur nahmen. Dennoch gilt er heute eher als Unkraut denn als Delikatesse für Kenner. Zucker- oder Süßwurzel *(Sium sisarum)*, eine chinesische Topfpflanze, ist ein „allerköstlichstes Wurzelgemüse".

Mit ein wenig Einfallsreichtum lassen sich zahlreiche Verwendungsmöglichkeiten finden: Löwenzahn *(Taraxacum officinale)* und Klette *(Arctium lappa)* im Grünzustand, als Kaffee, Wein und Bier, Brennessel *(Urtica dioica)* als Spinat, Suppe und Bier, Wiesenknöterich *(Polygonum bistorta)* für den Osterpudding und Süßdolde *(Myrrhis odorata)* mit pommes frites. Selbst Geißfuß oder „Gichtkraut" *(Aegopodium podagraria)* kann als Gemüse verzehrt werden.

Unkräuter, wie Vogelmiere *(Stellaria media)*, die adstringierenden Blätter des Gänseblümchens *(Bellis perennis)* oder blanchierte Zichorie *(Cichorium intybus)* können für Salate verwendet

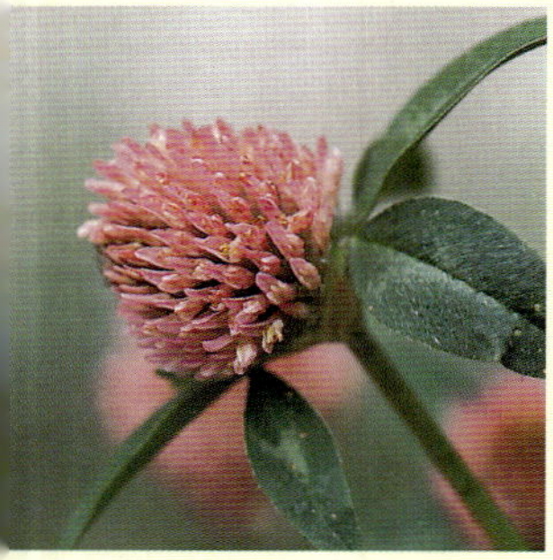

Rotklee

werden. Schwarzer Holunder *(Sambucus nigra)* und Brombeere *(Rubus fruticosus)* eignen sich für Kaltschalen, Marmelade und Wein. Süße Speisen liefern auch andere Wildfrüchte, wie Schlehe *(Prunus spinosa)*, wildwachsende Minzen *(Mentha spp.)*, Haselnuß *(Corylus avellana)* und Weißdorn *(Crataegus monogyna)*. Ausnahmslos handelt es sich dabei um heilkräftige Pflanzen, die als Beilage oder zur Verfeinerung des Geschmackes von Speisen verwendet werden können.

Zahlreiche Pflanzen der Neuen Welt kamen einst als Unkräuter nach Europa. Die Indianer rauchen die Blätter der Bärentraube *(Arctostaphylos uva-ursi)* mit Tabak, ihre Frauen benutzen sie bei Harnblasenentzündung. Das aromatische Marienblatt *(Tanacetum balsamita)*, „seiner süßen Blüten und Blätter" wegen geschätzt, findet gleichermaßen in der Küche, für Kosmetika und in der Medizin Anwendung; es kam mit den Puritanern nach Amerika.

Manche Unkräuter sind hartnäckig und klammern sich an unsere Kleidung, z. B. Waldmeister *(Galium odoratum)* oder der hartnäckige Gundermann *(Glechoma hederacea)*, den die Germanen zur Läuterung und Verbesserung des Biergeschmackes verwendeten. Hartnäckig ist auch das Klebkraut *(Galium aparine)*, das den Blutdruck senkt und zur Behandlung von Entzündungen des Gehirns und des Rückenmarks (myalgische Encephalomyelitis), Hepatitis, bösartigen Brusttumoren und Zysten verwendet wird. Andorn *(Marrubium vulgare)* ist ein weiterer Vertreter der vielseitig verwendbaren Unkräuter, der im Garten besonders als Bienenfutter dient.

Unkräuter, wie Honig- und Steinklee *(Melilotus officinalis)*, locken von Asien bis Kanada mit ihrem Duft Bienen an. Rot- oder Wiesenklee *(Trifolium pratense)* ist die wichtigste Futterkultur Nordeuropas. Wie Veilchen, findet sie aber auch in der Kosmetik

***„Mit Füßen getreten, lebt das Gänseblümchen und schlägt Wurzeln in den Schoß der Zeit: Jahrhunderte kommen und versinken lautlos im Grab der Zeit. Das Kind, versteckt im Schoß der Zeit, lächelt und pflückt das Blümchen noch, wenn diese Zeilen längst vergessen sind.***

**nach *Collected Poems* von John Clare (1793–1864)**

Verwendung, wird mit Salaten oder als blumiger Wein gereicht. Mit der Frühlingssonne kommen die duftende Schlüsselblume *(Primula veris)* und die Kissenprimel *(Primula vulgaris)*. Ihre nervenberuhigenden und Auswurf lösenden Eigenschaften helfen bei Krampfzuständen und entspannen Körper und Seele.

Unter den wunderschönen Wildblumen steht der feuerrote, narkotisierende Klatschmohn neben dem intensiven Blau der Kornblume *(Centaurea cyanus)*, deren Blüten bei Hornhautgeschwüren helfen. Mit dem Saft des geheimnisvollen Schöllkrautes *(Chelidonium majus)* oder „Alchimistengold" öffnen die Schwalben die Augen ihrer Jungen. Beim Menschen wird es äußerlich zur Behandlung des grauen Stars angewendet. Der Legende nach fiel das Schöllkraut als Edelstein vom Himmel. Als Pflanze der Götter hält es Körper und Geist zusammen und erfreut die Seele mit dem Duft ihrer Blüten.

---

Weil die Menschen aber einen manikürten Rasen und eine unkrautfreie Rabatte lieber haben, sind viele dieser wunderbaren Geschöpfe der Natur aus unserem Gesichtskreis verbannt worden. Oder haben wir es uns zur Gewohnheit gemacht, zwischen Unkraut und Nutzpflanze nur noch nach kommerziellen Aspekten zu unterscheiden? Mag es dem heilsamen Garten beschieden sein zu erleben, daß sich die Lehre des griechischen Astronomen Hipparchus (um 146–120 v. Chr.) der die Sterne einteilte und Erläuterungen für die Jahreszeiten gab, und die des Hippokrates (um 460–377 v. Chr.), des Vaters der Medizin, treffen, denn viele ihrer Geheimnisse liegen in den Unkräutern und Wildblumen des Gartens und warten darauf, entschlüsselt zu werden.

Kornblume

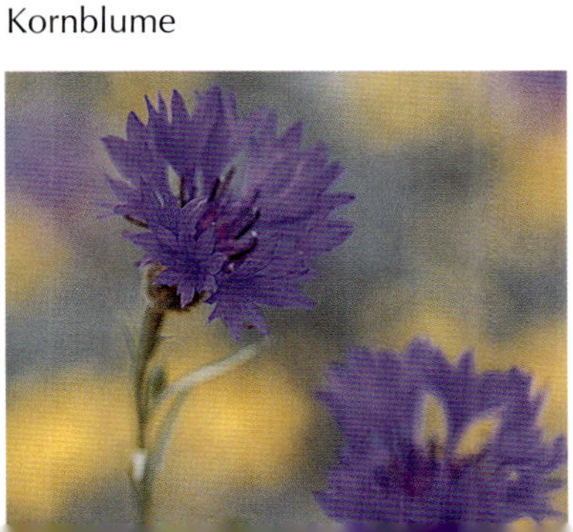

# Efeu

**Symbol der Unsterblichkeit und Zeichen des Osiris, des ägyptischen Gottes des Überflusses und der Fruchtbarkeit, ist der immergrüne Efeu in unseren Breiten seit dem 7. Jh. v. Chr. heimisch. Fettleibigkeit ist heute so verbreitet wie in alter Zeit. Damen, die an Cellulit erkrankt sind, nutzen zur Beseitigung dieser Krankheit auch heute noch die Wirkung des Efeu in Form äußerlich anzuwendender Schönheitspräparate.**

**Heilwirkung:** Das *Leech Book of Bald* (900 n. Chr.) enthält ein Rezept, demzufolge in Butter gekochte, zarte Efeuzweige als Mittel gegen Sonnenbrand, besonders im Gesicht, wirken. Die Bewohner des schottischen Hochlandes nahmen Efeu *(Hedera hibernica spp.)* als Hühneraugensalbe mit nach Amerika. Aus *H. hibernica* bereiteten sie einen milden Absud (5 Blätter auf 1 Tasse) bei Drüsenschwellungen.

**Anwendung:** Heute wird Efeu vorzugsweise zur äußerlichen Anwendung empfohlen. Ein kräftiger Absud (s. S. 123) kühlt bei Ekzemen, als Bestandteil von Cremes wird Efeu bei der Massage von Fetteinlagerungen angewendet. Packungen helfen gegen Pusteln und bei lokalen Hautproblemen, z. B. Furunkeln. Efeu hilft auch bei Hühneraugen, bei denen der Dorn kegelartig in die Tiefe wächst.

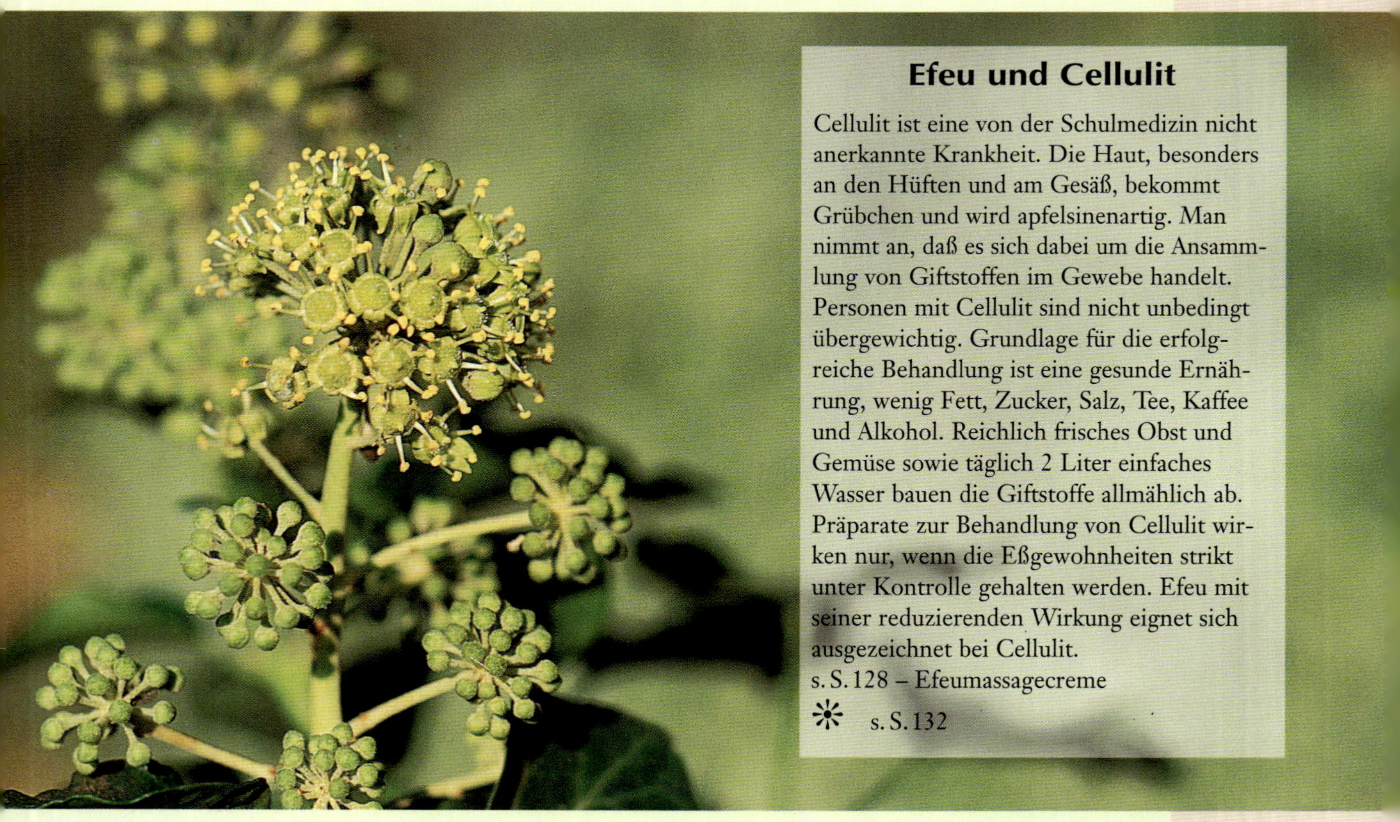

## Efeu und Cellulit

Cellulit ist eine von der Schulmedizin nicht anerkannte Krankheit. Die Haut, besonders an den Hüften und am Gesäß, bekommt Grübchen und wird apfelsinenartig. Man nimmt an, daß es sich dabei um die Ansammlung von Giftstoffen im Gewebe handelt. Personen mit Cellulit sind nicht unbedingt übergewichtig. Grundlage für die erfolgreiche Behandlung ist eine gesunde Ernährung, wenig Fett, Zucker, Salz, Tee, Kaffee und Alkohol. Reichlich frisches Obst und Gemüse sowie täglich 2 Liter einfaches Wasser bauen die Giftstoffe allmählich ab. Präparate zur Behandlung von Cellulit wirken nur, wenn die Eßgewohnheiten strikt unter Kontrolle gehalten werden. Efeu mit seiner reduzierenden Wirkung eignet sich ausgezeichnet bei Cellulit.

s. S. 128 – Efeumassagecreme

✲ s. S. 132

Efeu *(Hedera helix)*

# Schlüsselblume

Der nordischen Göttin Freya gewidmet, ist die Schlüsselblume, die „echte Primel“, für das christliche Europa Sinnbild des Schlüssels Petri zum Himmelreich. Blüht sie, ist der Sommer nicht mehr fern. In England durch zu eifriges Sammeln im ersten Viertel dieses Jahrhunderts nahezu ausgestorben, verdient es die Schlüsselblume, von den Gärtnern in Pflege genommen zu werden.

Schlüsselblume *(Primula veris)*

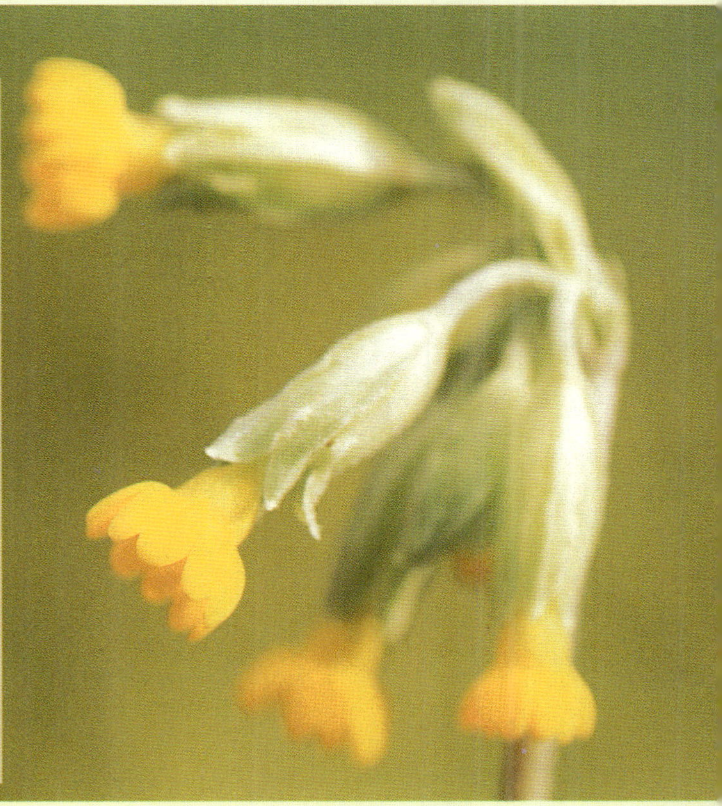

## Schlüsselblumenwein

1 ½ kg Hutzucker
4 ½ l Brunnenwasser
2 Apfelsinen (geriebene Schale und Saft)
1 Zitrone (geriebene Schale und Saft)
4 ½ l Schlüsselblumenblüten
2 EL Brauhefe
¼ l Branntwein (kann entfallen)

Wasser und Zucker in ein großes Gefäß geben und zum Kochen bringen, dabei umrühren und Schaum abschöpfen. Geriebene Apfelsinen- und Zitronenschale und den Saft in einen großen Topf geben. Das kochende Zuckerwasser zugeben und intensiv rühren. Danach abkühlen lassen. Zu der lauwarmen Flüssigkeit die Blüten der Schlüsselblume (abgestielt und gewaschen) sowie die Hefe zugeben. Intensiv rühren, mit Gaze abdecken, nach 48 Stunden den Branntwein hinzugeben. In ein Fäßchen umfüllen, verspunden und 2 Monate in Ruhe lassen. Abziehen, seihen, in Flaschen abfüllen und kühl lagern.

❋ ❃ ✾ s. S. 132–133

**Heilwirkung:** Der frische, anregende Duft der Schlüsselblume geht in den Wein. Er enthält viel Flavanoide und hilft bei Entkräftung (1 Glas täglich vor dem Schlafengehen). Blütenaufgüsse (s. S. 122) senken Fieber und sind entzündungshemmend. Die Wurzeln werden traditionell zur Behandlung von Gelenkentzündungen benutzt. Die Tinktur und der „Tee“ der Blüten der Kissenprimel *(Primula vulgaris)* werden bei Störungen des Nervensystems angewendet und als Packung (s. S. 125) zur Wundheilung angewendet.

**Anwendung:** Mit dem „Tee“ der Blüten wird Kopfschmerz gelindert. Die Flavanoide sind entzündungshemmend und wirken bei Krämpfen, hemmen die Ausschüttung von Histamin und die Oxidation. In Öl aufgeschlossene Blüten ergeben eine Salbe gegen Sonnenbrand. Blüten von *P. vulgaris* können roh in Salat oder gekocht als Gemüse verzehrt werden.

# Vogelmiere

Vogelmiere ist wahrscheinlich das weltweit am weitesten verbreitete Unkraut. Es folgte dem Zug des Menschen und diente als Grünfutter für das Geflügel. In England zur Zeit der Königin Elisabeth I. (1533 – 1603) diente die Vogelmiere als Futter für in Gefangenschaft gehaltene Singvögel, z. B. Hänflinge.

**Heilwirkung:** Außer Vitamin C enthält Vogelmiere viel Kaliumsalze und Rutin. Als „Tee" hilft sie bei Rheumatismus und Bronchitis. Als Absud wird sie innerlich bei Verstopfung und äußerlich bei schmerzhaften Entzündungen benutzt. Als kalte Kompresse heilt sie Wunden. In der ajurvedischen Medizin gilt die Vogelmiere als nahrhaftes Kraut, feuchtigkeitsspendendes Mittel zum Lösen von Auswurf und äußerliches Heilmittel.

**Anwendung:** Ausgezeichnet für Salate im Sommer und Winter, auch gedünstet als Gemüse. Packungen (s. S. 125) mit frischen Vogelmiereblättern helfen bei Entzündungen und Geschwüren. Die betroffenen Partien können auch in einem Vogelmiereabsud (s. S. 123) gebadet werden. Kühlende Heilcreme mit Vogelmiere nimmt das Juckgefühl bei Hautreizungen.

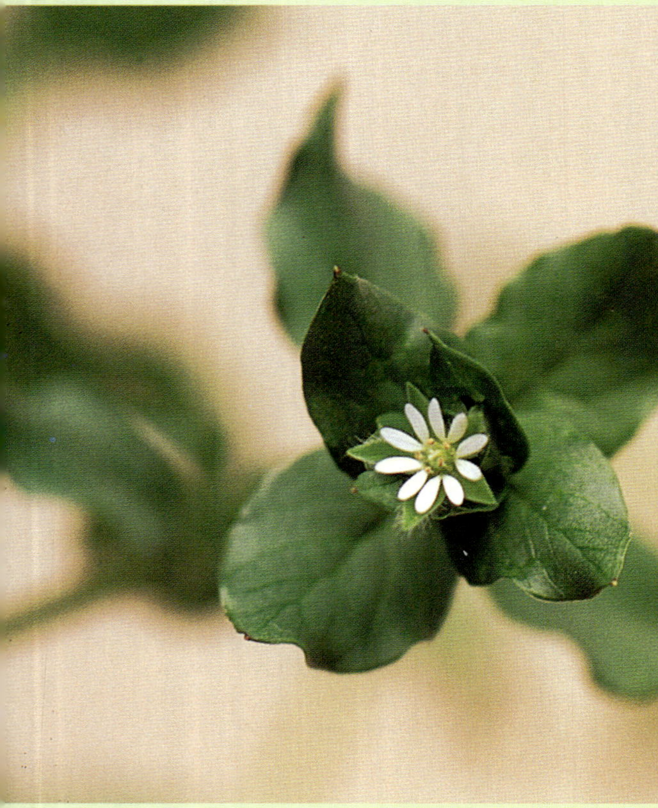

## Vogelmierensalbe

Eine gepreßte Handvoll Vogelmiere mit einer Handvoll Rosenblütenblätter mischen und in 40 ml Rebsaft kochen, bis sich das Volumen um ein Viertel verringert hat, danach abgießen.

1 EL Bienenwachs
1 EL Lanolin
2 EL Vogelmiereabsud (s. S. 123)
10 Tropfen ätherisches Lavendelöl
1 TL Glycerin
1 EL Kakaobutter
1½ EL Ringelblumenöl
¼ TL Borax

Bienenwachs im Wasserbad flüssig werden lassen, getrennt davon auch Lanolin und Kakaobutter und unter Rühren dem Bienenwachs zugeben. Ringelblumenöl und Glycerin erwärmen und unter Rühren dem Gemisch langsam zugeben. Borax in Vogelmierenabsud lösen und bis zum Eindikken rühren. Nach dem Erkalten Lavendelöl zugeben. Abgießen, verschließen, etikettieren und mit Datum versehen.

s. S. 132

Vogelmiere *(Stellaria media)*

# Schachtelhalm

Schachtelhalm ist eine winterharte, sporenbildende Pflanze. Mit Ausnahme von Australien ist sie weltweit verbreitet und hat sich seit dem Paläozoikum, als sie Wälder bildete, im wesentlichen nicht verändert. Schachtelhalm enthält viel Silicium. Manche Schachtelhalme enthalten winzige Einlagerungen von Gold und werden deshalb von Goldsuchern bei der Suche nach Lagerstätten benutzt.

Ackerschachtelhalm *(Equisetum arvense)*

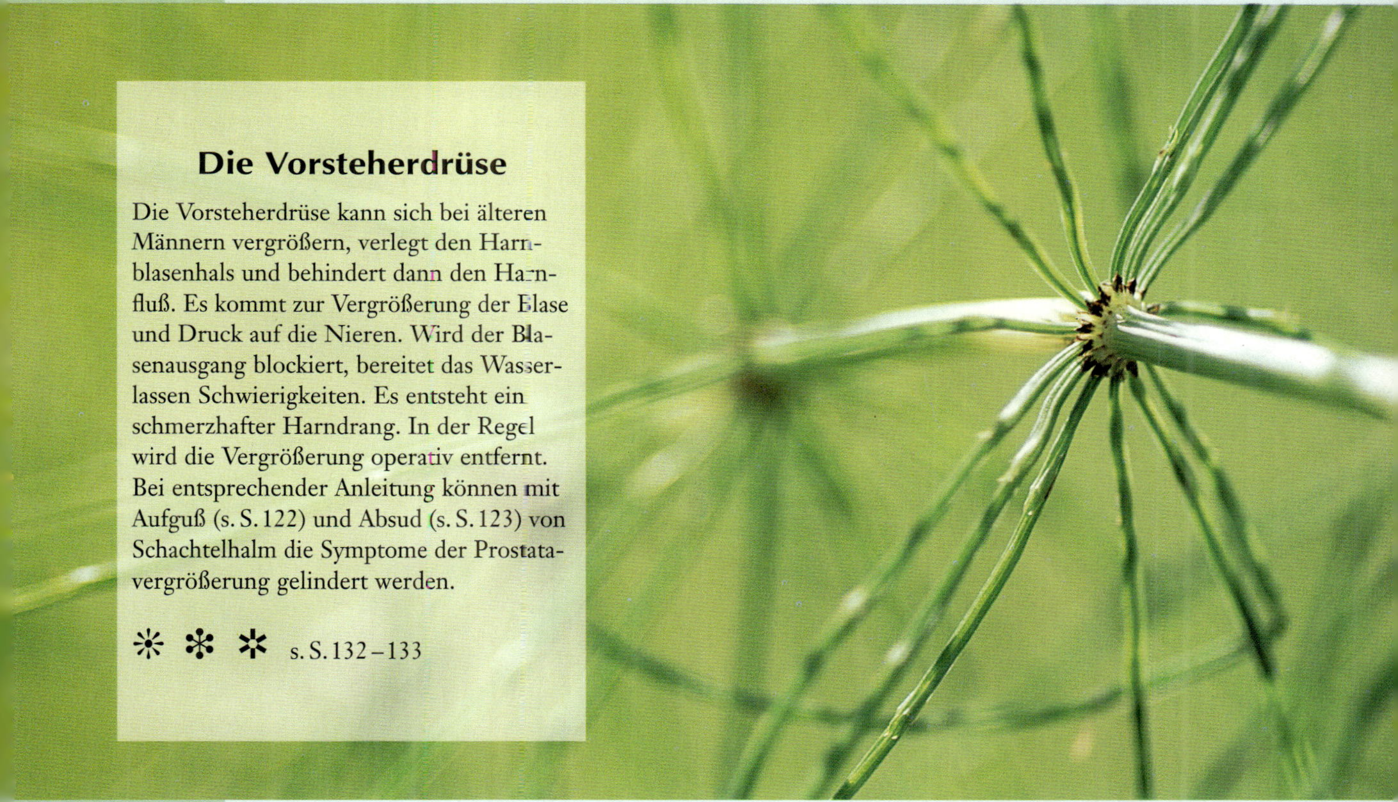

## Die Vorsteherdrüse

Die Vorsteherdrüse kann sich bei älteren Männern vergrößern, verlegt den Harnblasenhals und behindert dann den Harnfluß. Es kommt zur Vergrößerung der Blase und Druck auf die Nieren. Wird der Blasenausgang blockiert, bereitet das Wasserlassen Schwierigkeiten. Es entsteht ein schmerzhafter Harndrang. In der Regel wird die Vergrößerung operativ entfernt. Bei entsprechender Anleitung können mit Aufguß (s. S. 122) und Absud (s. S. 123) von Schachtelhalm die Symptome der Prostatavergrößerung gelindert werden.

❊ ❊ ❊ s. S. 132–133

**Heilwirkung:** Schachtelhalm ist die einzige bekannte Quelle für lösliches, organisches Silicium. Bittersüß *(E. hyemale)* wird in der chinesischen Medizin bei Augenentzündungen, in der ajurvedischen Medizin bei Problemen mit den Harnwegen, Brüchen und Geschlechtskrankheiten angewendet. Kurzzeitig kann Ackerschachtelhalm auch innerlich bei Prostataproblemen, meist gemeinsam mit Hortensie *(Hydrangea arborescens)* und anderen schmerzlindernden Pflanzen sowie in Wein gekocht bei Nierenleiden angewendet werden.

**Anwendung:** Am häufigsten wird *E. arvense* bei spröden und brechenden Nägeln angewendet, wie sie besonders häufig bei Gärtnern sind. Schachtelhalm sollte man zur Hand haben, um Wundblutungen und Nasenbluten zu stillen, da es ein ausgezeichnetes Gerinnungsmittel ist. Der Absud (s. S. 123) als Badezusatz beschleunigt den Heilvorgang bei Knochenbrüchen.

# Löwenzahn

Der arabische Arzt Avicenna berichtete als erster über die Verwendung des Löwenzahn zur Behandlung von Krankheiten. Löwenzahnblätter halfen den Einwohnern von Menorca, die Hungersnot zu überstehen. In Kanada und England ist Löwenzahnbier beliebt. Als Nahrung von Zauberern und Hexen ist die den Strahlen der Sonne gleichende Pflanze anspruchslos und erfreut die Kinder selbst in den schmutzigsten Winkeln einer Stadt.

**Heilwirkung:** Löwenzahnblätter, Wurzeln und junge Spitzen sind reich an Vitamin A (Beta-Karotin), C und Niacin-B-Komplex. Sie enthalten Kalium, Calcium und eineinhalb mal mehr Eisen als Spinat. Löwenzahn ist harntreibend, reinigt das Blut, hilft bei Störungen der Haut und der Nierenfunktion und hält Flüssigkeit zurück.
**Anwendung:** Aus jungen Blättern wird harntreibender „Tee" zubereitet. Mit leicht abführend wirkenden Bitterstoffen der geriebenen oder gehackten, rohen Wurzeln ergeben die jungen Blätter einen nahrhaften Salat. Der hohe Kaliumgehalt der Blätter gleicht das mit dem Harn verlorene Kalium wieder aus. Getrocknete und geröstete Wurzeln können gemahlen als Kaffee-Ersatz verwendet werden. Der Absud (s. S. 123) der Blüten dient für kosmetische Waschungen. Im Frühjahr können die Blätter als anregendes Dampfbad für die Gesichtshaut benutzt werden.

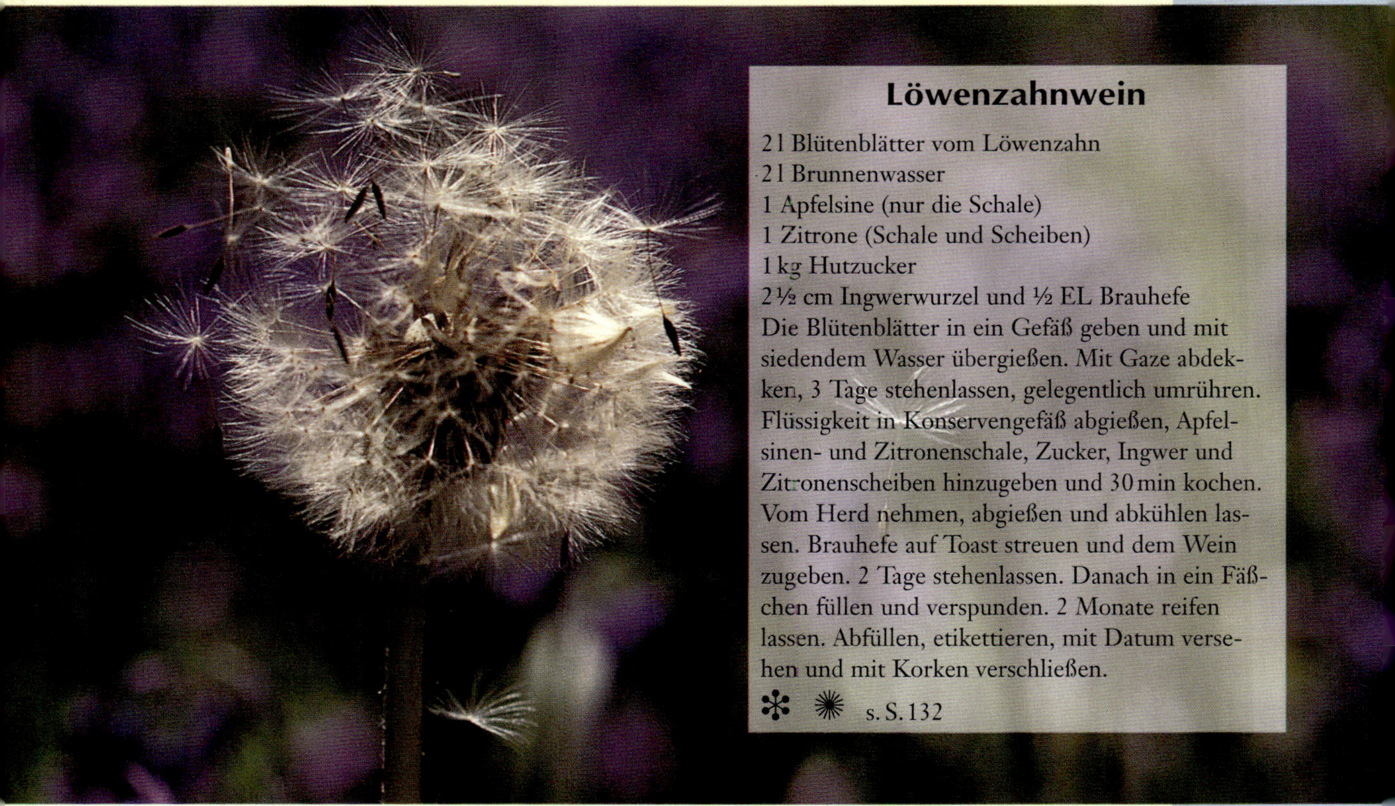

## Löwenzahnwein

2 l Blütenblätter vom Löwenzahn
2 l Brunnenwasser
1 Apfelsine (nur die Schale)
1 Zitrone (Schale und Scheiben)
1 kg Hutzucker
2½ cm Ingwerwurzel und ½ EL Brauhefe

Die Blütenblätter in ein Gefäß geben und mit siedendem Wasser übergießen. Mit Gaze abdecken, 3 Tage stehenlassen, gelegentlich umrühren. Flüssigkeit in Konservengefäß abgießen, Apfelsinen- und Zitronenschale, Zucker, Ingwer und Zitronenscheiben hinzugeben und 30 min kochen. Vom Herd nehmen, abgießen und abkühlen lassen. Brauhefe auf Toast streuen und dem Wein zugeben. 2 Tage stehenlassen. Danach in ein Fäßchen füllen und verspunden. 2 Monate reifen lassen. Abfüllen, etikettieren, mit Datum versehen und mit Korken verschließen.

✻ ✺ s. S. 132

Löwenzahn *(Taraxacum officinale)*

# Brennessel

Brennesseln werden seit Urzeiten in der Medizin verwendet. Bei Gärtnern ist die silberblättrige Taubnessel weniger beliebt als die weiße Taubnessel *(Lamium album)*. Die Bezeichnung *lamium* ist das griechische Wort für Schlund, was an die nektarhaltige ‚Kehle der Blüten' erinnert. Einst in Frankreich als Gemüse geschätzt, wird *L. album* als ‚taub' bezeichnet, weil sie im Gegensatz zur Brennessel nicht brennt.

Brennessel *(Urtica dioica)*

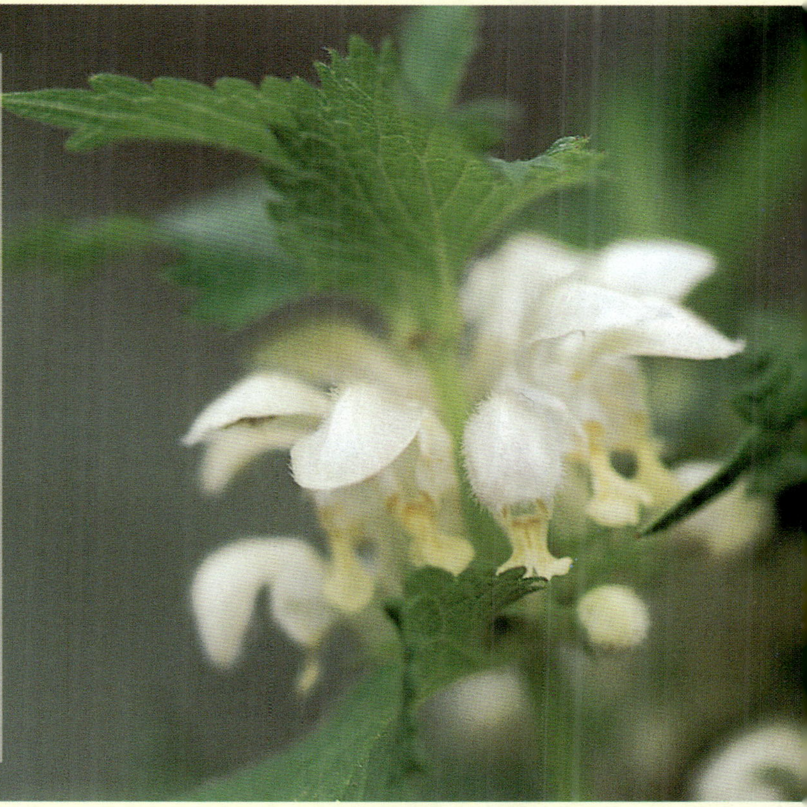

## Blutarmut

Wegen ihres hohen Eisengehaltes ergibt *U. dioica* einen ausgezeichneten „Tee" zur Behandlung von Anämie. 1 TL getrocknete oder 2 TL grüne Brennesselblätter auf 1 Tasse Wasser 2–3mal täglich.
Bei Anämie ist die Menge des sauerstofftragenden Blutfarbstoffes Hämoglobin im Blut verringert. Zu den wichtigsten Symptomen gehören ständige Ermüdung, Atemnot bei körperlicher Anstrengung und geringe Widerstandskraft gegen Infektionen. Die Ursache kann Blutverlust bei Unfällen, chronische Blutung, Eisenmangel, Zerstörung oder eingeschränkte Funktion der roten Blutkörperchen sein. Die Behandlung erfolgt je nach Ursache und muß vom Arzt festgestellt und behandelt werden.

✲ s. S. 133

**Heilwirkung:** *L. album* wird als „Tee" bei Störungen der Blasenfunktion sowie des weiblichen Fortpflanzungssystems verwendet. *U. dioica* enthält viel Eisen, Vitamin A und C sowie wichtige Salze und Mineralstoffe. Im zeitigen Frühjahr sind Brennesseln ein gesundheitsförderndes Nahrungsmittel. Das Vitamin C sorgt für die Aufnahme des Eisens in den Körper. Brennesseln sind adstringierend, stark anregend, harntreibend und entschlacken den Körper, stoppen Gebärmutterblutungen, helfen bei hohem Blutdruck und Blutzucker. *U. dioica* hilft bei Gelenkentzündungen, Rheumatismus, Ekzemen und besonders bei Blutverlust als Folge von zu starker Regelblutung.
**Anwendung:** Absude von *L. album* und *U. dioica* bauen das Haar auf. Waschungen, Aufgüsse (s. S. 122), Absude und Kompressen (s. S. 123) von *U. dioica* beschleunigen Heilungsvorgänge. Bei Blutarmut können die jungen Blätter der Brennessel als Gemüse oder Suppe verzehrt oder als „Tee" genossen werden.

Kapitel 7

# Balkons und Terrassen

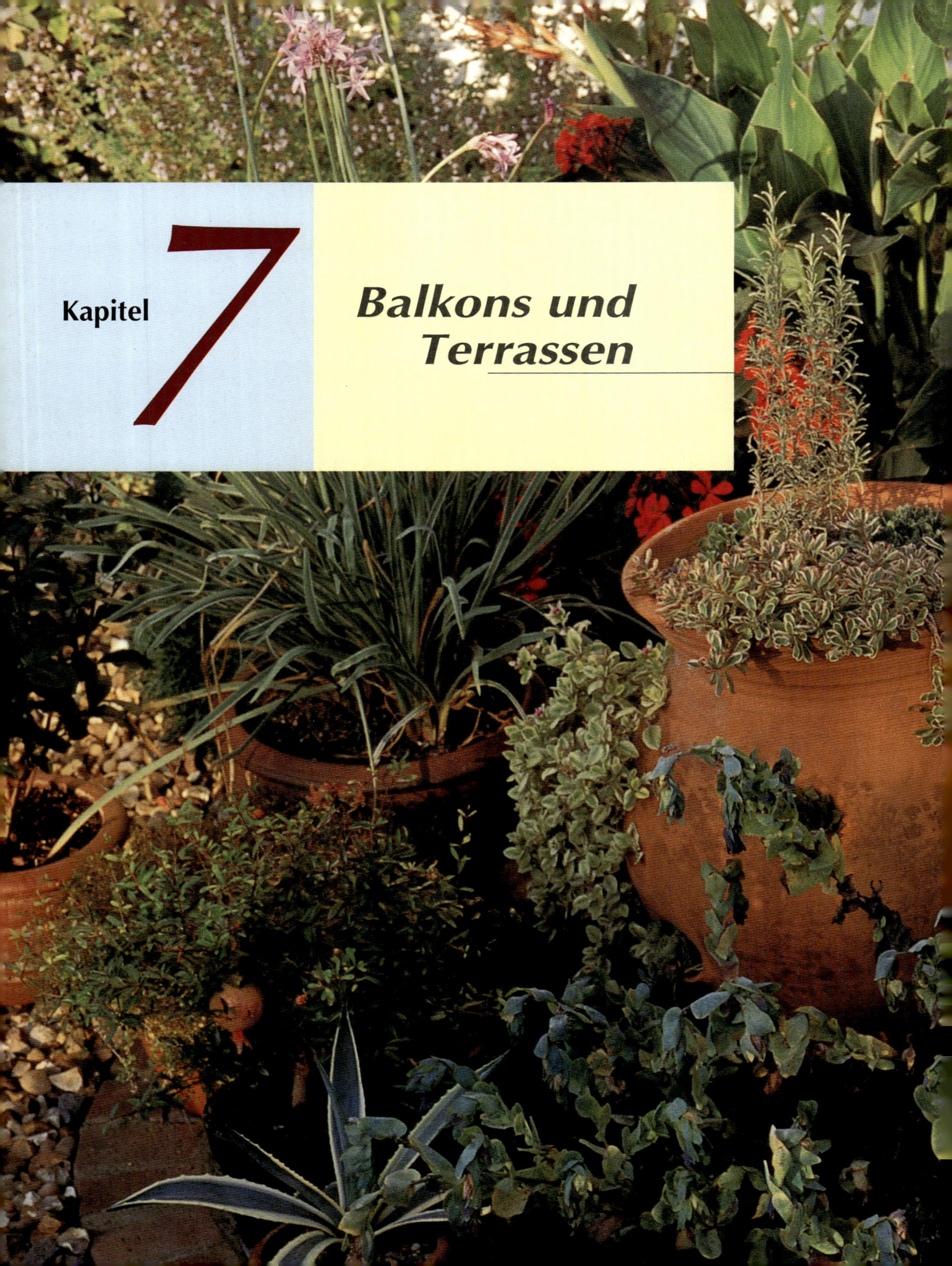

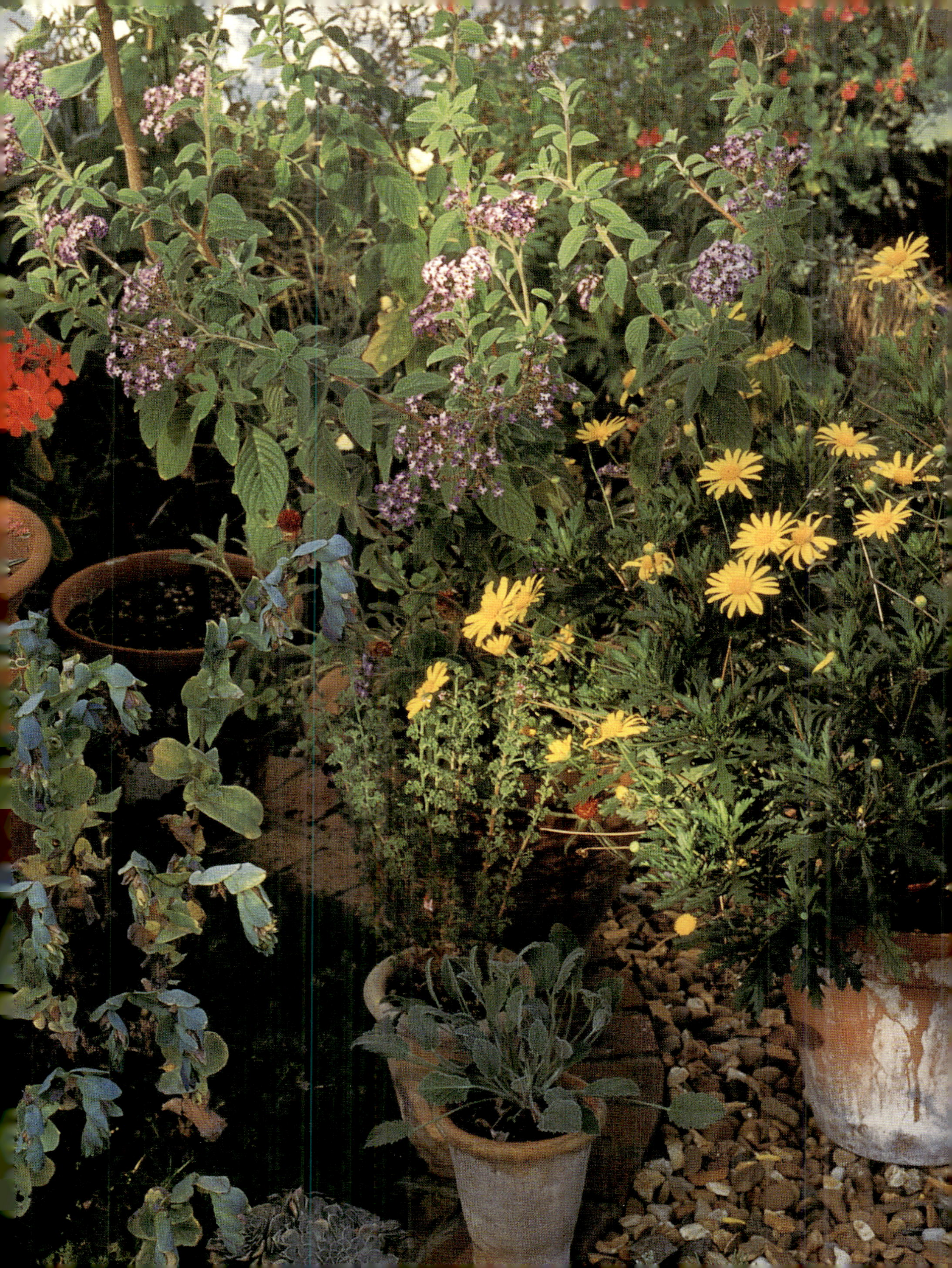

# Balkons und Terrassen

Es ist schon lange her, als die Natur der alleinige Architekt des Universums war. Damals hauste der Mensch noch in Höhlen, und um ihn herum war Natur pur. Die Natur war dem Menschen in vielem Vorbild. So waren die Jahresringe der Bäume Vorlage für das Rad, das erste mechanische Gerät. Das geschlossene Dach der Baumkronen regte bedeutende Baumeister zum Bau von Kirchen und Kathedralen als Stätten der Anbetung an. Mit Mathematik und Physik gewann der Mensch tiefere Einsicht in die Zusammenhänge der Natur. Unsere Fähigkeit, natürliche Dinge nachzuahmen, entwickelte sich.

Antike Kulturen, wie die der Maya oder der Ägypter, benutzten geometrische Figuren in der Baukunst, die auffallende Ähnlichkeiten mit Insekten, zum Beispiel Bienen, aufwiesen.

Schließlich löste der Mensch die Baukunst aus ihrem ursprünglichen Kontext und entfremdete sie der natürlichen Umwelt. Aus Reihen von geometrisch geformten Kästen wurden Wohnungen, die man außen mit Pflanzen versah. Allmählich wurden wir zu Stadtmenschen und schoben die Berührungspunkte mit der Natur noch weiter von uns weg.

Die rasante Entwicklung und der schnelle Fortschritt der letzten fünfzig Jahre haben dazu geführt, daß unsere Umwelt aus dem Gleichgewicht geraten ist. Moderne Wohngebiete mit wenig mehr als ein paar Baumreihen entlang der Straßen und einigen Rasenflächen bieten Wildblumen und Kräutern keinen Lebensraum. Noch gibt es wenigstens in einigen älteren öffentlichen Parkanlagen wildwachsende Pflanzen, ebenso entlang stillgelegter Eisenbahnstrecken und vernachlässigter Kanäle. Mit viel Liebe und Geduld wurde aus Unland und öffentlicher Wildnis wieder sehens- und erlebenswertes Gartenland. Echte Gärtner werden nie aufhören, sich auf Erden ein Stückchen Paradies zu schaffen.

## DER STÄDTER UND SEINE TERRASSE

In wärmeren Teilen unseres Kontinentes haben arabische Einflüsse selbst Eingang in den

Tazette *(Narcissus tazetta)*

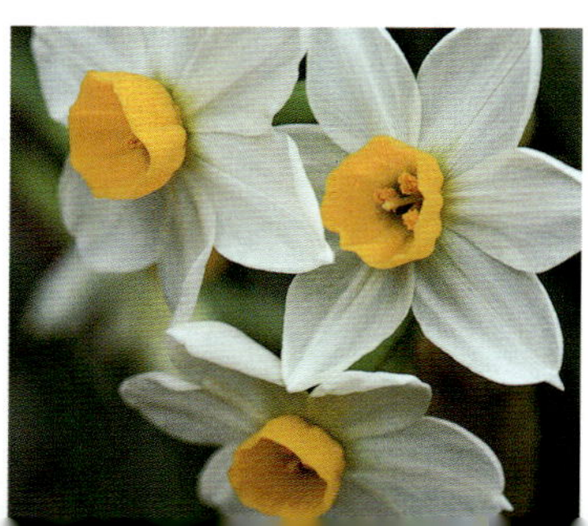

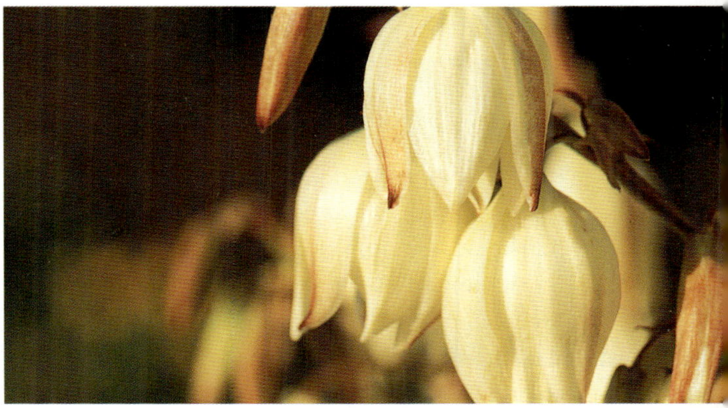

Palmlilie *(Yucca)*

Lebensstil mancher Städter gefunden. Der spanisch-maurische Einfluß des Alhambra-Palastes in Granada fand häufig Nachahmung in Form von Wasserstellen im Zentrum der Hausanlage. Topfpflanzen säumten die Wege, wie die berühmte Straße der Flammen in Cordoba, wo der Stolz Spaniens an jeder Wand aus dem Feuer der Blüten spricht, den Alltag zum künstlerischen Erlebnis von Baukunst und Duft macht und zudem den Reichtum von Küchen- und Heilkräutern in greifbare Nähe rückt. Hier finden wir den Ursprung für die Terrasse.

Grundlegend ist die Gestaltung der Terrasse ein Abbild des Himmels, an blauen Wänden wachsen neben rotem, grünem und weißem Efeu wunderschöne Klimmer. Als Umrahmung und Ergänzung eignen sich geschickt plazierte Kiesel und farbige Formsteine für den Boden, einfache Wassergefäße oder Wasserspiele in den Wänden oder eine dominierende Komposition aus Blumentöpfen, Stein, Metall, Fliesen oder Glas. Dazu eine ausgediente, mit Blumen bepflanzte Schubkarre oder Servierwagen mit Vertiefungen zur Aufnahme von Topfpflanzen. Die Terrasse soll natürlich nicht zum Walde werden, ein Balkon auch nicht zu den hängenden Gärten von Bombay. Doch wir können uns den Anblick in Töpfen gedeihender Bäume, kleiner lebender Wacholdersäulen *(Juniperus communis)* oder ausladender Kirschen *(Prunus spp.)*, bis hin zu den exotischen Blüten der Magnolie *(Magnolia spp.)*, ruhig gönnen, sei es, um sie im Haushalt zu verwenden oder einfach, um uns an ihnen zu erfreuen.

Der warme Duft des Schöterich *(Erysimum cheiri)*, die Farbenpracht der Speisetulpe *(Tulipa)*, Veilchen *(Viola)*, Osterglocken *(Narcissus pseudonarcissus)* und Dichternarzissen *(Narcissus poeticus)* erfreuen das Auge und verwöhnen die Sinne. Wo Platz für große Pflanzgefäße ist, sollten die elegante, weißblühende Yucca *(Yucca gloriola)*, die sonnenduftende Zistrose *(Cistus ladanifer)*, würzige Geranien *(Pelargonium spp.)* und der herbe Blutwurz *(Potentilla erecta)* nicht fehlen.

Für die Gestaltung von Gefäßen mit heilkräf-

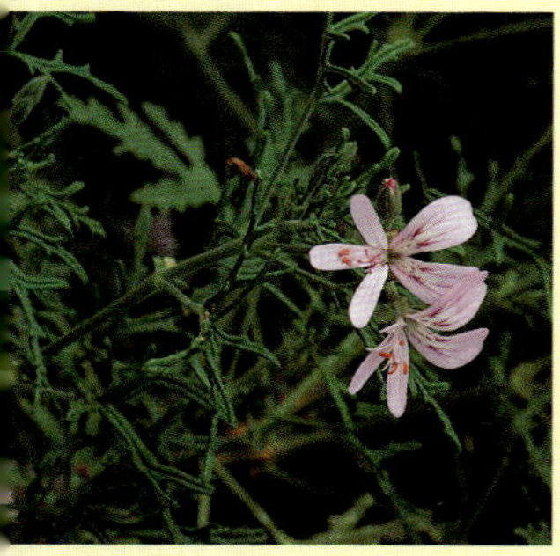

Duftende Pelargonie

tigen Pflanzen oder für die Küche sind dem Ideenreichtum keine Grenzen gesetzt. Versuchen kann man es mit Basilikum *(Ocimum basilicum)*, der Tomaten liebt, oder (*O. b.* var. *citriodorum*) mit dem Duft der Zitrone oder auch der dunklen Sorte (*O. b.* var. *purpurescans*), mit Mooskrausepetersilie *(Petroselinum crispum)* oder der glattblättrigen italienischen Sorte (*P. c.* var. *neapolitanum*), dem orientalischen Koriander *(Coriandrum sativum)* oder kriechendem Thymian *(Thymus serpyllum)*, weißblühendem *T. s.* ‚Snowdrift', dem hochroten *T. s.* var. *coccineus* und der Goldzitrone

*T. x citriodorus* ‚Aureus'. Farbe kommt ins Revier mit Salbeiarten – dem Balsamduft von *(Salvia lavandulifolia)*, der roten und vielgestaltigen (*S. officinalis purpurascens, S. o.* ‚Tricolor') und dem goldenen (*S. o.* ‚Icterina').

***„Sie sind die Freude vieler mit einem Herz für die Natur… doch deren Mittel beschränkt, deren Freizeit knapp und deren Möglichkeit, reine Luft und Licht und Gartenräume zu genießen, klein und beschnitten ist."***
**Einleitung von Hochw. Francis Horner zu *Hardy Florist's Flowers* von James Douglas**

GESTALTUNG DER TERRASSE

Lassen Sie ihren Vorstellungen freien Lauf. Mit dem Instinkt für die richtige Jahreszeit und dem berühmten ‚grünen Daumen' schaffen Sie sich ein kleines Paradies in der direkten Wohnumwelt. Setzen Sie Fruchtbäumchen und Gemüse in Töpfe, gestalten Sie Blumenpyramiden als Schmuck für die Terrasse und Versuchung für die Sinne. Verwenden Sie ineinandergesetzte irdene Schalen; rankende Kressen in der untersten Schale, Stiefmütterchen und Veilchen in der mittleren und duftende Geranien in der oberen. Wenn Sie wollen, können Sie sich auch eine duftende Frühlingspyramide bauen: Narzissen und Osterglocken in der unteren, Goldlack in der mittleren und Schneeglöckchen und süße Veilchen in der oberen Schale. Die schmeicheln den Sinnen und halten den Kopf klar.

Hängende Körbe verschönern Mauern und verwandeln den Eingangsbereich des Hauses. Sie sind nicht nur Quelle für Düfte und Farben, sondern können gleichzeitig Vitaminspender für die Küche sein.

Auf den heilsamen Garten braucht man selbst in den Etagen von Hochhäusern nicht zu verzichten. Die Natur kann man überall zu sich holen. Die Menschen in den Städten, die eine Terrasse oder einen Balkon ihr eigen nennen, vielleicht auch nur einen kleinen Blumenkasten am Fenster, können so einen Teil ihres Bedarfs an frischer Nahrung und heilender Kraft selbst erzeugen. Meist empfindet man größere Freude und tiefere Genugtuung über etwas, das man selbst angebaut und geerntet hat, als wenn man es im Laden an der Ecke kauft.

## DIE FREUNDE AM GARTEN

Ein Stück vom Paradies, das jeden erfreut und sein Wohlbefinden fördert, ist der eigene Garten. Überlegtes Pflanzen gemäß der Jahreszeit schafft erstaunliche Vielfalt. Wie der englische Pflanzensammler Reginald Farrer in der Zeit Eduards VII. sagte: „Nur ein kleiner Garten, je kleiner, um so besser, ist unsere reichste Chance für Glück und Erfolg."

An der Schwelle zum dritten Jahrtausend ist unser Leben nicht mehr so einfach und schön wie das der „Lilien des Feldes" zur Zeit der Bibel. Doch es liegt in jedermanns eigener Entscheidung, seine Lebensqualität zu verbessern. Biologischer Anbau im Garten – Pflanzen und Ernten aus Freude, für den Eigenbedarf und zur Förderung der eigenen Gesundheit – ist eine durchaus reale Möglichkeit, das aus den Fugen geratene Gleichgewicht durch einen kleinen, aber wichtigen Beitrag wieder ins Lot bringen zu helfen. Gartenarbeit ziemt Alt und Jung, Groß und Klein. Wer seinen Garten betreut, weiß, daß er Gutes tut.

Schneeglöckchen

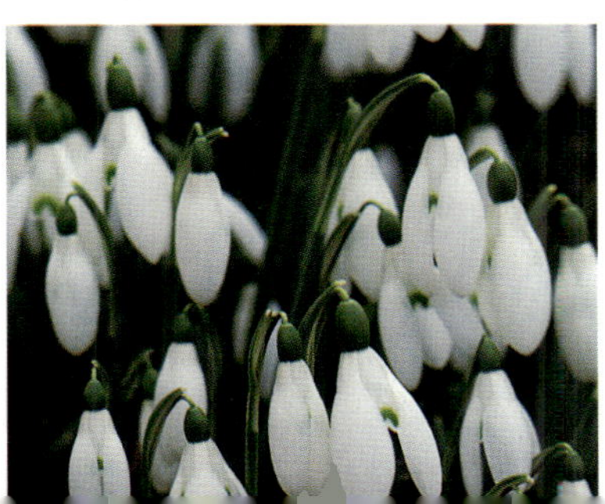

# Sommerduftende Pflanzschalen

Farbe und Duft richten uns auf und machen uns Mut. Nachtduftende Pflanzen im Blumenkasten am Fenster oder in Steintöpfen und Pflanzschalen auf der Terrasse oder dem Balkon, mit einem Kranz hübscher Stiefmütterchen und/oder den intensiven Farben der Mittagsblume wirken auf das Auge bei Tag und auf die Nase bei Nacht. Setzt man sie vor das Fenster, kommt ihr Duft mit der Abendbrise ins Haus und erfüllt das Zimmer. Größere Tabakpflanzen sind sehr attraktiv, wenn mehrere zusammen in eine tiefe Schale oder in einen nicht mehr benutzten Ausguß gepflanzt werden, den man auf der Terrasse aufstellt.

## Sommerduftende Schalen

**Levkoje**
**(*Matthiola longipetala* ssp. *bicornis*);**
**Tabakblüten**
**(*Nicotiana affinis* und *N.* x *sanderae*);**
**Stiefmütterchen und Veilchen**
**(*Viola* x *wittrockiana* und *Viola spp.*);**
**Mittagsblume**
**(*Dorotheanthus bellidiformis* syn. *Mesembryanthemum criniflorum*)**

## Tabakblüten

*Nicotiana* wurde 1560 nach Jean Nicot, dem französischen Botschafter in Portugal, benannt. Die erste Verwendung war als Schnupfmittel. Angebaut wurde Tabak in den Gärten der iberischen Halbinsel wegen seiner Heilkräfte. Geraucht wurde er erst ab Ende des 16. Jh. Die weißen, sternförmigen Blüten des Tabaks verströmen besonders abends ein süßes Parfüm. Der australische Tabak *N. suaveolens* ist besonders nachtduftend.

## Mittagsblumen

Zu den Mittagsblumen *(Mesembryanthemum ciriniflorum – Aizoaceae)* gehören zahlreiche, in verschiedenen Farben blühende Arten in aller Welt, von Wegrändern in Spanien bis zu Felsspalten in Südafrika. In den gemäßigten Breiten ist allein schon die Pracht der Farben ein Grund, Mittagsblumen in den heimischen Garten zu holen. Entdeckt wurde die Blume, deren Blütenkelche sich rot, rosa, gelb und weiß in der Mittagssonne öffnen, von holländischen Afrikaforschern.

## Ungarnwasser

4½ l Traubenbranntwein
60 ml ätherisches Rosmarinöl
30 ml ätherisches Balsamöl
30 g Zitronenschale
2 ml ätherisches Minzeöl
je ½ l Rosen- und Orangenblütenextrakt oder 1 l Rosenwasser
Vermischen und abfüllen.
Dieses Rezept wurde der Königin Elisabeth von Ungarn 1370 von einem Einsiedler gegeben. Durch regelmäßige Anwendung blieb sie bis ins hohe Alter eine schöne Frau. Mit 72 Jahren heiratete sie noch den König von Polen.
Aus: *Scented Flora of the World* von Roy Genders.

**Heilwirkung und Anwendung:** Es ist nach wie vor nicht gesichert, inwieweit die Düfte ganz normaler Küchenkräuter sich wohltuend auf unsere Befindlichkeit auswirken. Die Düfte der ätherischen Öle erheben unsere Seele und beruhigen die Gefühle. Die Aromatherapie hat nachgewiesen, daß ätherische Öle gleichzeitig auf Geist, Körper und Psyche wirken.
Der Anblick der farbenfrohen Blüten der Mittagsblumen und das Einatmen der unterschiedlichen Düfte der Pflanzen und Blüten haben wohltuende und heilende Wirkung. Beispielsweise ist der Duft von Minze und Rosmarin appetitanregend und fördert das Denkvermögen.

Der heilsame Garten nutzt die Wirkkräfte von Farbe und Duft natürlich aus. Geschmack und Geruch sind physiologisch eng verknüpft, daß wir die Blüten von Lavendel, Veilchen und Rosen beinahe als identisch wahrnehmen.
Die Befriedigung, die der Gärtner aus der Pflege der Symphonie von Farbe und Duft gewinnt, ist sehr zart – gleichsam ein lebendes Wunder. Denn aus einem winzigen Samenkorn entfalten sich die betörenden Wohlgerüche und wunderschönen Blüten in einer einfachen Schale.

## Nachtduftende Blüher

Jede Jahreszeit kennt Pflanzen und Blüten mit zartem oder kräftig-würzigem Duft. Ursprünglich gab es nur die Weiß- oder Violettblüher (*Hesperis matronalis* – Nachtviole). Sie wurden in Konfekten und Likören verwendet und „hie und da verzehrt". Besonders die romantischen, in Spanien und Griechenland beheimateten Arten mit ihren unscheinbaren Blüten verströmen erst am Abend in verschwenderischer Weise ihren Duft.

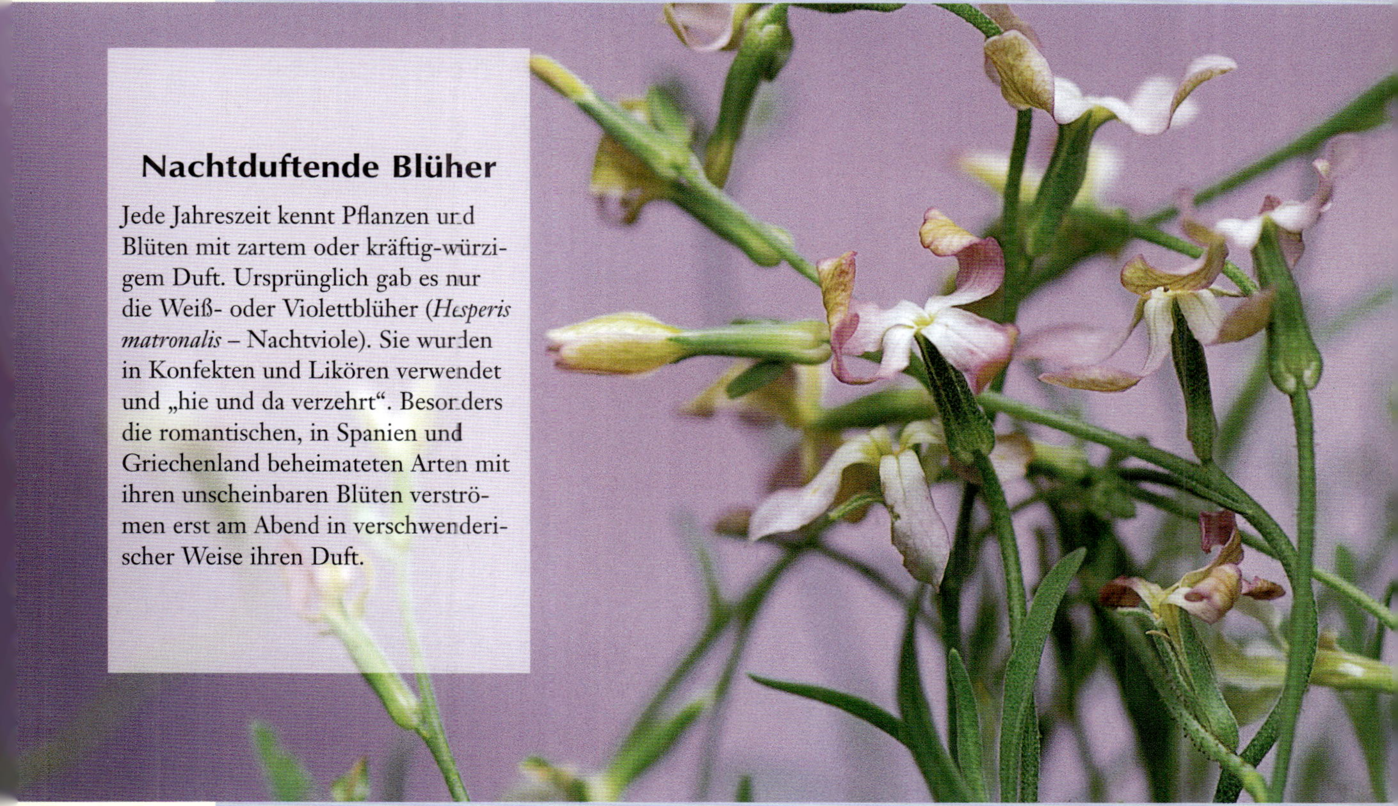

*Nicotiana tabacum (Solanaceae)*

# Pflanzschalen für die Pflege von Haut und Haar

Für entsprechende Einpflanzungen eignen sich schön geformte Zimmerschalen, Blumenkästen an Fenstern, auf Terrassen und Balkonen. Ringelblumen und Kamille können dicht beieinander in einem ausrangierten Eimer oder Holzbottich gesetzt werden. Ablauflöcher und eine Schicht Scherben und Kies verhindern Nässestau. Von den Griechen wissen wir, daß sie Hauswurz in Schalen auf erhöhten Standorten oder ebenerdig zogen, was einen sehenswerten Anblick bot.

## Pflanzschale für die Terrasse

**Ringelblume *(Calendula officinalis)*;**
**Römische Kamille und Mutterkraut**
**(*Chamaemelum nobile* und *Matricaria recutita*);**
**Hauswurz *(Sempervivum tectorum)***

## Kamille zur Beruhigung der Nerven

Im zentralen Nevensystem wird die gesamte Nerventätigkeit zusammengefaßt. Kamille baut nervliche Anspannung und durch den Streß des modernen Lebens verursachte Zustände ab. Das flüchtige ätherische Öl der Römischen Kamille ist nervenberuhigend, Mutterkraut regt die Produktion von weißen Blutkörperchen an. Die heilende Kraft des Öls dringt durch die Haut in die Blutbahnen. Die Duftmoleküle der Kamille durchdringen das limbische System und gelangen durch das Einatmen bis in das Gehirn, wodurch sie beruhigend auf das Nervensystem wirken.

## Kamille für schönes Haar

Für einen kräftigen Kamilleaufguß (s. S. 122) 2 EL getrocknete Kamilleblüten auf ½ l Brunnenwasser geben. Regelmäßig angewendet, blondiert er das Haar. Stumpf gewordenes Haar kann mit einem 20 min gekochten Absud (s. S. 123) aus Kamille und Wasser zu gleichen Teilen wieder glänzend blond werden.
**Tip:** Der Aufguß kann als Waschung bei Sonnenbrand und der Absud als kühlende Kompresse bei geschädigter Haut sowie für kleine Verbrennungen benutzt werden. Zur Behandlung der Haut 2 ½ % (1 Tropfen je 2 ml) ätherisches Kamillenöl in die Basiscreme oder Lotion geben.

## Heilsame Ringelblume

Ringelblumen sind keimwidrig, töten Viren und Bakterien, fördern die Heilung aufgesprungener und rissiger Wunden. *Calendula officinalis* kann in einer Konzentration von 2 ½ % (1 Tropfen auf 2 ml) in eine gekaufte Basiscreme eingearbeitet werden, um eine Salbe herzustellen.

**Heilwirkung:** Ringelblume, Kamille und Hauswurz können vielseitig für die Hautpflege verwendet werden. Die heute im Handel angebotenen Präparate namhafter Hersteller unterscheiden sich wenig von den ursprünglichen Rezepten, da dahinter das sichere Wissen jahrtausendelanger Anwendung steht. Lediglich Hauswurz ist heute weniger populär als Aloe.
**Anwendung:** Ein Aufguß von Ringelblumenblüten (s. S. 122) ergibt eine wirksame kalte Kompresse (s. S. 123) bei Entzündungen der Haut und bei Wunden. Waschen mit dem „Tee" hilft bei Bindehautentzündung. Aus den Blüten hergestellter Ringelblumensalbe kann Blütenessenz oder ätherisches Öl für das Gesicht beigefügt werden. Ein kräftiger Aufguß der Blütenblätter wirkt heilend bei beschädigter Haut und kann als Waschmittel für rotes Haar verwendet werden. Für die Küche können, wie bei Safran, die Blütenblätter mit Reis, Fischsuppe, Weichkäse, Butter, Omelettes, Kuchen und Keksen verwendet werden. Die Blätter lassen sich auch auf Salat streuen.
Mutterkraut als Bestandteil von Massageöl und Hautlotionen wirkt schmerzlindernd und entzündungshemmend bei Akne, Verbrennungen, Furunkeln, Schnitten, Frostbeulen, Ekzemen, Insektenbissen und Hautausschlag. Kamille ergibt auch eine wirksame antiseptische Salbe und ist gut gegen Pilzbefall. Die Wirkung von *Chamaemelum nobile* ist ähnlich. Hauswurz hilft bei kleineren Verbrennungen, Wespenstichen, nach Kontakt mit Brennesseln, Schnittwunden und Insektenbissen.

## Ringelblumensalbe

1 EL Bienenwachs, 1 EL Lanolin, 1 EL Kakaobutter
1 ½ EL Ringelblumenöl (aufgeschlossen in süßem Mandelöl, s. S. 124)
1 TL Glycerin, ¼ TL Borax
2 EL Ringelblumenaufguß (s. S. 122)
10 Tropfen ätherisches Ringelblumenöl
Die Salbe wirkt ausgezeichnet bei Wundsein des Babys, Milchschorf und Entzündung der Brustwarzen.
Das Bienenwachs im Wasserbad flüssig machen. Lanolin und Kakaobutter in einem anderen Gefäß mit dem Bienenwachs mischen. Warm aufgeschlossenes Ringelblumenöl und Glycerin langsam in das Wasserbad einrühren. Borax in dem warmen Ringelblumenaufguß lösen und dem Gemisch unter Rühren bis zum Eindicken zugeben.
Abkühlen lassen, mit dem ätherischen Öl mischen und in sterile Glasgefäße füllen. Abdecken, etikettieren und bis zu 6 Monaten aufbewahren.

✳ s. S. 132

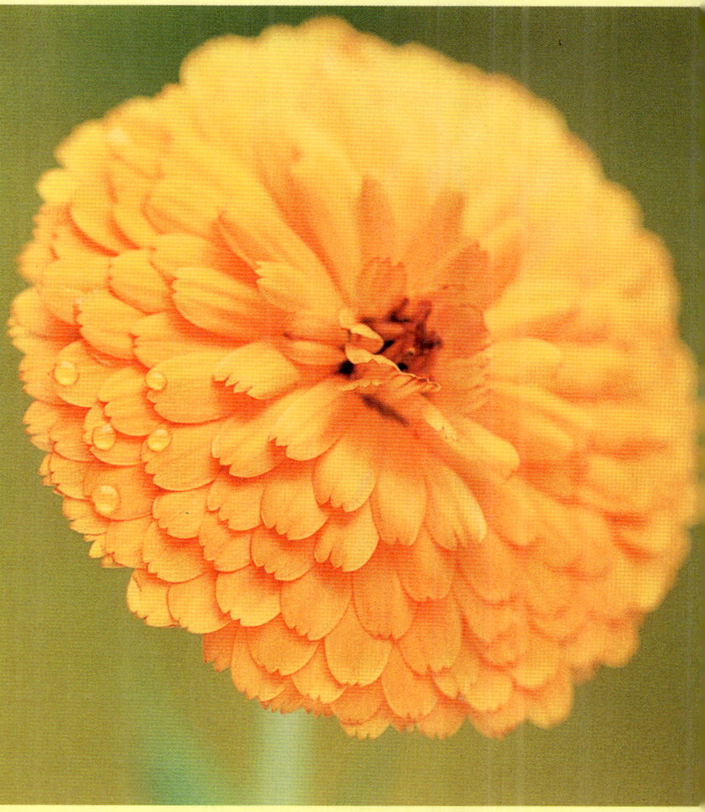

Gartenringelblume *(Calendula officinalis)*

# Töpfe für Obst und Gemüse

Aus Südamerika kam die Kartoffel 1585 nach England, die Tomate 1596. Als Vertreter der großen und dekorativen Familie der *Solanaceae* gehören beide zu unseren wichtigen Nahrungsmitteln. Kartoffeln reinigen die Erde vor dem Pflanzen anderer Kulturen. Tomaten können als Frucht, Püree oder Saft verzehrt werden; unreife Tomaten werden zu Chutney verarbeitet. Bohnen können für den Winter eingesalzen und gefrostet werden. Kürbisse lassen sich trocken lagern.

## Töpfe für Obst und Gemüse

**Tomaten und Kartoffeln**
**(*Lycopersicon esculentum* und *Solanum tuberosum*);**
**Wilde Erdbeeren *(Fragaria vesca)*;**
**Kletterbohnen *(Phaseolus vulgaris)*;**
**Gartenkürbis *(Cucurbita pepo)***

## Tomaten für Gewichtsbewußte

Tomaten haben wenig Kalorien. Gelbe Tomaten haben einen höheren Zuckergehalt als rote. Gedünstet, gekocht oder gebacken sind Kartoffeln besser als gebraten, weil sie bis zu ⅓ ihres Gewichtes an Fett aufnehmen. Gequetschte Kartoffeln enthalten das wenigste Vitamin C. Der Verlust von Vitamin C beginnt bei der Kartoffel mit der Ernte. Gelagerte und über große Entfernungen transportierte Kartoffeln enthalten nur noch etwa 50 % ihrer Nährstoffe.

## Kartoffeln als Reinigungsmaske

1 EL Kartoffelsaft herstellen und mit 1 EL Bleicherde zu einer pastösen Masse mischen. Diese auf die Haut auftragen und trocknen lassen.
Die trockene Kruste mit lauwarmem Wasser entfernen und mit kaltem Wasser nachspülen. Die Haut trocknen und mit Holunderblüte oder Tomatentoner nachbehandeln.

s. S. 132

## Tomatenextrakt

Rohe, pürierte, in Aspik eingelegte, marinierte oder gesaftete Tomaten enthalten viele gesundheitsfördernde Stoffe. Zur Zeit der Tomatenschwemme kann man eine besonders kräftige, würzige Tomatenessenz zubereiten. Dazu mehrere Kilogramm Tomaten zu Scheiben schneiden und in einem Baumwollbeutel zum Abtropfen der klaren Flüssigkeit über Nacht aufhängen. 1 TL bis 1 EL dient der Geschmacksverbesserung von Tomatengerichten, besonders wenn Tomatenpüree mit verwendet wird.

s. S. 132

**Heilwirkung:** Kartoffeln und Tomaten sind wichtige Nahrungsmittel. Rohe Tomaten enthalten viel Karotenoide (Beta-Karotin) und Kalium, dazu Vitamin C und E und Mineralstoffe. Lycopin, der rote Naturfarbstoff der Tomate, mildert die Wirkung der freien Radikale. Kartoffeln sind eine wichtige Quelle für Vitamin C, Kalium, Stärke und Ballaststoffe. Häufig wird durch sie der größte Teil der Tagesdosis Vitamin C abgedeckt. Entzündungshemmender Kartoffelsaft (zu gleichen Teilen mit Krautsaft gemischt) wirkt heilend bei äußeren Geschwüren, innerlich bei eitriger Dickdarmentzündung und Divertikelentzündung. Kartoffeln dienen auch zur Regulierung des Blutzuckerspiegels bei Diabetikern.

**Anwendung:** Rohe Kartoffelscheiben reinigen verstopfte Poren und fettige Haut. Aufgehängte trockene Tomatenblätter halten Insekten im Hause fern. Tomaten kühlen und wirken durch die Bindung von Fetten und Ölen verdauungsfördernd. Sie sind abführend und harntreibend und kräftigen den Körper allgemein. Rohe Kartoffelscheiben reinigen durch Reiben die Gesichtshaut und versorgen sie mit Vitamin C. Ein Weinglas voll Kartoffelsaft am Morgen hilft bei Verstopfung.

## Insektenspray

½ l Tomatenblätter aus biologischem Anbau in ein Behältnis geben und mit 1 l kochendem Wasser übergießen. Nach 1 Stunde abgießen. In ein Sprühgefäß füllen und gegen unerwünschte Insekten einsetzen.

**Tip:** Die Blätter können beim Setzen der Pflöcke oder beim Entfernen unerwünschter Achseltriebe an den Pflanzen genommen werden.

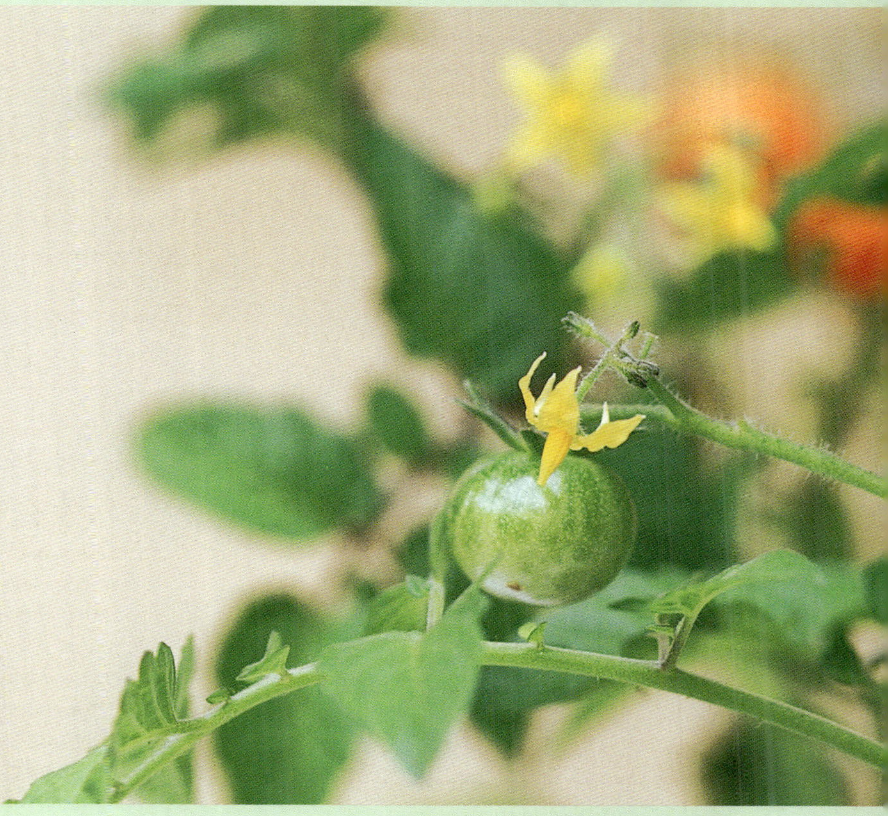

Tomate *(Lycopersicon esculentum)*

# Kübel mit Bäumchen und Büschen

Kleine Bäumchen und Büsche in Kübeln verdeutlichen die Vielfalt und Anpassungsfähigkeit im Pflanzenreich. Der Mensch macht sich die Heilwirkung solcher Pflanzen zunutze – ob im Garten, am Hauseingang oder auf der gemütlichen Bank vor dem Hause. Exotische Pflanzen in Kübeln erfreuen sich besonderer Beliebtheit, ob Lorbeer, Mahonie, japanischer Zierpfeffer mit seinen tiefroten Herbstfrüchten, intensiv duftender Rinde und zitronenwürzigen Blättern oder der uralte chinesische *Ginkgo biloba*.

## Kübel mit kleinen Bäumchen und Büschen

**Japanischer Pfeffer *(Zanthoxylum piperitum)*;**
**Lorbeerbaum *(Laurus nobilis)*;**
**Fächerblattbaum *(Ginkgo biloba)*;**
**Mahonie *(Mahonia aquifolium)***

## Lorbeer bei Infektionen

Ätherisches Öl von *Laurus nobilis* zur Massage (1 Tropfen in 2 ml Trägeröl) und/oder 3–6 Tropfen auf ein Bad verwenden. Es können auch Blätter in einem Badekissen oder Blattabsud (s. S. 123) dem Bad zugegeben werden. Bei Erkältungen und Vireninfektionen, z. B. Grippe, die zu Appetitlosigkeit und bei Kleinkindern zu Durchfall führen, bei Muskel- und Gliederschmerz helfen kleine Mengen Blattaufguß als Getränk.
**Vorsicht!** Vor der Hautanwendung Verträglichkeitstest machen. Besonders wichtig ist, daß außer *Laurus nobilis* keine anderen Lorbeerarten für medizinische Zwecke verwendet werden, da sie alle giftig sind.
**Tip:** Lorbeerblätter in Mehl, Reis und getrockneten Hülsenfrüchten halten Käfer fern. Grüne Blätter, zusammen mit anderen Kräutern, ergeben einen attraktiven Kranz zum Schmuck der Küche.

s. S. 132

## Leber- und Gallengelee aus der Mahonie

Verwendet werden die getrockneten Wurzeln. 2 gehäufte EL in einen Topf mit ½ l Wasser geben. Zudecken und 30 min köcheln, so daß ein kräftiger Absud entsteht. Nach dem Abkühlen abgießen. Auf jeweils ½ l Flüssigkeit Pflanzengelatine nach Anweisung auf der Verpackung zugeben. Erneut erhitzen und abkühlen lassen, bis die Flüssigkeit auf einer Untertasse geliert. In saubere, trockene Glasgefäße füllen, abdichten, etikettieren und mit Datum versehen.
**Tip:** Geliert die Flüssigkeit schlecht, kann Fruchtpektin zugegeben werden. Damit die Krone der Mahonie nicht abgefressen wird, sollte der Stamm mit Drahtgeflecht geschützt werden.

s. S. 132

## Haaröl für Herren

2 ml Lorbeeröl und 1 ml ätherisches Lavendelöl (3 %) auf 100 ml klares Kokosnußöl. In zwei dunkle Glasfläschchen zu je 50 ml mit Tropfenspender füllen. Einige Tropfen in das Haar einarbeiten. Kreisende Bewegungen verbessern die Versorgung der Haarwurzeln, lösen vorhandene Schuppen und lassen das Öl bis zur Kopfhaut durchdringen. 30 min einwirken lassen, dann das Haar waschen. Flüssigkeit dunkel aufbewahren.

s. S. 132

**Heilwirkung:** Japanischer Pfeffer *Hua jiao* ist ein stechend-würziges, windtreibendes Ziergewächs. Blätter, Rinde und Fruchthülle (Perikarp) sind ein altes Anregungsmittel für Milz und Magen. Lorbeer fördert die Verdauung und wirkt antiseptisch. Die Wurzel von *Mahonia aquifolium* fördert den Fluß von Gallensaft in den Zwölffingerdarm und ist ein bitteres, adstringierendes Anregungsmittel für die Leber. *Ginkgo biloba*, der seinen Namen aus den japanischen Wörtern *gin* – ‚Silber' und *kyo* – ‚Aprikose' herleitet, wird innerlich bei Asthma, Allergien und Problemen mit dem Blutkreislauf benutzt.

**Anwendung:** Die Früchte des japanischen Pfeffers werden in China, Hawaii und Japan als Würze verwendet. Sie töten aber auch Bakterien und Pilze. Zum Würzen von Speisen kennt man sie am ehesten als die sogenannten „Five Spices" aus Thailand zum Würzen von Suppen und gedünsteten Speisen.

Süßer Lorbeer ist ein weit verbreitetes Küchengewürz, auch werden daraus verdauungsfördernde Aufgüsse (s. S. 122) hergestellt. Ein anregender Badeabsud (s. S. 123) hilft bei müden Gliedern und erhöht die Konzentrationsfähigkeit. Der Gelee der Mahonie hilft bei Problemen mit der Gallenblase und bei Durchfall. Blätter von *Ginkgo biloba* können als Aufguß bei Kreislaufproblemen, z. B. Krampfadern und der Raynaud-Krankheit benutzt werden.

## Heilender *Ginkgo biloba*

Den heiligen Baum Chinas und Japans gab es bereits vor den Säugetieren. Früchte trägt er nur, wenn die Bedingungen günstig sind. Dazu müssen männliche und weibliche Bäume am gleichen Ort stehen. Wildbestände gab es in Zentralchina; in Kultur genommen, hat er überlebt und gedeiht heute auch im Kübel auf der Terrasse, dem Balkon oder dem Fensterbrett.

Es gibt ihn aber auch als Baum mit beträchtlichem Stammumfang. Ein besonders schönes Exemplar steht in Londoner Stadtteil Chelsea.

Forschungsarbeiten haben gezeigt, daß die Lignane und Flavonoide in den Blättern über den Blutkreislauf aktiv die Gehirnfunktionen beeinflussen und es besser mit Sauerstoff versorgen, dadurch Alterserscheinungen vorbeugen. Ginkgo kann daher gut bei Alzheimer-Krankheit sein und das Risiko eines Schlaganfalles verringern.

* s. S. 132

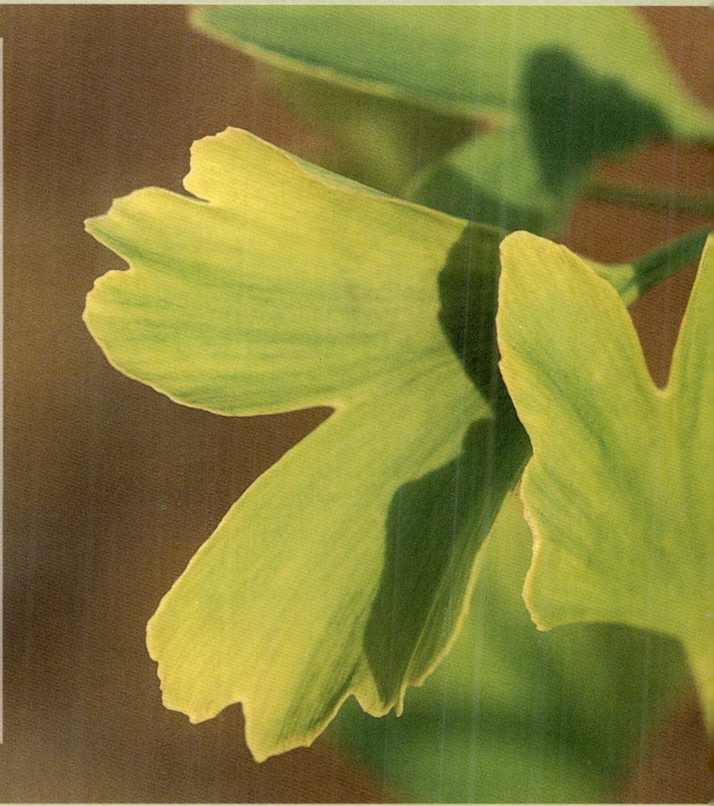

Gingko *(Gingko biloba)*

# Heilpflanzen in der Schale

Aloe bringt einen Hauch der Tropen auf die Terrasse. Besonders gut nimmt sich Aloe in einem Krug aus. Bescheidener, aber bei Bedarf direkt zur Hand, ist sie auch mit einem normalen Blumentopf zufrieden, der im Winter auf dem Fenstersims in der Küche stehen kann. Der Duft des Zitronenstrauches erfüllt die Luft bis in den Spätsommer. In eine tiefe Schale gepflanzt, läßt er sich gern von der Wärme des Mauerwerks, vor dem er günstig steht, verwöhnen. Da er gewöhnlich hoch nach oben wächst, kann er hinter eine Reihe Ysop, dessen Aufguß gut gegen Heuschnupfen ist, gesetzt werden.

## Heilpflanzen in der Schale

**Aloe *(Aloe vera)*;**
**Ysop *(Hyssopus officinalis)*;**
**Zitronenstrauch *(Aloysia triphylla)***

## Aufguß und Körperöl aus Ysop

Diese adstringierend und antiseptisch wirkende Pflanze ist kräftig und vielseitig verwendbar. Ein „Tee" aus den grünen Spitzen stärkt den schwachen Magen, hilft bei Muskelrheumatismus und verfärbten Quetschungen. Ein „Tee" aus dem Aufguß (s. S. 122) der Blätter fördert das Abhusten, der „Tee" der getrockneten Blüten hilft bei schwacher Brust. Das Inhalieren des ätherischen Ysopöls hilft bei Asthma und Bronchitis und löst Katarrh. Eine Massage (2 ½ %, 1 Tropfen auf 2 ml) hilft beim Ausgleich von hohem und niedrigem Blutdruck und stärkt das Immunsystem gegen Erkältungen und Grippe. Zudem vertreibt es Müdigkeit und nervliche Anspannung, hilft bei Koliken und Verdauungsstörung im Zusammenhang mit Grippe und Erkältungen.
**Tip:** Ysop hemmt das Wachstum von Rettich, zieht Bienen an und vertreibt den Kohlweißling.

s. S. 132 – 133

## Maria Louise in Haus und Garten

*Aloysia triphylla* (Zitronenstrauch) wurde nach der französischen Kaiserin Marie-Louise (1791 – 1847) benannt. Seine Heilwirkung entfaltet er in Form mild abführender und beruhigender „Tees" in ganz Spanien und den dazugehörenden Gebieten. Sein Geschmack ist zitronenartig, das Aroma reinigt, tötet Bakterien und löst Magenkrämpfe. Ein Aufguß der Blätter (s. S. 123) für kalte Kompressen (s. S. 123) hilft bei Erbrechen und Fieber und erinnert an das berühmte Parfüm *Eau de verveine*. Massagen mit dem ätherischen Öl (2 ½ % oder 1 Tropfen auf 2 ml) helfen bei Magenkrämpfen und lindern Angstzustände, Schlaflosigkeit und nervliche Anspannung. Klein zerhackte Blätter eignen sich zu würzigen Füllungen, im Sommer für Getränke und Salate sowie Dufttöpfe und Kissen.
**Tip:** In England wird Zitronenstrauch seit der Zeit von Königin Viktoria als Duftspender in Wintergärten benutzt.

## *Aloe vera* für das Haar

Zur Behandlung von hellem Haar 1 TL Saft von *Aloe vera* auf 100 ml unparfümiertes Shampoo geben. Dazu 2 ½ % (1 Tropfen auf 4 ml) ätherische Öle der Kamille und Rosmarin geben.

**Heilwirkung:** Die Heilkraft der Aloe ist so groß und vielseitig, daß schon Alexander der Große dieser Pflanze wegen die Insel Socotra eroberte. Die alten Ägypter benutzten sie bei Verdauungsbeschwerden. Pflanzenkenner in Assyrien empfahlen sie für den Magen und bei Atembeschwerden. Aloe enthält Vitamin A, B1, B2, B12, C und E, Kalzium, Chrom, Kupfer, Magnesium, Mangan, Zink, Natriumchlorid und Kalium als Mineralstoffe, Aminosäuren, Enzyme, Saponine, Lignin, das die Haut durchdringt sowie Anthrachinon als antibiotisch, gegen Viren und Bakterien als wirksame und entzündungshemmende Substanzen. Besonders gut hilft Aloe bei Kolonneurose.
**Anwendung:** Die Aloepflanze sollte man am besten in das Küchenfenster stellen, so daß man bei Bedarf den Gelee der Blätter bei Verbrennungen und Verbrühungen sofort zur Hand hat. Der Saft der Aloe kann sehr erfolgreich bei Dickdarmentzündung, Nieren- und Leberleiden benützt werden, wirkt schmerzlindernd bei Gelenkentzündung und begünstigt die Genesung nach überstandener Operation. Bei kleineren Verdauungsbeschwerden 1 TL Aloesaft oder Gelee täglich.
Die Blütenspitzen des Ysop in einem Badekissen reinigen und heilen. Der Aufguß der Blätter des Zitronenstrauches kann als anregender „Tee" und Reiniger bei Schnitt- und Schürfwunden verwendet werden. Ein Absud (s. S. 123) eignet sich als Desinfektionsmittel zur Bodenreinigung im Krankenzimmer.

## Cleopatras Heil- u. Reinigungscreme

1 EL Bienenwachs
1 EL frischer Saft/Gelee von *Aloe vera*
1 ½ EL Rohvaseline, 3 EL süßes Mandelöl
1 EL Zaubernuß, 1 Prise Borax
22 Tropfen (1 %) ätherisches Rosenöl

Bienenwachs und Rohvaseline zusammen im Wasserbad bei kleiner Flamme flüssig machen. Mandelöl erwärmen und unter leichtem Schlagen langsam beimischen. Zaubernuß in den Aloesaft geben, erwärmen, dann Borax einrühren, bis es sich gelöst hat. Wenn das Ganze lauwarm ist, der Mischung langsam unter ständigem Schlagen zugeben, bis eine cremige Masse entsteht. Kühl werden lassen und vor dem Abfüllen in ein steriles Glasgefäß die ätherischen Öle zugeben. Dicht verschließen, etikettieren und mit Datum versehen. Kühl und dunkel aufbewahren.

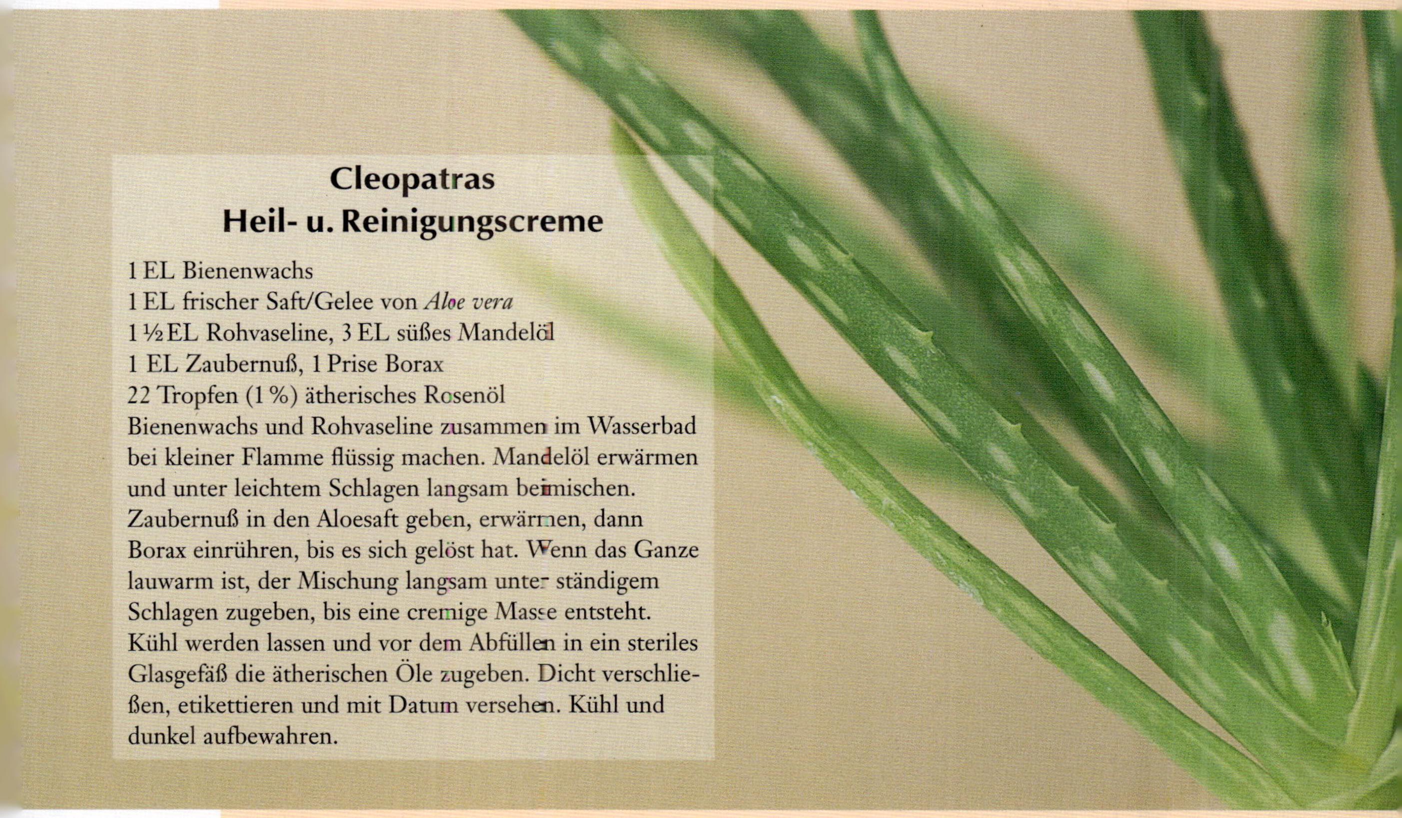

Aloe *(Aloe vera)*

# Sommersalat im Hängekorb

Basilikum ist eine bereits seit der Antike benutzte und in den warmen Ländern beheimatete Pflanze. Im hängenden Korb zieht die dunkelviolette Farbe von *Ocimum basilicum* var. *purpurascens* den Blick des Betrachters ungewollt himmelwärts. Rote Melde aus Osteuropa und Asien gedeiht gut in trockenen und salzigen Böden. Die grellgelben bis orangefarbenen Blüten der Kapuzinerkresse bilden eine flammende Kaskade, die zusammen mit Rauke, einer kräftig duftenden Pflanze des Mittelmeerraumes, die auch in Ostasien und Nordamerika beheimatet ist, nicht nur einen schönen Anblick bietet, sondern gleichzeitig schmackhaft ist.

## Sommersalat im Hängekorb

Kapuzinerkresse *(Tropaeolum majus)*;
Rote Melde (*Atriplex hortensis* ‚Rubra‘);
Basilikum (*Ocimum basilicum* var. *purpurascens*);
Rauke (*Eruca vesicaria* ssp.)

## Rauke

Eine verdauungsfördernde Salatpflanze, die seit dem 1. Jh. n. Chr. benutzt wird, wie in *De Materia Medica* verzeichnet steht. Sie kann in letzter Minute auch zu Schnellgerichten und Pastasoßen zugegeben werden. Die gesamte Pflanze ist eßbar – Blüten, Samen und Öl.

## Aknecreme aus Kapuzinerkresse

Neue Versuche durch Dr. Hauschka in Deutschland mit antibiotischer Kapuzinerkresse haben bei Akne in 83 % zu einem Behandlungserfolg geführt. Die Fähigkeit der Pflanze zur Beseitigung von Schwefel macht sie für die Behandlung von Störungen der Haut, bei denen es zu Entzündungen der Talgdrüsen kommt, bestens geeignet. Akne entsteht durch Überaktivität der Drüsen im Jugendalter, meistens im Gesicht, auf Brust und Rücken. Daraus können sich infektiöse Zysten und Hautnarben entwickeln. Ein Gesichtsdampfbad mit Kapuzinerkresse mit nachfolgend doppelt starkem Aufguß (s. S. 122) als Waschung und Absud (s. S. 123) zu einer Grundcreme oder Lotion bringen gute Resultate.

## Rote Melde

Die australische Sorte *Atriplex nummularia* ist ein Gemüse und kann bei Blutkrankheiten benutzt werden. Samen haben eine ähnliche Wirkung wie Brechwurzel *(Cephaelis ipecacuanha)* und die in Nordamerika beheimatete Moench *(Gillenia trifoliata)*. In der Medizin werden sie gegen die Amöbenruhr sowie bei Bronchial- bzw. Asthmabeschwerden eingesetzt. Selten ist Melde eine Einzelspeise. Sie eignet sich gut roh als Bestandteil von Salaten oder gekocht mit Spinat oder einem anderen Gemüse zur Farbgebung. Die europäische Melde *A. patula* enthält viel Vitamin C.
**Tip:** Durch Abknipsen des mittleren Triebes kann man verhindern, daß die Pflanze sehr in die Höhe wächst.

**Heilwirkung und Anwendung:** Basilikum ist eine wichtige Pflanze in Mexiko und in der ajurvedischen Medizin, nach Lotus *(Nelumbo nucifera)* die heiligste Pflanze der Indianer. Das rosa blühende Basilikum (*O. b.* var. *purpurascens*) gilt als Zierpflanze. Von diesen hat (*O. b.* var. *citriodorum*) den Duft der Zitrone. Basilikum ist eine gute Quelle für Vitamin C und schmeckt besonders zu Tomaten. Als aromatische Pflanze ist es ein natürliches Beruhigungsmittel. Aufgüsse (s. S. 122) der Blätter lindern Kopfschmerz bei Anzeichen von Erkältung. Es wirkt gut gegen bakterielle Infektionen und Darmparasiten. Im Wein wirkt es anregend, als Aufguß bei Unwohlsein und Erbrechen. Massagen mit dem ätherischen Öl des Basilikum wirken schmerzlindernd, anregend für die Nerven, helfen bei Muskelschmerzen, Rheumatismus, Bronchitis und Erkältungen. Alle Basilikumarten sind frisch gut bei Dyspepsie, Magenkrämpfen, Blähungen und Unwohlsein.
Rote Melde regt den Stoffwechsel an. Roh oder gekocht als Gemüse verzehrt, vertreibt sie Trägheit. Kapuzinerkresse (s. S. 76) wirkt antibiotisch. Die Blüten dienen zum Dekorieren von Speisen und liefern gleichzeitig wertvolles Vitamin C. Die Blätter der Rauke schmecken zwar bitter, sind aber anregend und fördern ausgezeichnet die Verdauung.

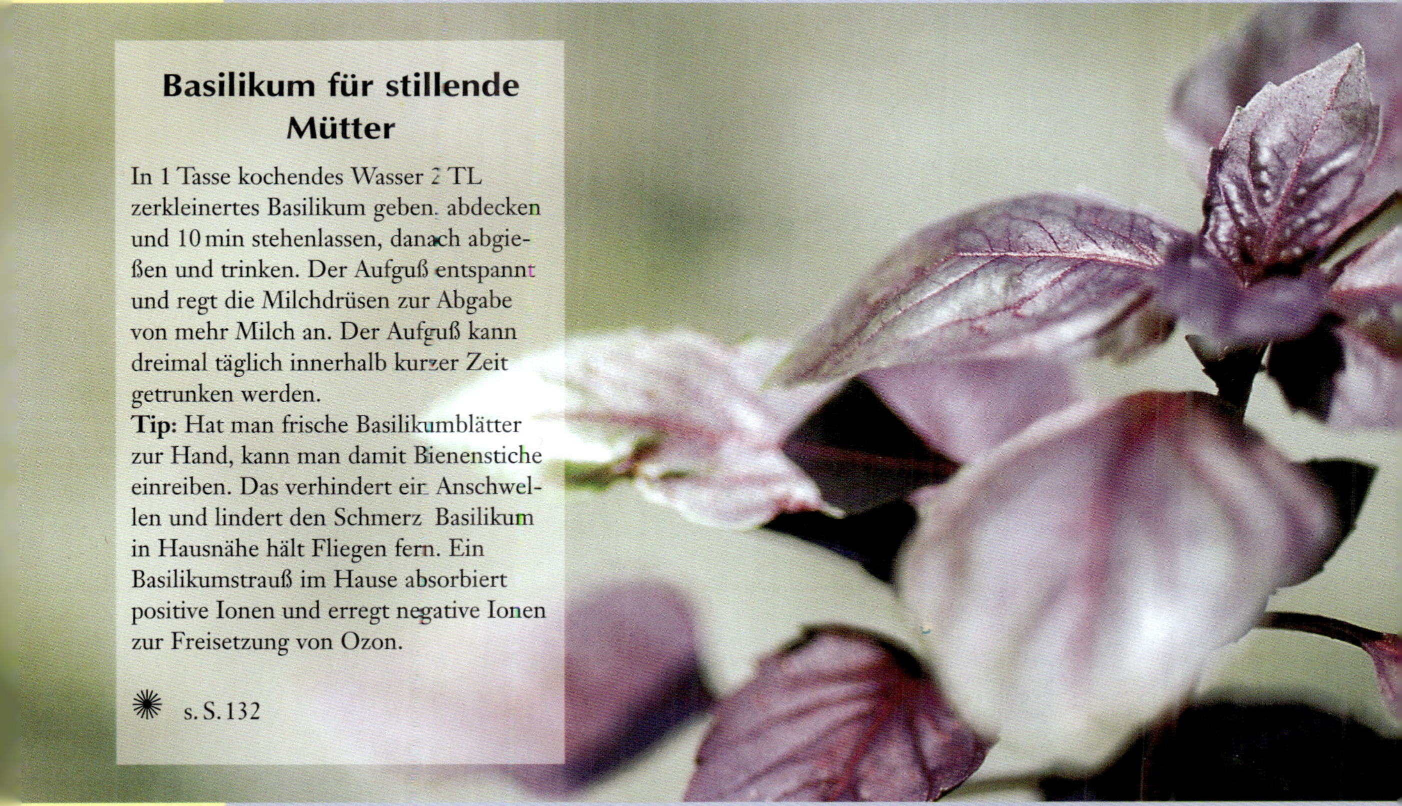

## Basilikum für stillende Mütter

In 1 Tasse kochendes Wasser 2 TL zerkleinertes Basilikum geben, abdecken und 10 min stehenlassen, danach abgießen und trinken. Der Aufguß entspannt und regt die Milchdrüsen zur Abgabe von mehr Milch an. Der Aufguß kann dreimal täglich innerhalb kurzer Zeit getrunken werden.
**Tip:** Hat man frische Basilikumblätter zur Hand, kann man damit Bienenstiche einreiben. Das verhindert ein Anschwellen und lindert den Schmerz. Basilikum in Hausnähe hält Fliegen fern. Ein Basilikumstrauß im Hause absorbiert positive Ionen und erregt negative Ionen zur Freisetzung von Ozon.

✳ s. S. 132

Basilikum (*Ocimum basilicum* var. *purpurascens*)

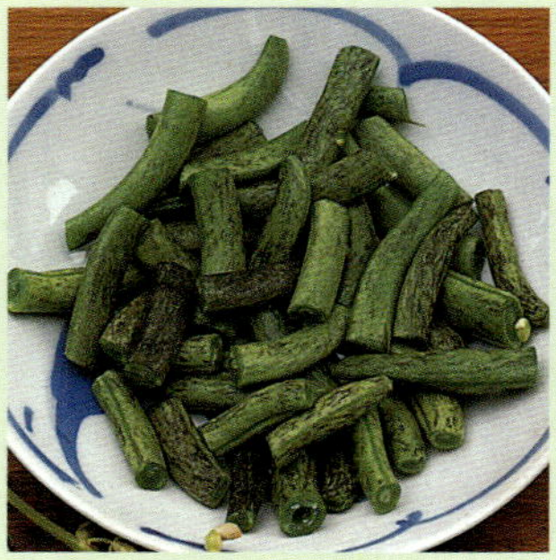

Kapitel 8

# Zubereitungen

Kräuter sammelt man bei trockenem Wetter, nachdem der Tau abgetrocknet ist, damit sie trocken bleiben und nicht verschimmeln. Abgestorbene und beschädigte Teile entfernen und die Kräuter danach an einem gut belüfteten Platz zum Trocknen ausbreiten. Kleinere Mengen Küchenkräuter lassen sich einfach trocknen, indem man sie an den Stengeln zusammenbindet, in eine braune Papiertüte steckt und nach unten aufhängt oder in einem gut belüfteten Schrank aufbewahrt.

Getrocknete Kräuter müssen in einem luftdicht verschlossen Behältnis aufbewahrt werden. Es ist gleichgültig, ob man die Kräuter selbst getrocknet oder gekauft hat. Die Wirksamkeit der Zubereitungen hängt von der Qualität der Kräuter und der Stärke des Aromas ab. Wenn man sich nicht sicher sein kann, wann ein bestimmtes Kraut gesammelt wurde, können Duft und Farbe Aufschluß geben.

TEES UND AUFGÜSSE

Tees und einfache Aufgüsse unterscheiden sich nicht. Das Pflanzenmaterial darf nicht gekocht werden. Wenn keine anderen Angaben gemacht werden, sind für „Tees" und Aufgüsse aus zerkleinerten Blättern, Blüten und Kräutern folgende Mengen zu verwenden: 1 TL getrocknetes oder 2 TL (davon ein gehäufter) grünes Kraut auf 1 Tasse kochendes Wasser oder 1 EL getrocknetes oder 2 EL (davon ein gehäufter) grünes Kraut auf ½ Liter

*„Die Finsternis geht vorüber und ihr volles Antlitz öffnet sich*
*und alle Schönheit wird wieder sichtbar.*
*Die Schicht beseitigt, ihre Wangen glatt wie Seide*
*und gereinigt durch des Esels Milch."*
**nach Juvenal, römischer Satiriker (um 60–140 n. Chr.)**

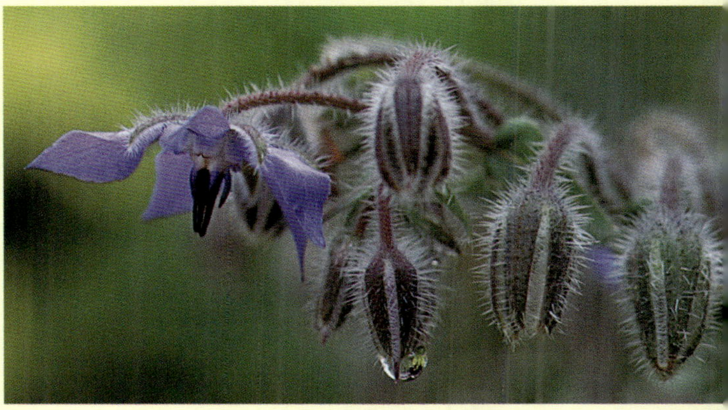

kochendes Wasser. Zudecken und 10 min stehenlassen. Vor der Anwendung abgießen. Für Waschungen und dgl. eine Doppelhandvoll oder 25–30 g grünes Material 30 min stehenlassen. Im Kühlschrank halten sich Aufgüsse etwa 3 Tage. Gefäße aus Aluminium, Plastik oder mit Teflonbeschichtung sind nicht geeignet. Am günstigsten sind Keramik- und Glasbehältnisse, in die heiße Flüssigkeiten gefüllt werden können. Vor dem Gebrauch den Aufguß stets in einen Krug oder eine Kanne gießen. Die Zubereitungen können heiß oder kalt genommen werden. Heiße Aufgüsse sind gut bei Erkältungen, Grippe und zum Schwitzen.

ABSUDE

Absude verwenden Rinde, Schnitzeln, Wurzeln und Samen als Ausgangsmaterial. Sie sind in der Regel kräftiger als Aufgüsse und werden meist nach Vorschrift hergestellt. Zur Herstellung eines Absudes, sofern nicht anders vorgeschrieben, 1 EL getrocknetes oder 2 EL frisches Pflanzenmaterial mit 1/2 l kochendes Wasser übergießen, bis zum Kochen erhitzen und 20–30 min am Kochen halten. Für die Behältnisse gilt, was weiter oben schon für „Tee" gesagt wurde. Lediglich sollte bei der Herstellung des Absudes etwas mehr Wasser verwendet werden. Der Absud kann im Kühlschrank mehrere Tage aufbewahrt werden.

ÄTHERISCHE ÖLE

Aus Sicherheits- und Qualitätsgründen sollte man ätherische Öle am besten kaufen. Bei den meisten Pflanzen lassen sich die Öle nur in einem aufwendigen Verfahren extrahieren. Selbst die dazu erforderliche Mindestausstattung an Geräten und Instrumenten ist sehr teuer. Ätherische Öle sollten an einem kühlen Ort in Braunglasflaschen aufbewahrt werden, wo sie vor dem zersetzenden Einfluß des Lichtes geschützt sind. Ätherische Öle dürfen nicht in die Hände von Kindern geraten.

KOMPRESSEN

Für Kompressen benötigt man ein Stück sauberen Stoff (Baumwolle oder Gaze mit einer Lage Watte). Dieses wird in heißem Aufguß oder Absud getränkt und möglichst heiß aufgelegt. (Die Temperatur sollte vorher mit dem Ellbogen geprüft werden). Gegen zu schnelles Abkühlen sollte das Gefäß mit der Flüssigkeit zugedeckt werden. Kompressen sind nach Verordnung bzw. nach Bedarf zu erneuern.

# Basiszubereitungen

## Lotionen

### Für trockene Haut

**⅛ l Blütenwasser (z. B. Rosenwasser)**
**⅛ l destillierte Zaubernuß**
**5 Tropfen Glycerin**

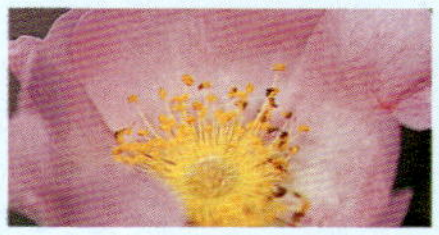

Die Bestandteile in einem sterilen Glasgefäß mischen und vor Gebrauch kräftig schütteln. Blütenwässer haben eine sanfte Wirkung und machen die Haut zart und weich.

### Für fettige Haut

**4 EL getrocknetes Pflanzenmaterial**
**4 EL Ethylalkohol oder 6 EL Wodka**
**¼ TL (ein Prise) Borax**
**3 EL destillierte Zaubernuß**
**10 Tropfen Glycerin**

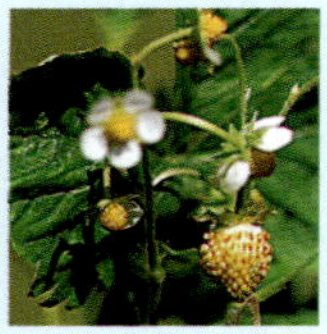

Das Pflanzenmaterial 14 Tage in Alkohol aufschließen, danach abgießen. Borax in Zaubernuß auflösen und in den Alkohol rühren. Glycerin zugeben und in eine sterile Glasflasche füllen. Vor Gebrauch kräftig schütteln. Am wirksamsten sind adstringierende Kräuter.

## Sirup

Mit Sirup lassen sich Medikamente besser einnehmen, besonders bei Kindern. Im Normalfall 500 g Honig oder 350 g Zucker in ½ l Aufguß oder Absud geben, erwärmen und rühren, bis sich der Honig bzw. Zucker auflöst und die Flüssigkeit dicker wird. Abfüllen, etikettieren, mit Datum versehen und im Kühlschrank aufbewahren.

## Aufschluß

### Ölaufschluß

**3 EL Kräuter**
**½ l Öl von süßen Mandeln**
**1 EL Weinessig**

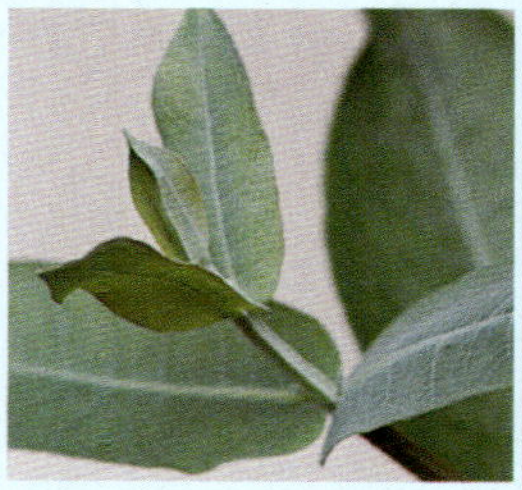

Kräuter zusammen mit dem Öl in ein 1-Liter-Gefäß geben und den Essig zugeben. Das Gefäß verschließen und an einen warmen Ort stellen. Eine Woche stehenlassen und täglich schütteln. Danach abgießen und den Vorgang mit dem Öl mindestens dreimal wiederholen. Abgießen, in Braunglasflasche füllen, etikettieren und datieren. Zum Aufschluß kann auch Apfelessig oder reiner Alkohol benutzt werden.

## Salben und Cremes

Wie kräftige Absude, sind gekochte Aufschlüsse in kaltgepreßtem Öl als pflanzlicher Bestandteil in Salben und Cremes geeignet. Es können auch ätherische Öle in einer Konzentration von 2½ % (ca. 1 Tropfen auf 2 ml) in Rohvaseline oder 2½ % ätherisches Öl zu handelsüblichen Basiscremes und Lotionen benutzt werden.

### Basiscreme

**2 TL Bienenwachs**
**1 TL Emulgierwachs**
**3 TL Mandel- oder Kokosöl**
**1 TL Avocado- oder Nußöl**
**4 EL doppelt starker Absud**
**28 Tropfen ätherische Öle**

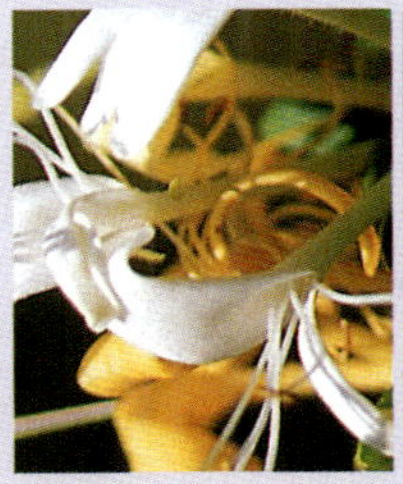

Wachse im Wasserbad lösen. Öle erwärmen und einrühren. Absud unterschlagen und abkühlen lassen. Dann die ätherischen Öle einrühren. In steriles Gefäß abgießen, verschließen, etikettieren und mit Datum versehen. Ein Tropfen Benzoin oder Myrrhe (Tinktur oder Öl) verlängert die Haltbarkeit der Creme/Salbe. Bei rissiger Haut kein Borax verwenden.

## Packung

Packungen sind so ähnlich wie Kompressen, nur wird statt des flüssigen Pflanzenmaterials bei der Packung feuchtes Material verwendet. Die grüne Pflanze stoßen oder zerreiben, im Wasserbad erwärmen oder grünes und getrocknetes Material mit sehr wenig kochendem Wasser mischen. Zwischen zwei Lagen Gaze oder bei möglicher Reizung der Haut zwischen zwei Lagen Stoff legen und auf die Haut bringen. Packungen bleiben länger warm, wenn Brot, Kleie oder ein anderes geeignetes Bindemittel beigemischt wird. Packungen können Schmerzen lindern oder dem Körper durch die Haut Giftstoffe entziehen. Packungen sind beliebte Mittel, einen erwünschten Heilerfolg zu erzielen, ohne den Körper über das Verdauungssystem zu belasten.

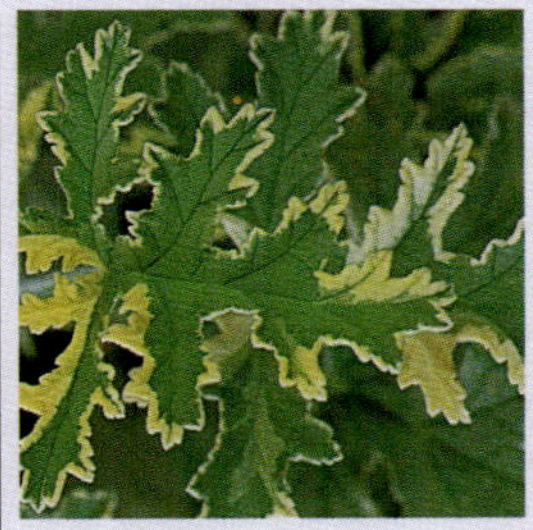

## Puder

Viele Pflanzen müssen vor dem Aufschließen zerquetscht werden. Pulverisieren kann man Pflanzen durch Mahlen, Quetschen oder Stoßen im Mörser. Auch eine elektrische Mühle oder Mahlgerät kann benutzt werden. Zum Beispiel werden Hagebuttenschalen und Gewürzkörner auf diese Weise zerkleinert.

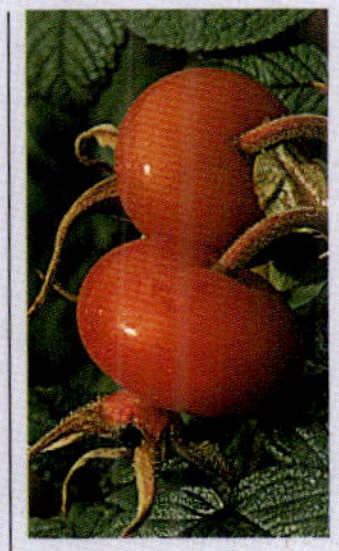

# Rezepte

## Für spröde Fingernägel

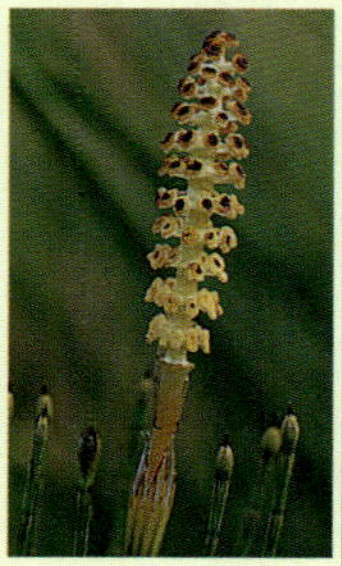

Benötigt werden zwei ausreichend große Gefäße, in die die Finger und die Zehen eingelegt werden können. 1 EL süßes Mandelöl (Sonnenblumen- oder Kokosöl) bereithalten. 2 EL zerkleinerten Schachtelhalm in ein Gefäß aus Edelstahl geben und mit 1 Tasse abgekochtem Wasser übergießen. 20 – 30 min zugedeckt stehenlassen. Danach abgießen und den Aufguß in die beiden bereitgestellten Gefäße füllen. Die Nägel 10–15 min in der Flüssigkeit weichen lassen, danach herausnehmen, abtrocknen und das Mandelöl in Finger- und Zehennägel massieren. Den Aufguß in einem dicht verschlossenen Gefäß aufbewahren.

## Brennesselbier

**100 Brennesseltriebe (mit Blättern)**
**12 l Brunnenwasser**
**1½ kg Zucker**
**50 g Weinstein**
**15 g Hefe**

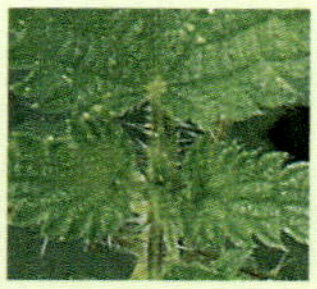

Die Brennesseln waschen und 15 min in Wasser kochen, abgießen, Zucker und Weinstein zugeben, erwärmen und bis zum Auflösen rühren. Danach auf lauwarme Temperatur abkühlen lassen, die Hefe zugeben und gut umrühren. Mit einem Tuch abdecken und mindestens 24 Stunden stehenlassen. Nach Möglichkeit sollte die Flüssigkeit 4 Tage gären können. Den Schaum abnehmen und abgießen, ohne den Bodensatz aufzurühren. In Flaschen füllen, mit Korken verschließen und lagern.

(aus *Wild Food* von Roger Phillips)

## Nelkensirup zur Nervenstärkung

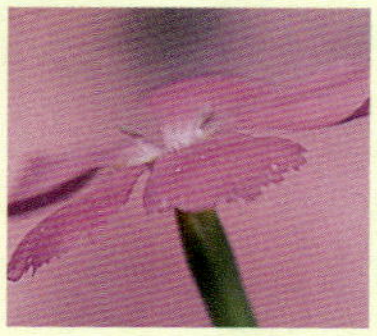

Eine reichliche Doppelhandvoll voll ausgebildeter Nelkenblüten pflücken und die bitteren Blätter am Schaft der Blüte entfernen. Etwa 25 g in ein Glasgefäß geben und mit etwa 30 ml kochendem Wasser übergießen, abdecken und einen halben Tag stehenlassen. Abgießen und 225 g Zucker unter ständigem Rühren zugeben und auflösen. Abfüllen, etikettieren, mit Datum versehen.

## Fencheltee als Schlankheitsmittel und zur Verdauung

**1 – 2 TL Fenchelkörner**
**(1 TL für Kinder,**
**2 TL für Erwachsene)**
**1 Tasse kochendes Wasser**

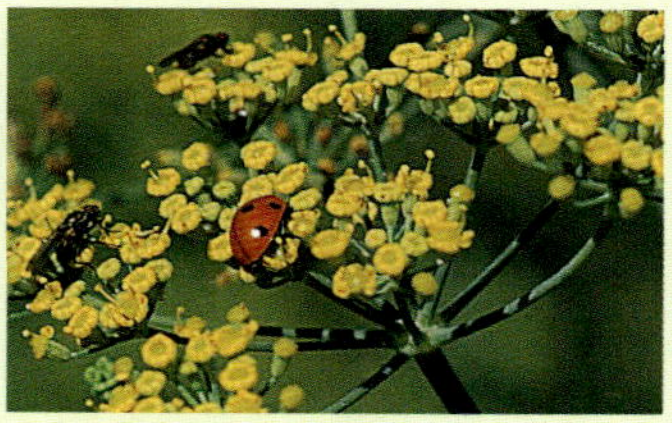

*Ein ausgezeichnetes Anregungsmittel für Nieren und Leber.*

Die Fenchelkörner vorsichtig zerkleinern und in das kochende Wasser geben. Abgedeckt für 5 – 10 min stehenlassen. Tagesdosis: 2 × 1 Tasse.

s. S. 132
s. S. 132

## Amerikanischer Krafttee

**1 TL getrocknete Ginsengwurzel**
**1 Tasse kochendes Wasser**

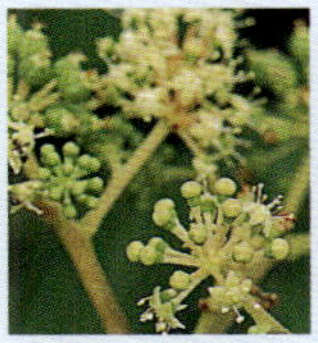

*Bei Streß für Körper und Nerven.*
1 TL getrocknete Ginsengwurzel in der Mühle (Mühle nur für diesen Zweck) zerkleinern, in eine Kanne geben und mit 1 Tasse kochendem Wasser übergießen. Zugedeckt 15 min stehenlassen, dann abgießen und mit Honig nach Bedarf süßen. Ginseng ist ein ausgezeichnetes Anregungsmittel für den gesamten Körper und ein Aphrodisiakum.

☼ s. S. 132
❄ s. S. 132

## Holunderbeergetränk gegen Migräne

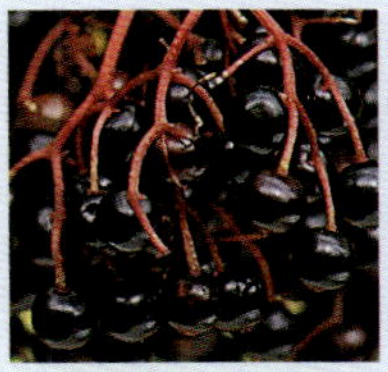

Bei ersten Anzeichen von Kopfschmerzen nehmen. Holunderbeeren waschen. Auf 1 Tasse Wasser 10–15 zerquetschte Beeren in einen Topf geben und zum Kochen bringen, 10 min am Kochen halten, danach durch ein Sieb gießen. Nach Bedarf mit Honig süßen.

## Amerikanischer Kürbisblütentee

**3 Kürbisblüten**
**1 Tasse kochendes Wasser**

*Dieses Getränk enthält Vitamine und Mineralstoffe und kann häufig vorbeugend gegen Prostataprobleme genommen werden.*

Kürbisblüten in eine Kanne legen und mit kochendem Wasser übergießen. Zugedeckt 10 min stehenlassen, dann abgießen und nach Bedarf süßen.

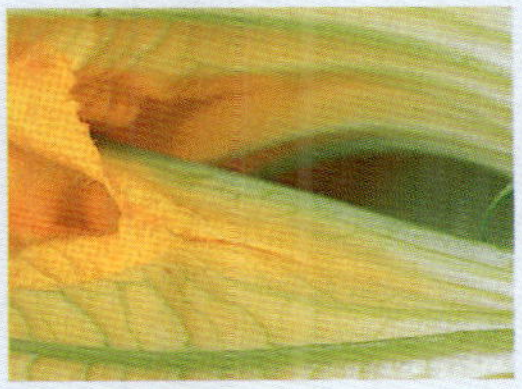

## Pflaumenmaske zur tiefen Porenreinigung

Eine halbe Handvoll süße Mandeln, eine halbe Handvoll Hafermehl in der Kaffeemühle zerkleinern. Zu 2 EL des Gemisches Fruchtfleisch und Saft der Pflaumen geben, mit dem Rührgerät mixen und auf die Haut auftragen. Bei vorhandenen Hautverletzungen 1 TL Honig zur Beschleunigung des Heilungsprozesses zugeben.

## Adstringierende Pflaumen-Gesichtsmaske

**6–7 Pflaumen**
**1 EL Brunnenwasser**
**1 TL Mandelöl**

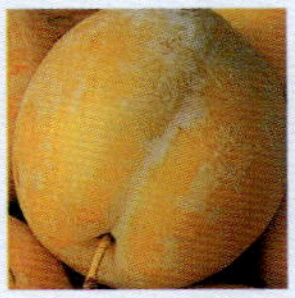

*Besonders gut bei Akne.*
Pflaumen in Wasser kochen. Abkühlen lassen, Kerne entfernen, das Fruchtfleisch zerquetschen. In Mixer geben. Mandelöl zugeben und mischen.

## Kornblumentee zur Beruhigung

**1 kleine Handvoll Kornblumenblüten**
**1 Tasse kochendes Wasser**
**1–2 TL Honig**

*Soll die Bewegungsfähigkeit bei der Rekonvaleszenz nach einem Schlaganfall wiederherstellen helfen.*

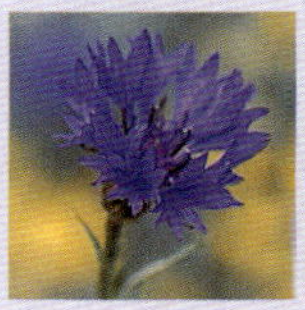

Die Kornblumenblüten mit kochendem Wasser übergießen. Zugedeckt 10 min stehenlassen, dann abgießen und nach Bedarf süßen.

## Efeu-Massagecreme bei Cellulit

**2 TL Bienenwachs**
**1 TL Emulgierwachs**
**3 TL süßes Mandelöl**
**1 TL Avocadoöl**
**je 10 Tropfen ätherisches Öl von Rosmarin, Fenchel und Wacholderbeeren**

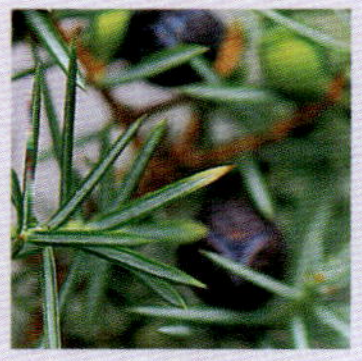

Aus 4 EL Efeublättern in ½ l Wasser einen doppelt starken Efeuabsud (s. S. 123) herstellen. Wachs im Wasserbad lösen. Die Öle erwärmen und vorsichtig in das gelöste Wachs einrühren. Den Efeuabsud unterschlagen und vor der Zugabe der ätherischen Öle abkühlen lassen. In Gefäß(e) abgießen, etikettieren und mit Datum versehen.

## Zum Kühlen bei Hautentzündungen

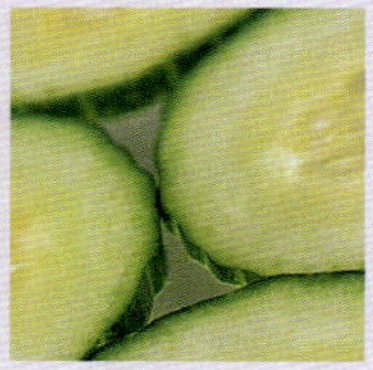

Gurkenscheiben als „Maske" auf ermüdete oder entzündete Augen legen. Eine halbe Gurke in Würfel schneiden und die Würfel für kalte Kompressen zu Brei zerquetschen. Bei entsprechender Entzündung auch zur Ganzkörperbehandlung geeignet. Dazu mindestens eine ganze Gurke zu Brei verarbeiten und den Brei vorsichtig auf die betroffenen Parteien auftragen. Nicht massieren. Hilfe bei Sonnenbrand und Verbrühungen.

## Lavendel-Heilcreme

**2 TL Bienenwachs**
**1 TL Aprikosenkernöl**
**3 EL doppelt starker Lavendelblütenabsud (s. S. 123) oder destilliertes Lavendelwasser**
**3 TL süßes Mandelöl oder aufgeschlossenes Lavendelöl, wahlweise 2 TL süßes Mandelöl auf 1 TL Hagebuttenöl**
**1 TL Emulgierwachs**
**40 Tropfen reines ätherisches Lavendelöl**

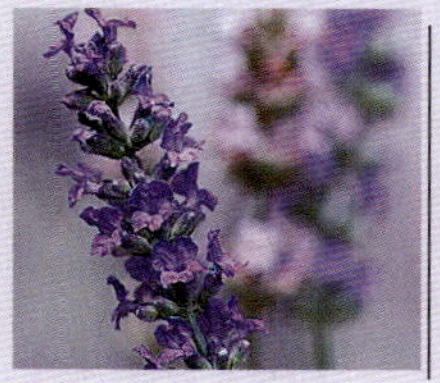

Das Wachs im Wasserbad lösen. Das Öl erwärmen und in das Wachs einrühren. Absud bzw. Lavendelwasser unterschlagen. Abkühlen lassen, danach tropfenweise das ätherische Lavendelöl zugeben und mischen. Die Zugabe von Hagebuttenöl mit viel Vitamin C verstärkt die heilende Wirkung.

## Tee bei Bluthochdruck

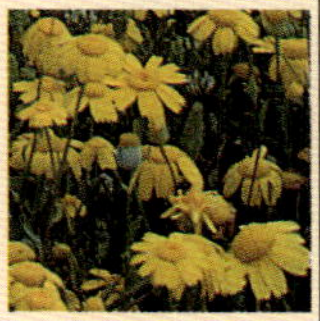

*Ein Mittel bei Übergewicht, gegen Kopfschmerzen, gut für Herz, Magen und Blut.*

Von den aromatischen, bitteren Blüten von *Ju hua* (Chrysantheme) die Blütenblätter an den unteren, weißen Enden vereinzeln. Mit 1 TL Blütenblätter auf 1 Tasse Wasser einen Absud herstellen. Je nach Geschmack, zugedeckt 10–15 min stehenlassen.

## Augennährcreme aus Karotten

**1 TL Bienenwachs**
**3 EL Rosenwasser**
**1 TL Lanolin**
**1 EL aufgeschlossene Karotte**
**½ TL Weizenkeimöl**
**je 6 TL süßes Mandelöl und Kokosöl**
**15 Tropfen ätherisches Karottensamenöl**
**¼ TL Borax**

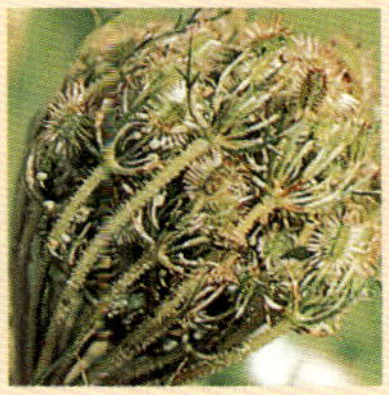

*Geeignet für reife Gesichtshaut und Falten.*

Bienenwachs und Lanolin zusammen unter ständigem Rühren im Wasserbad lösen. Öl erwärmen und langsam in das Wachs einrühren. In einem anderen Gefäß Borax in Rosenwasser lösen und dem Gemisch langsam zugeben. Danach bis zum Erkalten schlagen. Beim Eindicken der Flüssigkeit das Karottensamenöl langsam unterrühren. Mit Spatel in Gefäße füllen, dicht verschließen, etikettieren und mit Datum versehen.

## Fliederbadekissen

**1 reichliche Doppelhandvoll Fliederblüten**
**2–3 Geranienblätter**

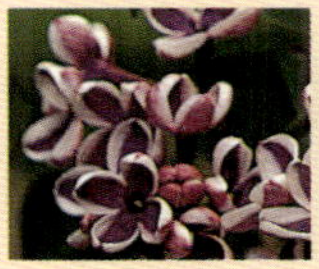

*Zur Anregung für die Haut.*

Die Fliederblüten mit einigen Geranienblättern in einen Tuchbeutel geben. Den Beutel mit einer langen Schnur am Zulauf der Wanne befestigen, so daß das Wasser über den Beutel in die Wanne läuft. Während des Bades den Beutel mehrmals in das Wasser tauchen und ausdrücken.

## Balsambadekissen

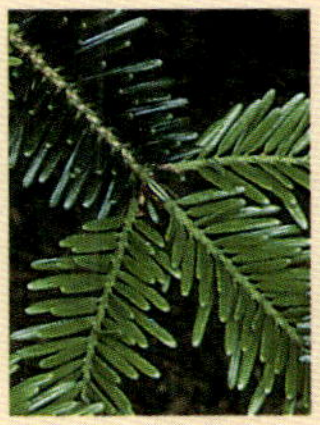

*Hilft Sportlern und bei nervlicher Erschöpfung.*

Eine Doppelhandvoll Kiefernnadeln in einen Tuchbeutel mit einer langen Schnur geben. Ein heißes Bad einlassen. Die Nadeln im Beutel mit einem Holzhammer zerkleinern. Den Beutel mit der Schnur am Einlauf der Wanne anbinden und in das Wasser hängen lassen. Das Wasser muß auf Badetemperatur abkühlen. Während dieser Zeit kann man Maniküre oder Pediküre betreiben und dabei den würzigen Duft der Kiefernnadeln im Bad einatmen.

*Bei trockener Haut ist eventuell günstiger:*
Bei Schmerzen oder Erkältung ist Geduld erforderlich. Es sollten zwei Badekissen oder ein kräftiger Kiefernnadelabsud (s. S. 123) benutzt werden. Anschließend Kiefernnadelsalbe (s. S. 123) auf die betreffenden Hautpartien auftragen. Es ist auch möglich, ein heißes Bad einzulassen, kurz vor dem Bad 3 bis maximal 6 Tropfen ätherisches Kiefernöl zuzugeben und dann den Duft während des Bades inhalieren.

## Aufguß für Bindehautentzündung

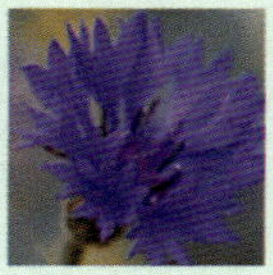

Eine kleine Handvoll Kornblumenblüten mit 1 Tasse kochendem Wasser übergießen. Zugedeckt für 30 min stehenlassen, dann abgießen. Eine Tasse trinken. Den Rest abfüllen und als Augenbad verwenden.

## Schneeballabsud bei Krämpfen

**1–2 EL getrocknete Krampfrinde (Schneeball)**
**½ l Brunnenwasser**

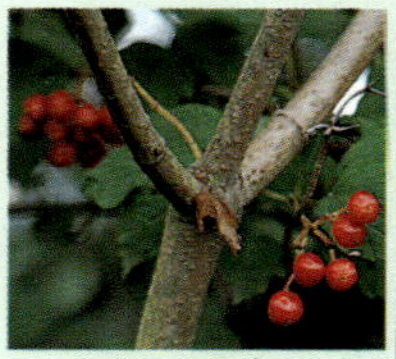

Die Rinde muß gewonnen werden, bevor die Blätter sich im Herbst verfärben oder die Blattknospen im Frühjahr aufbrechen. Die trockene Rinde in der Mühle zerkleinern. (Die Mühle nur zu diesem Zweck benutzen). Die zermahlene Rinde in einen Topf geben, mit dem Wasser übergießen und zudecken. Erhitzen und 20–30 min köcheln. Danach in einen Krug abgießen. Warm direkt auf den Krampfbereich auftragen.

## Keltische Hühneraugenpackung

*Eine wirksame Behandlung von Furunkeln, Abszessen und Karbunkeln.*

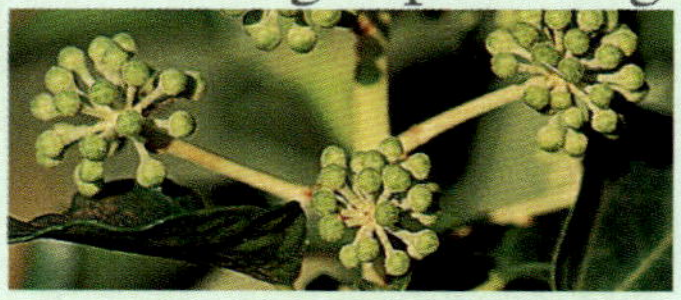

Eine Doppelhandvoll Efeublätter zerkleinern und in möglichst wenig Wasser weichkochen. Auf die entsprechende Partie auflegen, verbinden und einwirken lassen. Die Packung wiederholen, bis das Hühnerauge mit der Wurzel herauskommt.

## Ägyptische Behandlungsweise von Verstauchungen der Hände und Füße

**25 g zerkleinerte Kerbelpflanze (Blätter und Stiele)**
**½ l kochendes Wasser**

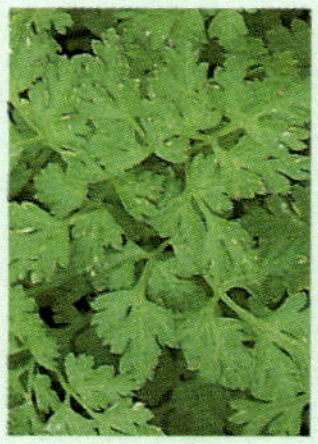

Verstauchung sofort mit einem Aufguß (s. S. 122) behandeln. Für die Packung zerkleinerte Kerbel (Blätter und Stiele) zerquetschen, in ein großes Gefäß einlegen und mit kochendem Wasser übergießen. Zugedeckt 10–15 min stehenlassen. Die Flüssigkeit in ein kleineres Gefäß abgießen, so daß Hand- oder Fußgelenk bedeckt sind. 20 min einwirken lassen. Das Pflanzenmaterial zwischen zwei Lagen Baumwollgewebe auf das verstauchte Gelenk legen und verbinden. Bei Knieverletzung in der Infusion baden, danach die Packung auflegen und das Knie verbinden. Die Behandlung 3 Tage oder solange durchführen, bis die Verletzungen heilen.

## Aufguß bei Keuchhusten

**1 TL grüne Blätter der Edelkastanie**
**1 Tasse abgekochtes Brunnenwasser**

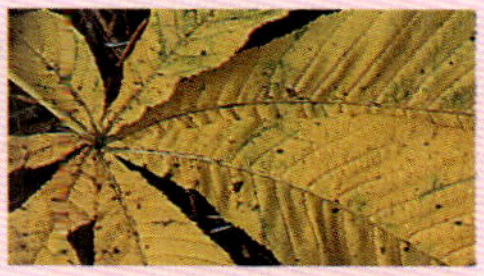

*Bei Hustenanfällen mit starker Schleimabsonderung.*

Die grünen Kastanienblätter erst unmittelbar vor Zubereitung des Aufgusses pflücken und zerkleinern. Blätter mit dem abgekochten Wasser übergießen, zudecken und 10 min stehenlassen, danach trinken. Gefäß zugedeckt über Nacht stehen lassen.

## Himmelschlüsselaufguß gegen Depressionen

**3 TL getrocknete Himmelschlüsselblüten und -blätter**
**2 Tassen kochendes Wasser**

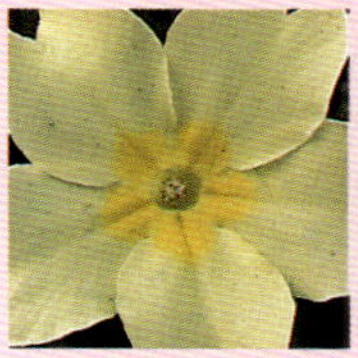

*Hilft bei Schlaflosigkeit und Kopfschmerzen.*

Getrocknete Himmelschlüsselblüten und -blätter in ein geeignetes Gefäß geben und mit kochendem Wasser übergießen, zudecken und 15 min stehenlassen. Abgießen und nach Bedarf mit Honig süßen. Heiß oder warm trinken.

## Rotkleetee

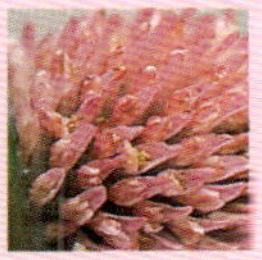

*Reinigt die Lymphe bei Hautproblemen und ist gut bei chronisch-degenerativen Krankheiten, z. B. Krebs.*

Auf 2 TL grüne oder 1 TL getrocknete Blüten des Rotklee 1 Tasse kochendes Wasser geben. Zudecken und 10 min stehenlassen, abgießen und verwenden.

## Mittelmeer-Pesto als Gesundheitsvorsorge

**3 fein gehackte oder zerquetschte Knoblauchzehen zur sofortigen Verwendung**
**90–125 g frisch zerkleinerte Basilikumblätter**
**125 ml Olivenöl, extrarein (ausreichend für eine dicke Paste)**
**Meeressalz**
**60 g frisch geriebenen Parmesankäse (kann entfallen)**
**3–4 EL gehackte Pinienkerne**

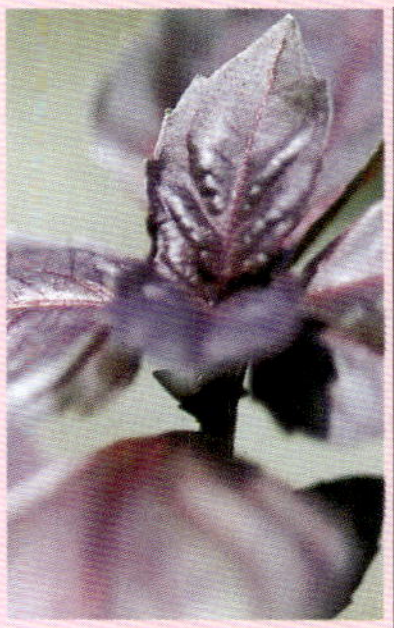

*Pesto gehört im Mittelmeerraum als Soße zu Pastagerichten. Es beugt Herzkrankheiten und Verdauungsstörungen vor. Anstelle von Basilikum kann Koriander verwendet werden.*

Den Knoblauch im Mixer zerkleinern, Basilikum zugeben und zu einer Paste verarbeiten. Öl zugeben und erneut pürieren, bis die Masse dick wird. Mit Salz abschmecken und die Pinienkerne (bei Bedarf Parmesan) zugeben. In ein Glasgefäß füllen und oben mit Olivenöl verschließen. Kühl aufbewahren. Die Haltbarkeit beträgt etwa 2 Wochen, gefrostet bis zu 6 Monaten.

# Warnhinweise

### Allgemeine Warnhinweise

***Beinwell:*** Giftig für die Leber; verhindert die Aufnahme von Eisen. Ohne ärztliche Aufsicht nicht innerlich anwenden.

***Besenginster:*** Innerliche Anwendung nur unter ärztlicher Kontrolle. Überdosis kann tödlich sein. In einigen Ländern unterliegt die Abgabe von Besenginster rechtlichen Beschränkungen.

***Buschrose, Hagebutte:*** Die Haare der Hagebutte stören die Verdauung. Die Früchte vor dem Gebrauch dünsten und durchschlagen.

***Eberesche:*** Die Samen der Eberesche sind giftig.

***Efeu:*** Nicht zur innerlichen Anwendung.

***Fenchel:*** Bei innerlicher Anwendung kommt es zu Komplikationen mit der Aufnahme von Eisen und Mineralstoffen. Das ätherische Öl nur äußerlich anwenden.

***Geißblatt:*** Bei *Lonicera nigra* und *Lonicera xylosteum* ist die gesamte Pflanze giftig. Die Samen aller Geißblatt-Arten sind giftig.

***Ginkgo biloba:*** Übermäßiger Gebrauch kann zu Hautentzündung, Kopfschmerz und Erbrechen führen.

***Ginseng:*** Zu reichlicher Gebrauch kann zu hohem Blutdruck und Kopfschmerz führen. Nicht mit Koffein oder Alkohol nehmen.

***Karotte:*** Übermäßiger Verzehr von Karottensaft kann zu Verfärbungen der Haut und ernsten Problemen führen.

***Kartoffeln:*** Keine grünen oder keimende Kartoffeln verzehren; sie bewirken Benommenheit und Migräne.

***Knoblauch:*** Knoblauch zieht schädliche Bakterien an. Deshalb zu Aufgußölen nur bei Verbrauch innerhalb von 3 Tagen zugeben.

***Koriander:*** Nur wenig Samen und ätherisches Öl verwenden.

***Lorbeer:*** Übermäßiger Aufguß löst Erbrechen aus.

***Salbei:*** Nicht in größeren Mengen nehmen.

***Sandbirke:*** Blätter nur grün benutzen, nicht mehr nach der Sommermitte.

***Schachtelhalm:*** Nicht zur innerlichen Anwendung. Für Menschen über 55 Jahre oder für länger als 6 Wochen nur unter ärztlicher Aufsicht.

***Spargel:*** Enthält viel Purine; verschlimmert gichtartige Zustände.

***Tomaten:*** Die Oxalsäure in Tomaten ist nicht gut bei Nierensteinen und akutem Rheumatismus.

***Vogelmiere:*** Zuviel Vogelmiere bewirkt Durchfall und Erbrechen.

***Wacholder:*** Wacholder kann bei innerlicher Anwendung die Aufnahme von Eisen und Mineralstoffen stören.

***Ysop:*** Das ätherische Öl in geringen Mengen benutzen.

### Nicht bei Schwangerschaft

***Beifuß:*** Pflanze und Öl nicht während der Schwangerschaft anwenden.

***Bergamot:*** Pflanze und Öl nicht während der Schwangerschaft anwenden.

***Fenchel:*** Nicht während der Schwangerschaft anwenden.

***Geißblatt:*** Nicht während der Schwangerschaft und der Stillzeit anwenden.

***Ginseng:*** Nicht während der Schwangerschaft anwenden.

***Liebstöckel:*** Nicht bei geplanter oder bestehender Schwangerschaft anwenden.

***Lorbeer:*** Öl nicht während der Schwangerschaft anwenden.

***Löwenzahn:*** Nicht bei geplanter oder bestehender Schwangerschaft und während der Stillzeit anwenden.

***Mahonie:*** Wurzel nicht während der Schwangerschaft anwenden.

***Minze:*** Poleiminze und Öl nicht während der Schwangerschaft anwenden.

***Petersilie:*** Samen nicht während der Schwangerschaft anwenden.

***Rosmarin:*** Nicht während der Schwangerschaft und der Stillzeit anwenden.

***Salbei:*** Nicht während der Schwangerschaft anwenden.

***Schachtelhalm:*** Nicht bei geplanter oder bestehender Schwangerschaft anwenden.

***Schlüsselblume:*** Nicht während der Schwangerschaft anwenden.

***Thymian:*** Nicht während der Schwangerschaft anwenden.

***Vogelmiere:*** Nicht während der Schwangerschaft anwenden.

***Wacholder:*** Nicht während der Schwangerschaft und der Stillzeit anwenden.

### Nicht bei Allergie oder Hautempfindlichkeit anwenden

***Erdbeere:*** Bei Aspirinallergie nicht benutzen.

***Eukalyptus:*** Bei Empfindlichkeit gegenüber *E. citriodora* nicht benutzen.

***Französisches Basilikum:*** Das ätherische Öl führt bei manchen Hauttypen zu Empfindlichkeitsreaktionen. Vor der Anwendung prüfen.

***Kapuzinerkresse:*** Enthält Oxalsäure, gegenüber der manche Menschen allergisch sind. In größeren Mengen kann Kapuzinerkresse giftig sein.

***Lorbeer:*** Bei bestehender Neigung zu Hautentzündungen nicht benutzen.

***Löwenzahn:*** Bei bestehender Glutenallergie nicht benutzen.

***Ringelblume:*** Bei manchen Menschen entsteht Kontaktdermatitis. Vor der Anwendung prüfen.

***Rosmarin:*** Mit Ausnahme von Cremes, Lotionen und Inhalationen muß das ätherische Öl verdünnt werden.

***Sandbirke:*** Nicht bei Empfindlichkeit gegenüber Salicylaten anwenden.

***Schlüsselblume:*** Bei bestehender Aspirinallergie nicht benutzen.

***Thymian:*** Das Öl kann bei manchen Menschen Hautreizungen hervorrufen. Vor der Anwendung prüfen.

***Tomate:*** Kann bei manchen Menschen Allergien, Mundgeschwüre und Ekzeme auslösen. Bei bestehender Neigung zu Migräne kann der Genuß grüner Tomaten einen Anfall auslösen.

***Vogelmiere:*** Manche Menschen sind gegenüber Lanolin allergisch. Vor der Anwendung prüfen.

***Wacholder:*** Bei Verdacht auf Allergie vorher prüfen.

***Ysop:*** Das ätherische Öl führt bei manchen Hauttypen zu Empfindlichkeitsreaktionen. Vor der Anwendung prüfen.

**✪ Muß vom Arzt diagnostiziert/ behandelt werden**

***Gemüseartischocke:*** Artischockenextrakt nur unter ärztlicher Aufsicht anwenden.

***Karotte:*** Krebs muß vom Arzt diagnostiziert werden.

***Magnolie**:* Ohne ärztliche Aufsicht nicht innerlich anwenden.

***Malve/Stockrose:*** Magengeschwüre müssen vom Arzt behandelt werden.

***Mohn:*** *Papaver somniferum* nicht ohne ärztliche Aufsicht anwenden.

***Phlox:*** Bronchitis muß vom Arzt behandelt werden.

***Veilchen:*** Ekzeme müssen vom Arzt behandelt werden.

***Vergißmeinnicht:*** Rippenfellentzündung muß vom Arzt behandelt werden.

***Weißdorn:*** Ernste Herzkrankheiten müssen unbedingt ärztlich behandelt werden.

**⁂ Nicht bei Kindern anwenden**

***Brennesseln:*** Nicht für Kleinkinder und größere Kinder anwenden.

***Geißblatt:*** Die Beeren führen bei Kindern zum Tode.

***Minze:*** Öl der Poleiminze nicht bei Kleinkindern anwenden.

***Schachtelhalm:*** Nicht für Kleinkinder geeignet.

***Schlehe:*** Nicht für Kleinkinder und größere Kinder geeignet.

**✾ Gegenanzeige bei speziellen Beschwerden oder bei Medikamenteneinnahme**

***Besenginster:*** Bei hohem Blutdruck, Herz- und Nierenproblemen nicht anwenden.

***Minze:*** Bei Nierenleiden das Öl der Poleiminze nicht in größeren Mengen anwenden.

***Petersilie:*** Samen bei Nierenkrankheiten nicht benutzen.

***Rosmarin:*** Bei hohem Blutdruck und Epilepsie nicht anwenden.

***Schlehe:*** Schlehenlikör nicht zusammen mit Medikamenten einnehmen.

***Schlüsselblume:*** Nicht mit gerinnungshemmmenden Medikamenten anwenden.

***Wacholder:*** Bei Nierenleiden nicht anwenden.

***Weißdorn:*** Bei Medikamenteneinnahme nicht anwenden.

***Ysop:*** Bei Epilepsie nicht anwenden.

# *Verzeichnis der Giftpflanzen*

Pflanzen sind unterschiedlich giftig. Der Grad der Giftwirkung hängt auch vom Gebrauch ab, ob sie mit der Nahrung verzehrt oder in anderer Form innerlich angewendet werden. Manche Menschen haben eine besonders empfindliche Haut. Pflanzen enthalten Substanzen mit heilender Wirkung, die aber in größeren Mengen das Gegenteil bewirken. Alles was heilt, kann auch schaden.
Die richtige Dosis ist entscheidend, besonders bei ätherischen Ölen. Hier ist in jedem Fall vor der Anwendung ein Allergietest zu empfehlen. Die angegebene Dosis darf nicht überschritten werden. Sorgfalt ist auch bei frischen und getrockneten Küchenkräutern geboten, die in geringen Mengen ätherische Öle enthalten. Man darf nicht vergessen, daß die Konzentration bei extrahierten ätherischen Ölen um ein Vielfaches höher ist, auch wenn die Anwendung äußerlich erfolgt.

Bittersüß (*Solanum dulcamara* und *sp. variegatum*)
Clematis (*Clematis spp.*)
Dichternarzisse (*Narcissus poeticus*)
Eisenhut (*Aconitum spp.*)
Fingerhut (*Digitalis spp.*)
Kermesbeere (*Phytolacca spp.*)
Madagaskar-Immergrün (*Catharanthus roseus*)
Maiglöckchen (*Convallaria majalis*)
Osterglocke (*Narcissus pseudonarcissus*)
Prachtlilie (*Gloriosa spp.*)
Rittersporn (*Delphinium spp.*)
Schlafmohn (*Papaver somniferum*)
Schlüsselblume (*Primula veris*)
Seidelbast (*Daphne spp.*)
Tollkirsche (*Atropa bella-donna*)
Wolfsmilch (*Euphorbia spp.*)
Zeitlose (*Colchicum spp.*)

# Glossar

**Abortifaciens:** Abtreibemittel

**Absolut:** hochkonzentriertes, viskoses, halbfestes oder festes Parfümmaterial

**Adstringens:** Substanz, die Schrumpfung des Gewebes hervorruft und bindet

**Alkaloide:** stickstoffhaltige Pflanzenbasen mit meist auffallenden physiologischen Wirkungen im menschlichen Organismus

**Allergene:** Allergie induzierende Antigene

**Allergie:** abnorme Reaktion auf die Zufuhr von Antigenen mit Ausbildung typischer Symptome

**Alzheimer:** fortschreitender Persönlichkeitsabbau ohne Möglichkeit der Heilung

**Amenorrhoe:** Ausbleiben oder Aussetzen der Regel

**Aminosäuren:** Grundbestandteil aller Eiweiße; essentielle Aminosäuren werden aus dem Eiweiß der Nahrung gewonnen

**analgetisch:** schmerzstillend

**Anodyn:** schmerzlinderndes Mittel

**Anorexie:** Appetitsverlust, Magersucht; psychologischer Zustand, bei dem Hungern, Erbrechen und Abführmittel zu Gewichtsverlust führen

**Antidot:** Gegengift

**Antigene:** Stoffe, die der Körper als potentiell fremd und feindlich betrachtet und gegen die er Antikörper bildet

**Antihistaminika:** Arzneimittel zur Behandlung von Allergiezuständen

**Antikoagulantien:** Stoffe zur Hemmung der Blutgerinnung

**Antikörper**: Bluteiweiß, das sich im Lymphgewebe als Reaktion auf spezielle Antigene bildet und im Plasma zirkuliert, wo es die Antigene angreift und inaktiviert

**antisklerotisch:** das Verhärten von Gewebe verhindernd

**Aphrodisiakum:** Mittel zur Anregung des geschlechtlichen Verlangens

**Aromatherapie**: therapeutische Anwendung von ätherischen Ölen zu Massage und ähnlichen Zwecken

**Arteriosklerose:** Verlust der Dehnbarkeit der Arterienwandung infolge Verdickung und Verkalkung

**Atherom:** Gefäßveränderung infolge Ablagerung von Fett und Zerfallsmaterial mit Einschränkung der Blutzirkulation

**Aura**: medizinisch die Vorwarnung vor einem (epileptischen) Anfall; psychologisch eine unbestimmte Erregung gegenüber Personen und Gegenständen

**bakterizid:** Bakterien abtötend

**Balsam:** von Pflanzen ausgeschiedene halbfeste, harzige Masse oder viskose Flüssigkeit

**Basisöle:** Pflanzenöle, die im Unterschied zu den ätherischen Ölen fett und nichtflüchtig sind, z.B. Olivenöl

**Blutlipide:** an der Blutgerinnung beteiligte Stoffe, die eine wichtige Rolle bei der Aktivierung des Plasmas übernehmen

**Blutplättchen:** Thrombozyten, Bestandteil des Blutes, der für den Stillstand von Blutungen wichtig ist

**Cellulit:** Ansammlung von Giftstoffen infolge Fettüberschuß im Gewebe

**cephalisch:** den Kopf betreffend

**cerebral:** das Großhirn betreffend

**Chakra:** in Indien Bezeichnung eines Energiezentrums im Körper; in etwa dem System der endokrinen Drüse entsprechend

**Cholesterin:** fettartige Substanz im Blut und zahlreichen Geweben; zu hoher Cholesterinspiegel kann zu Gallensteinen führen

**cicatrisant:** die Bildung von Narbengewebe fördernd

**Coenzym:** nichtproteinartige Substanzen, die in Gegenwart von Enyzmen eine wichtige Rolle bei der durch das Enzym vermittelten Reaktion übernehmen

**Cystitis:** Harnblasenentzündung infolge Infektion

**Dermatitis:** Entzündung der Haut infolge äußerer Einwirkung

**Diabetes:** Stoffwechselkrankheit mit starkem Durstgefühl und Ausscheiden großer Urinmengen

**diaphoretisch:** schweißtreibend

**diuretisch:** harntreibend; vergrößert die Menge des ausgeschiedenen Urins infolge Anregung des Ausscheidens von Salzen und Wasser durch die Nieren

**Dysmenorrhoe:** schmerzhafte Regelblutung

**Dyspepsie:** Verdauungsstörung

**Em(m)enagoga:** menstruationsregulierende Mittel

**Embolie:** Verschluß eines Gefäßes durch einen Embolus

**Embolus:** auf dem Blutweg verschleppte Blutgerinnsel, Fett, Luft oder anderer Fremdkörper

**emetisch:** Erbrechen bewirkend

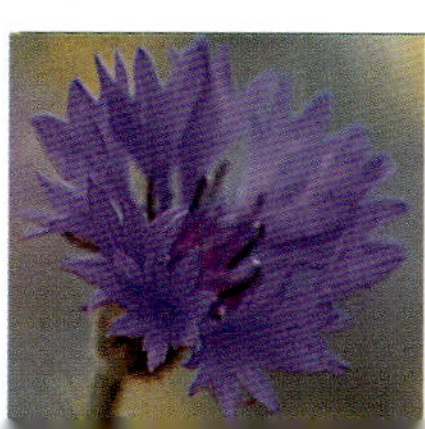

**Epilepsie:** Störung der Gehirnfunktion, die durch wiederholte plötzliche Anfälle gekennzeichnet ist

**Expektorantien:** Substanzen, die Husten verursachen und den Auswurf aus Brust und Rachenbereich fördern

**febrifug:** fiebersenkend

**fettes Öl:** siehe Basisöl

**Flavonoide:** aktive Pflanzenbestandteile zur Verbesserung der Blutzirkulation; wirken auch harntreibend, entzündungshemmend und krampflösend

**flüchtiges Öl:** häufig vorkommende, aromatische Substanz in Pflanzen, nach der Extraktion als ätherisches Öl bezeichnet

**Fungizide:** Substanzen zum Abtöten und Verhindern von Pilzbefall

**Gastritis:** Entzündung der Magenschleimhaut

**Gastroenteritis:** Entzündung der Schleimhäute des Magens und des Dünndarmes, zumeist verursacht durch Viren oder Bakterien

**Gingivitis:** Entzündung der Mundschleimhaut in unmittelbarer Nachbarschaft der Zähne; führt zu häufiger Blutung

**Hämorrhoiden:** Erweiterung der Blutgefäße des unteren Mastdarmes und des Afters

**Harz:** natürliches oder synthetisches Produkt, z.B. Ausscheidung von Bäumen (Balsam)

**hepatisch**: die Leber betreffend

**Hyperaktivität:** abnorm erhöhte Aktivität

**Hypertonie:** Bluthochdruck

**Hypotonie:** verminderter Blutdruck

**Immunsystem:** körpereigenes Schutzsystem mit Antikörpern gegen Infektionen und Krankheiten

**Inkontinenz:** Unvermögen, Harn oder Stuhl willkürlich im Körper zurückzuhalten

**Iod:** Spurenelement, wichtig für die Funktion der Schilddrüse

**karminativ:** blähungstreibend

**karzinogen:** krebserregend

**koagulieren**: Gerinnen des Blutes

**Konkret:** konzentriertes, wachsigfestes oder halbfestes Parfümmaterial aus lebender Pflanzensubstanz

**Krebs:** bösartiges Geschwür

**Laktation:** das Stillen; Milchabsonderung aus den Milchdrüsen während der Laktationsperiode

**Laxativ:** Abführmittel

**Leukorrhoe:** gelblich-weißer Scheidenausfluß

**Leukozyten:** weiße Blutkörperchen als Schutz des Körpers gegen Fremdsubstanzen und zur Unterstützung bei der Antikörperproduktion

**limbisches System:** komplexes System von Nervenbahnen und Netzen im Gehirn zum Ausdruck von Instinkt und Befindlichkeit über das endokrine und motorische System des Körpers

**lumbal:** die Lende betreffend

**Lymphe:** Körperflüssigkeit in den Lymphgefäßen

**Lymphsystem:** verzweigtes Netz von Gefäßen zum Transport von Elektrolyt, Wasser und Eiweißen in Form der Lymphe aus der Gewebeflüssigkeit in die Blutbahnen

**Mastitis:** durch bakterielle Infektion hervorgerufene Brustdrüsenentzündung

**Menopause:** das natürliche Aufhören der Menstruation

**Menstruationszyklus:** regelmäßig wiederkehrende Blutung bei geschlechtsreifen, nichtschwangeren Frauen im Zusammenhang mit der Freisetzung eines Eies aus dem Eierstock

**Mikro-:** Präfix zur Bezeichnung einer geringen Menge oder Größe oder des millionsten Teils

**narkotisch:** betäubend, berauschend (durch Narkotika)

**Nephritis:** Nierenentzündung

**Neuralgie:** stechender Nervenschmerz

**Ödem:** übermäßige Flüssigkeitsansammlung im Gewebe

**Olfaktion:** Geruchssinn und Geruchsvorgang

**organisch:** den Organismus betreffend bzw. chemische Verbindungen mit Kohlenstoff, die in allen lebenden Systemen vorkommen; biologischer Anbau von Pflanzen ohne chemische Düngemittel, Pflanzenschutzmittel usw.

**Osmose:** Eindringen eines Lösungsmittels durch eine halbdurchlässige Membran, z.B. Zellwand

**Osteoporose:** Schwund der Knochengrundsubstanz, Versprödung und leichtes Brechen der Knochen

**Östrogen:** ein Steroidhormon zur Steuerung von Geschlechtsentwicklung, Wachstum und Funktion des weiblichen Organismus

**Oxalsäure:** stark giftige Säure; in vielen Pflanzen, darunter in Sauerampfer und Rhabarberblättern enthalten; Gegenmittel ist Milch

**Pantothensäure:** wasserlösliches Vitamin zur Freisetzung von Energie aus der Nahrung und Sicherung der Nebennierenfunktion

**Pathogene:** Bakterien und andere Mikroorganismen, die Tiere, Pflanzen und Menschen befallen und Krankheiten hervorrufen

**Pleuritis:** Brustfellentzündung

**Prostata:** Vorsteherdrüse am Anfangsteil der Harnröhre des Mannes

**Psyche:** Geist, Seele des Menschen

**Purgativ:** siehe Laxativ

**Relaxans:** ein Erschlaffung (bes. der Muskeln) bewirkendes Mittel

**retikuläres Aktivierungssystem:** Nervenbahnen im Gehirn, die das Bewußtsein regulieren, von Schlaf und Schläfrigkeit bis Wachzustand und Aufmerksamkeit

**Rutin:** ein Flavonol zur Behandlung von hohem Blutdruck, Diabetes, Salicylat- und Arsenvergiftung und Allergien

**Sedativum:** Mittel zur Beruhigung der Nerven und Reduzierung funktionaler Tätigkeit

**Serum:** Flüssigkeit bei der Trennung von geronnenem Blut oder Blutplasma

**Silicium:** untoxisches Element in Muskeln, Knochen, Blut und in Quarzkristallen

**Sinusitis:** Entzündung der Nasennebenhöhlen

**Spermatogenese:** Produktion von Samenzellen

**sudorifisch:** schweißtreibend

**Tannine:** aktive Pflanzenbestandteile zur Ausfällung von Eiweißen

**Thromophlebitis:** Venenentzündung

**Thujon:** antiseptisches und windtreibendes Terpen, relativ toxisch; ungeeignet bei Schwangerschaft

**Tinktur:** flüssiger Pflanzenextrakt durch Aufschluß mit Alkohol und Wasser

**Zirrhose:** Reaktion der Leber auf Beschädigung oder Absterben von Leberzellen; Ursachen sind Alkoholismus, hepatische Viren usw.

**ZNS:** zentrales Nervensystem

**Zöliakie:** Glutenunverträglichkeit

# *Bibliographie*


Baker, Margaret, **Discovering the Folklore of Plants**, Shire Publications, 1969.

Bellamy, David und Pfister, Andrea, **World Medicine: Plants, Patients and People**, Blackwell, 1992.

Bown, Deni, **Encyclopaedia of Herbs and Their Uses**, Dorling Kindersley, 1995.

Bremness, Lesley, Contrib Ed, **Pocket Encyclopaedia of Herbs**, Dorling Kindersley, 1990.

Evans-Schultes, Richard und Hofmann, Albert, **Plants of the Gods**, Healing Arts Press, 1992.

Genders, Roy, **Scented Flora of the World**, Robert Hale, 1977.

Genders, Roy, **The Cottage Garden Year**, Croome Helm, 1986.

Grieves, M., **A Modern Herbal**, Tiger Books Int., London, überarb. Auflage 1992.

Griffin, Judy, **Mother Nature's Herbal**, Llewellyn, 1997.

Harmer, Juliet, **The Magic of Herbs and Flowers**, Macmillan, London, 1980.

Harvey, Clare G. und Cochrane, Amanda, **The Encyclopaedia of Flower Remedies**, Thorsons, 1995.

Hyne, Jones, T. W., **Dictionary of the Bach Flower Remedies**, The C. W. Daniel Company Ltd., 1976.

Jarvis, D. C., **Folk Medicine: A Doctor's Life-time Study of Nature's Secrets**, Henry Holt & Co., 1958.

Lawless, Julia, **The Encyclopaedia of Essential Oils**, Element Books, 1992.

Lawless, Julia, **Lavender Oil**, Thorsons, 1994.

Levene, Peter, **Aphrodisiacs – Fact and Fiction**, Javelin Books, 1985.

Lipp, Frank J., **Harbalism**, Macmillan ass. Duncan Baird Publishers, 1996.

Mabey, Richard mit Michael McIntyre, Gail Duff, John Stevens, **The Complete New Herbal**, Elmtree Books, 1988.

Manniche, Lise, **An Ancient Egyptian Herbal**, British Museum Press, 1989.

Meadows, Kenneth, **Earth Medicine**, Element Books, 1989.

Paterson, Jacqueline Memory, **Tree Wisdom**, Thorsons, 1996.

Peterson, Nicola, **Herbal Remedies**, Blitz Editions, 1995.

Petulengro, Leon, **Herbs and Astrology**, Darton, Longman & Todd Ltd, 1977.

Reader's Digest Association Ltd, **Foods that Harm, Foods that Heal**, 1996.

Reader's Digest Association Ltd, **1001 Hints and Tips for the Garden**, 1995.

Rose, Jeanne, **Kitchen Cosmetics**, North Atlantic Books, 1990

Thomson, William, A. R., **Heling Plants - A Modern Herbal**, Macmillan London, 1980.

Williams, Jude, **Jude's Herbal Home Remedies**, Llewellyn, 1994.

Winter Griffith, Dr. H., **The Vital Vitamin Fact File**, Thorsons, 1988.

Wren, R. C., **Potter's New Encyclopaedia of Botanical Drugs & Preparations**, The C. W. Daniel Co Ltd., (1907), aktualisiert 1985.

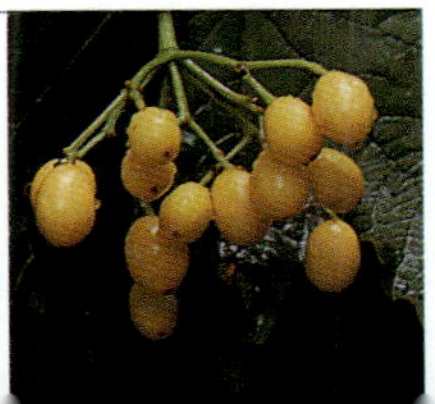

# Sachindex

Hinweis: Am Schluß des Sachindex folgt eine Zusammenstellung der Rezepte und Zubereitungen, die entsprechenden Bestandteile sind jedoch in den alphabetischen Sachindexeinträgen mit enthalten.



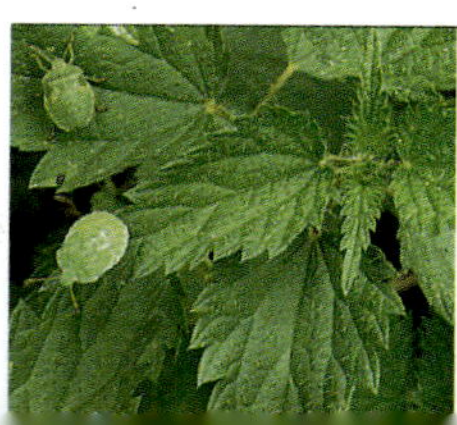

**Rezepte und Zubereitungen**

# Index der Pflanzennamen

Haupteinträge sind **halbfett** gedruckt, Abbildungen erscheinen *kursiv*, ein Sternchen * zeigt Warnhinweise an.

# Danksagung

**Danksagung der Autorin**

Mein Dank gilt unseren Vorfahren, die zuerst entdeckten, daß gegen jede Krankheit ein Kraut gewachsen ist. Dankbar bin ich auch den Menschen, die Generationen hindurch ihr Wissen über Rezepte und Heilmittel weitergegeben haben, so daß wir sie heute hier niederschreiben können. Besonderen Dank schulde ich einer Dame, die für mich immer Oma Woodland war, und die mich durch meine Kindheit begleitete, wie auch zahlreichen anderen Menschen auf meinem Lebensweg. Sie alle haben es ermöglicht, daß noch heute zahlreiche, erfahrene Praktiker die wunderbaren Heilkräfte der Natur zum Besten des Menschen anzuwenden verstehen. Einige Namen finden sich auch in der Bibliographie zu diesem Buche wieder. Ich möchte einen herzlichen Dank für die geduldige und hilfreiche Unterstützung der Mitarbeiter der Bibliotheken Royal Horticultural Society und Swiss Cottage sowie in den Lesesälen der British Library und Aldwych Science Reading Room.

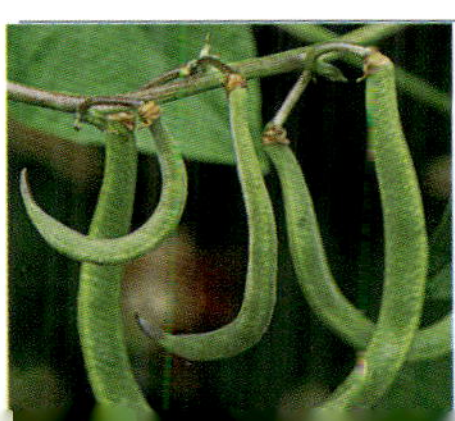